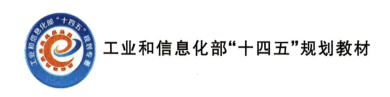

工业和信息化部"十四五"规划教材

生物力学

樊瑜波　主编

北京航空航天大学出版社

内 容 简 介

生物力学旨在认识生命和医学规律,是医疗技术和医疗器械创新的学科基石。与传统工科相比,生物力学是典型的交叉学科、新兴学科,学习者来自医学、生物学、力学及其他传统工科领域。本教材内容涵盖生物固体力学、生物流体力学、生物力学应用专题模块,致力于培养学生从力学角度思考并探寻生理、病理、医学问题,用力学思维探寻生命机理的能力,从细胞、组织、器官到个体,综合运用相关知识、技术、方法,分析和解决人和动物在生理和病理中的各种生物力学问题的能力,以及解释和评价医疗器械设计与应用效果的能力。本教材内容支持医疗器械和航空航天医学工程等国家重要产业。

本教材主要用于生物医学工程专业大三核心专业教学,也可以作为临床医学、口腔医学及其他工程类专业的选修或自学教材,以及供有关科研人员参考使用。

图书在版编目(CIP)数据

生物力学 / 樊瑜波主编. -- 北京:北京航空航天大学出版社,2025.4. -- ISBN 978-7-5124-4596-3

Ⅰ. Q66

中国国家版本馆 CIP 数据核字第 2025B05Y55 号

版权所有,侵权必究。

生物力学

樊瑜波 主编

策划编辑 蔡 喆　　责任编辑 蔡 喆

*

北京航空航天大学出版社出版发行

北京市海淀区学院路 37 号(邮编 100191)　　http://www.buaapress.com.cn
发行部电话:(010)82317024　　传真:(010)82328026
读者信箱:goodtextbook@126.com　　邮购电话:(010)82316936
北京富资园科技发展有限公司印装　　各地书店经销

*

开本:787×1 092　1/16　印张:16.75　字数:440 千字
2025 年 4 月第 1 版　2025 年 4 月第 1 次印刷　印数:1 000 册
ISBN 978-7-5124-4596-3　定价:79.00 元

若本书有倒页、脱页、缺页等印装质量问题,请与本社发行部联系调换。联系电话:(010)82317024

本书编者（按姓氏笔画排序）

丁希丽　王　超　王亚伟　王丽珍　王晓飞
田　山　刘雨喆　姚　杰　姚　艳　徐　鹏
高元明　黄　艳　樊瑜波

前　言

　　面向人民生命健康的科研是"十四五"时期我国加快科技创新的战略方向之一。随着人口老龄化社会到来，深入认识疾病发生发展和创新高端医疗器械已成为国家战略需求。生物力学是医工交叉领域具有代表性的基础学科之一，是解释生命的力学。生命的各个层次从分子细胞到组织器官，再到人的系统和个体的生命活动，都遵循生物力学规律；而力学环境又是影响细胞、组织、器官生命活动的关键因素。"生物力学"课程是生物医学工程专业学生必修的核心基础课程，其知识体系对于学习生物医学工程专业其他课程具有基础支撑作用。

　　目前国内外生物力学教学均面临学术专著多、学习教材少的问题。学术专著内容精专，但知识的完整性和体系性难以满足课程教学的需求。本教材融合了生物学、医学与力学基础理论、方法与技术，也融合了医学成像、生物材料、精密制造等诸多学科知识点，深入浅出地讲解生物力学在医工融合领域疾病发生、发展演化机制、医疗技术革新和医疗器械装备创新中的重要性，可供生物医学工程专业本科生、研究生必修基础课程学习使用，也可用于力学、医学及其他相关学科研究生系统学习生物力学使用。

　　本书主要涵盖生物固体力学、生物流体力学、生物力学专题介绍三大内容。第1章绪论，讲解生物力学的概念、发展历史、发展趋势。第2章固体力学基础，内容包括矢量与张量、应力与应变、应变与变性分析、本构方程等。第3章硬组织生物力学，介绍骨与软骨的力学特性及骨的重建与功能适应性。第4章软组织生物力学，讲解软组织成分与力学特性，以及肌肉、眼等典型软组织的力学特性与分析方法。第5章生物固体力学实验与数值模拟，内容包含生物组织力学特性的实验测试与生物固体力学中的数值模拟方法。第6章流体力学基本原理，讲解流体固有属性、流体静力学与动力学等基础知识。第7章生物中的流体动力学，介绍心血管循环生理基础、血液流变特性，以及动脉、静脉、微循环内的血液流动。第8章生物流体力学实验与数值模拟，讲解对生物流体的压力、流速、流量等物理量的测量方法，以及计算流体力学基本概念和基本流程。第9章心血管医疗器械中的生物力学，介绍循环系统典型疾病、循环系统典型植介入医疗器械，以及人工心脏与体外膜肺氧合技术中的生物力学。第10章骨科医疗器械中的生物力学，内容包含典型骨科植介入医疗器械概述，以及骨科植介入医疗器械中的生物力学问题。第11章运动生物力学，讲解人体动作与关节生物力学以及运动生物力学测量方法，包括动作捕捉、反力及肌电信号等参数测量。第12章创伤性脑损伤生物力学，介绍创伤性脑损伤分类与机理、头部冲击动态响应的生物力学分析方法、惯性创伤性脑损伤中的大脑变形响应。第13章细胞力学生物学，从微观层次介绍细胞对力学刺激的响应规律及研究方法，包括体外细胞力学加载实验装置、骨组织细胞力学生物学、心血管细胞力学生物学、干细胞力学生物学方面的基础理论及研究方法。

本教材编写团队来自国家医学攻关（医工结合方向）"高端医疗装备与器械产教融合创新平台"、生物力学与力生物学教育部重点实验室，团队先后获批国家自然科学基金委创新群体、科技部重点领域创新团队，坚持"精韧不怠，年进有功"的理念，在生物力学领域深耕20余年，坚守"精"为治学须严谨精密、一丝不苟，"韧"为探索必坚定执着、孜孜以求；"有功"为奋力突破高端医疗器械、防护与康复装备关键技术。团队延承我国生物力学先驱者康振黄先生、世界生物力学之父冯元桢先生等前辈的学科思想与教育理念，自2004年在北航开设生物力学课程，经过20余年发展建成生物力学课程多模块特色教学团队，形成了包含骨肌、心血管等经典内容并兼具航空航天特色内容的教学体系，已获批国家级一流本科课程、校级双百特色课程等，也是北航生物医学工程本科专业核心基础课程。

本教材是笔者与团队在生物力学领域20余年教学与科研实践工作基础上结合国际最新成果凝练而成。主要编写人员包括樊瑜波、王丽珍、姚杰、王晓飞、王亚伟、王超、黄艳、徐鹏、刘雨喆、田山、高元明、丁希丽、姚艳等；本书编写期间课题组多位在读研究生在材料收集、学术讨论、图表绘制、公式编写等方面提供了大量帮助，在此一并感谢！

本教材编写工作获中华人民共和国工业和信息化部、北京航空航天大学教务部、北京航空航天大学出版社、北京航空航天大学生物与医学工程学院及医学科学与工程学院的鼎力支持和无私帮助，同时对文中引用的参考文献作者表示感谢！

本教材充分兼顾了生物力学本科生、研究生学习需求，期望为读者提供一本生物力学课程的通用教材，帮助力学、医学、生物学及其他对医工交叉研究感兴趣的工科专业背景的同学学习生物力学。鉴于笔者能力有限，本书难免有疏漏之处，恳请读者批评指正，使之完善提高。

2025年3月于北京

目　　录

第1章　绪　论 ··· 1

  1.1　生物力学概念及发展历程 ··· 1

    1.1.1　生物力学概念及特征 ·· 1

    1.1.2　生物力学发展历程 ·· 1

  1.2　生物力学的研究领域及研究方法 ·· 2

    1.2.1　人体生理与病理中的生物力学研究 ·· 2

    1.2.2　生物力学研究中的基本概念及原理 ·· 3

    1.2.3　生物力学主要研究方法 ··· 4

  1.3　本教材特点和使用说明 ··· 5

第2章　固体力学基础 ··· 6

  2.1　矢量与张量 ·· 6

    2.1.1　求和约定 ··· 6

    2.1.2　张量定义 ··· 7

  2.2　应力与应力状态 ·· 8

    2.2.1　应力的表示方法 ·· 8

    2.2.2　平衡方程 ··· 9

    2.2.3　主应力与主轴 ·· 10

  2.3　应变与变形分析 ·· 12

    2.3.1　应变与变形 ·· 12

    2.3.2　柯西小应变张量与几何方程 ·· 13

    2.3.3　主应变和主轴 ·· 13

  2.4　本构方程 ··· 14

    2.4.1　广义胡克定律 ·· 14

    2.4.2　各向同性与各向异性 ··· 14

    2.4.3　黏弹性体 ·· 15

  思考题 ·· 16

  参考文献 ··· 16

第3章　硬组织生物力学 ·· 17

  3.1　骨的力学特性 ··· 17

    3.1.1　骨的结构 ·· 17

    3.1.2　皮质骨的力学特性 ·· 18

    3.1.3　松质骨的力学特性 ·· 18

  3.1.4 骨重建与功能适应性 ·· 19
 3.2 软骨的力学特性 ·· 20
  3.2.1 软骨的结构 ··· 20
  3.2.2 软骨的渗透性 ··· 22
  3.2.3 关节软骨的力学特性 ·· 23
 3.3 牙齿的力学特性 ·· 25
  3.3.1 牙体及牙周组织的结构 ·· 25
  3.3.2 牙体组织的力学特性 ·· 27
  3.3.3 牙周组织的力学特性 ·· 29
 思考题 ·· 31
 参考文献 ·· 31

第4章 软组织生物力学 ·· 34
 4.1 软组织的生物力学 ·· 34
  4.1.1 软组织的主要成分 ·· 34
  4.1.2 弹性蛋白与胶原的力学特性 ··· 35
  4.1.3 软组织的一般力学特性 ·· 37
  4.1.4 肌肉的力学特性 ·· 39
 4.2 眼的生物力学 ··· 41
  4.2.1 眼的解剖结构 ··· 41
  4.2.2 眼球各部分功能及力学特性 ··· 42
  4.2.3 眼球组织力学属性离体测量方法 ·· 45
  4.2.4 基于医学影像的眼组织力学特性在体测量 ······································· 48
 思考题 ·· 51
 参考文献 ·· 51

第5章 生物固体力学实验与数值模拟 ·· 53
 5.1 生物固体力学特性的测试 ·· 53
  5.1.1 常用测试内容及设备 ·· 53
  5.1.2 样本处理 ··· 65
  5.1.3 数据分析 ··· 70
  5.1.4 实验技术的新进展 ·· 73
 5.2 生物固体力学中的数值模拟 ··· 75
  5.2.1 常用计算方法 ··· 75
  5.2.2 有限元法简介 ··· 77
  5.2.3 数值模拟的应用 ·· 77
 思考题 ·· 81
 参考文献 ·· 81

第 6 章　流体力学基本原理 ········· 83

6.1　流体的基本概念和主要物理属性 ········· 84
- 6.1.1　流体的基本概念 ········· 84
- 6.1.2　流体常用物理属性 ········· 85
- 6.1.3　作用在流体上的力 ········· 86

6.2　流体静力学简介 ········· 87
- 6.2.1　静压强与流体静平衡 ········· 87
- 6.2.2　流体相对静平衡 ········· 88

6.3　流体动力学简介 ········· 89
- 6.3.1　流体动力学的一些基本概念 ········· 89
- 6.3.2　连续性方程 ········· 90
- 6.3.3　伯努利方程 ········· 91
- 6.3.4　动量守恒方程 ········· 91
- 6.3.5　流体的运动状态与流动阻力 ········· 92
- 6.3.6　流动分离 ········· 93

6.4　量纲分析简介 ········· 94
- 6.4.1　流动的力学相似 ········· 94
- 6.4.2　动力相似准则 ········· 94
- 6.4.3　流动相似条件 ········· 95

思考题 ········· 95
参考文献 ········· 96

第 7 章　生物中的流体动力学 ········· 97

7.1　循环系统概述 ········· 97
- 7.1.1　体循环与肺循环概要 ········· 97
- 7.1.2　体循环重要结构与功能 ········· 97
- 7.1.3　心血管循环系统功能 ········· 101

7.2　血液的流变特性 ········· 101
- 7.2.1　血液的成分及特征 ········· 101
- 7.2.2　血液的黏性 ········· 102

7.3　动脉流生物力学 ········· 104
- 7.3.1　动脉血管壁组成与力学特性 ········· 104
- 7.3.2　动脉流的黏性行为 ········· 105

7.4　静脉流生物力学 ········· 108
- 7.4.1　静脉力学特性与基本力学现象 ········· 108
- 7.4.2　静脉瓣的构成和作用 ········· 111
- 7.4.3　典型静脉系统疾病的生物力学原理 ········· 112

7.5　微循环生物力学 ········· 113
- 7.5.1　微循环的构成和作用 ········· 113

生物力学

- 7.5.2 微循环血流动力学 ... 114
- 7.5.3 微循环血管壁生物力学 ... 115
- 7.5.4 微循环中的脉动性、剪切力与重塑 ... 116
- 7.5.5 微循环的物质输运 ... 117
- 7.5.6 微循环的流动调控 ... 118
- 7.6 体循环系统生物力学 ... 118
- 思考题 ... 122
- 参考文献 ... 122

第 8 章 生物流体力学实验与数值模拟 ... 123

- 8.1 生物流体的压强测量 ... 123
  - 8.1.1 流体静压的测量 ... 123
  - 8.1.2 流体总压的测量 ... 124
  - 8.1.3 人体动脉压的测量 ... 125
  - 8.1.4 脉动血压的连续测量 ... 126
- 8.2 生物流体的流速和流量测量 ... 126
  - 8.2.1 流量计原理 ... 127
  - 8.2.2 超声多普勒测速 ... 128
  - 8.2.3 激光多普勒和激光散斑成像技术 ... 129
  - 8.2.4 核磁共振成像与速度映射技术 ... 130
  - 8.2.5 流场可视化 ... 130
- 8.3 计算流体力学的基本概念 ... 131
  - 8.3.1 基本控制方程回顾 ... 131
  - 8.3.2 边界条件和初始条件 ... 132
  - 8.3.3 几何空间离散与网格划分 ... 133
  - 8.3.4 控制方程的离散化方法 ... 133
- 8.4 计算流体力学的基本流程和常用算法 ... 135
  - 8.4.1 计算流体力学的基本流程 ... 135
  - 8.4.2 求解算法和流程 ... 136
- 思考题 ... 137
- 参考文献 ... 137

第 9 章 心血管医疗器械中的生物力学 ... 138

- 9.1 循环系统疾病 ... 138
  - 9.1.1 高血压 ... 138
  - 9.1.2 心脏瓣膜疾病 ... 139
  - 9.1.3 动脉粥样硬化 ... 141
  - 9.1.4 动脉瘤 ... 142
- 9.2 循环系统植介入医疗器械 ... 144
  - 9.2.1 血管支架 ... 144

9.2.2　人工心脏瓣膜	146
9.2.3　人工血管	149
9.3　人工心脏与体外膜肺氧合	152
9.3.1　适应症及基本原理	152
9.3.2　设备概述	153
9.3.3　血流动力学和物质交换	155
思考题	157
参考文献	158

第 10 章　骨科医疗器械中的生物力学 … 161

- 10.1　骨科植入医疗器械概述 … 161
  - 10.1.1　创伤类植入器械 … 161
  - 10.1.2　关节假体 … 167
  - 10.1.3　脊柱类植入医疗器械 … 169
  - 10.1.4　可降解骨科植入医疗器械 … 171
- 10.2　骨科植入医疗器械中的生物力学问题 … 178
  - 10.2.1　应力遮挡 … 179
  - 10.2.2　疲劳与磨损 … 182
  - 10.2.3　结构优化设计 … 187
- 思考题 … 190
- 参考文献 … 190

第 11 章　运动生物力学 … 193

- 11.1　人体动作与关节生物力学 … 193
  - 11.1.1　运动生物力学典型参数 … 193
  - 11.1.2　步态与关节动力学 … 195
- 11.2　运动生物力学测量方法 … 198
  - 11.2.1　地反力测量 … 198
  - 11.2.2　运动捕捉 … 199
  - 11.2.3　肌电信号测量 … 201
- 思考题 … 203
- 参考文献 … 205

第 12 章　创伤性脑损伤生物力学 … 208

- 12.1　创伤性脑损伤分类与机理 … 208
  - 12.1.1　创伤性脑损伤的分类 … 208
  - 12.1.2　创伤性脑损伤致病机理及症状 … 209
- 12.2　头部冲击动态响应 … 212
  - 12.2.1　惯性创伤性脑损伤的脖颈动力学 … 212
  - 12.2.2　碰撞中头部加速度的测量方法 … 217

12.3　惯性创伤性脑损伤中的大脑变形响应 ········· 222
　　12.3.1　惯性载荷作用下大脑变形分析 ········· 222
　　12.3.2　人体头部有限元计算模型 ········· 225
思考题 ········· 232
参考文献 ········· 232

第 13 章　细胞力学生物学 ········· 235

13.1　体外细胞力学加载实验装置 ········· 235
　　13.1.1　体外细胞剪切力学加载实验装置 ········· 235
　　13.1.2　体外细胞牵张力学加载实验装置 ········· 238
13.2　骨组织细胞力学生物学 ········· 240
　　13.2.1　骨组织细胞的基本性质 ········· 240
　　13.2.2　骨组织细胞的力致钙响应 ········· 241
　　13.2.3　骨组织细胞对力学载荷的响应 ········· 242
13.3　血管细胞力学生物学 ········· 243
　　13.3.1　血管细胞的基本性质 ········· 243
　　13.3.2　剪切力对内皮细胞的影响 ········· 244
　　13.3.3　牵张力对平滑肌细胞的影响 ········· 246
13.4　干细胞力学生物学 ········· 247
　　13.4.1　干细胞概述 ········· 247
　　13.4.2　力学微环境与干细胞的成骨细胞向分化 ········· 248
　　13.4.3　力学微环境与干细胞的成血管细胞向分化 ········· 250
思考题 ········· 251
参考文献 ········· 251

第1章 绪 论

1.1 生物力学概念及发展历程

1.1.1 生物力学概念及特征

生物力学是指应用力学方法和原理对生物体中的力学问题进行研究的学科,是"解释生命的力学",是生物医学工程学科的重要领域,也是生物物理学的重要分支,与力学是物理学的重要分支类似。力学研究物体运动与力之间的相互关系,牛顿运动定律等力学原理揭示和描述了自然界万物运动与力的基本准则。与此类似,生物力学研究生物体的各种生命活动与力之间的相互关系,生物力学中的组织应力-生长关系、血液流变规律、软组织黏弹性响应等原理,揭示和描述了生物体新陈代谢、生长与退化、损伤与修复等生命活动中运动与力的基本准则。

生物力学的第一特征是研究尺度跨越大。翻看本教材目录,即可从众多章节中发现端倪。与宏观物体蕴含着微观的分子、原子、质子等类似,宏观生物体的组成也跨越了整体—系统—器官—组织—细胞—亚细胞(如细胞器)等多尺度。人体的尺度约为 2 m,维持细胞形状的细胞骨架尺度约为 20 nm,这中间相差高达 8 个数量级。然而,从宏观人体的行立坐卧,到微观细胞纤毛的摆动、细胞骨架微丝微管的生长,均离不开生物力学相关原理的支配,并可用生物力学相关原理描述。

生物力学的第二特征是研究领域范围广。以人体为例,人体由八大系统组成,其中,血液循环系统、骨肌系统、呼吸系统、消化系统、泌尿系统等均与生物力学原理息息相关,例如,血液流动、血栓形成、肺部呼吸、物质交换、肢体运动、骨折愈合、肠胃蠕动、膀胱排尿等组织运动,都受到生物力学原理制约,并可用生物力学模型描述和刻画。

生物力学的第三特征是涉及学科交叉强。想要以力学方法和原理研究生物体中的力学问题,必须掌握固体力学、流体力学(Fluid Mechanics)、生物学、医学的基本概念、基本原理、研究方法。因此,生物力学的学习非常注重学科交叉能力的培养,而生物力学在医疗器械设计与制造中的应用,还需要进一步将生物力学与机械、自动化等专业的知识交叉融合。生物力学之父冯元桢先生就是从航空力学领域转而研究生物力学的,可见其学科交叉性。

1.1.2 生物力学发展历程

科学家自远古时期就意识到人体内一些生理现象与物理之间的关系,并曾加以研究和记述。例如,对于血液循环系统,我国《黄帝内经》记载了"心主身之血脉""夫脉者,血之府也""经脉流行不止,环周不休"。这是早期关于心脏、血管和血液之间关系的描述。古希腊科学家亚里士多德在书中描述,心脏是深藏在人体内的血液容器。这些研究表明,古代科学家基于人体解剖及观察,定性描述人体生命活动中血液运动的规律。这是生物力学研究的起源。

随着近代科技手段的进步,力学、生物学相继作为独立的学科开始广泛研究。当然,在 17

世纪前，各学科间并没有明确的界限，因此涌现了一批交叉研究力学、解剖学、数学等学科的科学家。人体各个系统运行的规律，特别是循环系统，是各学科专家研究的重点。完成著名自由落体实验的物理学家、天文学家伽利略，利用与心跳频率合拍的单摆测量心率；医生威廉·哈维通过按压人体血管观察血液的流动方向，发现了远端回流的存在，据此阐述了"血液以心脏的跳动为动力进行持续不断的循环往复运动"，并称"血液从动脉到静脉循环往复的持续流动称为血液循环"；意大利数学家及生理学家波雷里不只研究天体运行轨道，还在论著中基于机械揭示肌肉运动对生物体宏观运动的影响，用杠杆系统描述骨骼与肌肉的运动—受力关系；1735年，英国科学家哈尔斯通过颈静脉和颈动脉将两端开口的青铜管插入马的心室，进入动脉和静脉系统，第一次测量出血压，并提出动脉血压不是一成不变的，而是根据心跳波动变化的，且与大血管的弹性有关；1827年，德国生理学家韦伯利用消防车管道系统模拟大动脉血液流动规律；泊肃叶确定了血液流动过程中压降、流量和阻力的关系。可见，随着数学、物理学的不断进步，来自物理、数学、生物、医学等各个领域的学者开始着眼于生命活动中的力学问题。

当然，生物力学相关的研究不会只停留于上述定性描述。生物体各组织、系统运动规律的定量化建模，是一项比定性描述更艰巨的任务。1899年，德国科学家弗兰克首次提出循环系统的弹性腔模型，即 Windkessel（德语，储气罐）模型。该模型基于心血管系统的电学模拟，将大动脉比拟为一个弹性腔，将小动脉比拟为弹性腔的外周阻力，以此表明整个动脉系统在血液循环中的作用，定量化描述了循环系统中动脉流动的波形特点。此后，生物力学的研究开始进入量化建模分析的时代。

在上述来自诸多领域、极富学科交叉研究精神的科学家持续探索的基础上，到了20世纪60年代，生物力学已发展成为一门完整、独立的学科，进入更快速、专精的发展轨道。例如，对循环系统的研究更加细节化，研究血液在心脏、动静脉特定血管、微循环血管床中的流动，以及心脏收缩舒张、心瓣的力学问题，着重分析局部，如转弯、分叉、驻点处的流动参数，并据此分析动脉粥样硬化等心血管疾病的形成；研究人体特定部位受到冲击载荷时的损伤机理，并据此设计新型防护装备；研究生物组织应力与生长的关系，结合生物材料设计更加贴合生理力学特性的骨植入物；研究微观尺度上细胞的黏附、运动、变形、分裂等力学行为，并据此调控骨细胞、内皮细胞等的生命活动，不一而足。此类现代化生物力学研究的特征，包括更加紧密的多学科交叉，以及更为迫切的宏微观融合。应力遮挡等生物力学问题，很多时候要融合生物材料科学来解决；骨质疏松等宏观问题，很多时候要融合微观细胞的分化、生长、蛋白表达来解决。因此，在当前的生物力学研究中，更要时刻牢记生物力学的3个特征，以全面、透彻地进行生物力学研究。

1.2　生物力学的研究领域及研究方法

1.2.1　人体生理与病理中的生物力学研究

生物力学与传统力学学科最重要的差别，是研究对象为生物体而并非无机物。生物体时时刻刻处于代谢状态，即通过相对微观的细胞生命活动完成组织的生长、发育、改建、再生、退变等过程，这些过程对宏观组织的形态、结构、力学特性均有影响。因此，生物体组织的力学特性与生物体代谢过程密切相关，且始终处于动态变化的过程中。

生物力学可研究处于生物体正常生理状态的组织运动规律，也可研究代谢紊乱、组织损伤、组织退变等状态下处于病理状态的组织运动规律，以及医学干预治疗后的组织运动规律。例如，当动脉血管处于正常生理状态时，血液在血管横截面中呈现"边缘流速低，中线流速高"的流速剖面，且在截面积相近的上下游流动速度分布基本一致。当血管中出现低流速、低速度梯度的回流区时，血细胞发生聚集现象，此区域易形成动脉粥样硬化斑块，从而导致血管进入病理状态。当动脉粥样硬化斑块生长，形成血管狭窄的病理条件后，血液在狭窄段的流速会较正常生理状态时急剧升高，同时狭窄段的血压会因转化为动能而急剧下降，可能导致血管内压力低于血管外压力，从而使动脉更加狭窄，并进一步推高流速。此时血液在狭窄段过高的流速会提升血流黏滞阻力，使血液流速降低，动能转化为压力，又使狭窄段血管向外膨胀，从而导致动脉颤振的发生。由此可见，病理状态的形成和发展与生物力学规律密不可分，而病理状态的出现也会改变组织原有的生物力学状态。除生理、病理的生物力学研究以外，药物治疗、植介入医疗器械治疗等的生物力学疗效评估也是生物力学研究的重要部分。例如，血管支架锚定在血管狭窄段后，其撑开的"狗骨头"变形情况、对血管组织的支撑力、翘起边缘对血管壁组织的损伤风险等问题，需要建立支架-血管壁耦合力学模型进行分析。

1.2.2 生物力学研究中的基本概念及原理

学习生物力学，需要掌握力学、生物学领域的一些基本概念。

(1) 力学概念中，要掌握体积力、表面力、外力、内力、位移、变形、应力、正应力、剪切应力、弹性模量等基本概念。

体积力：穿越空间作用在系统内所有微元上的非接触力，如重力、惯性力。

表面力：作用在所研究的系统（固体、流体均可）外表面上，且与表面积大小成正比的力。

外力：所研究系统之外的物体对这个系统的作用力。

内力：在外力作用下，所研究系统内部相互作用的力。

位移：描述质点或系统某特征点的空间位置变化。

变形：所研究的系统受到外力而发生形状变化。

应力：所研究的系统由于外因（受力、湿度、温度场变化等）产生变形时，在系统内各部分之间产生相互作用的内力。单位面积上的内力称为应力。

正应力：系统内各部分之间相互作用的应力中，同截面垂直的力（也称法向应力）。

剪切应力：系统内各部分之间相互作用的应力中，同截面相切的力（也称剪应力、切应力）。

弹性模量：材料在外力作用下产生单位弹性变形所需要的应力。

(2) 生物学概念中，要掌握生长、发育、改建、修复与再生、退变等生命过程的概念。

生长：一个生物学概念，指生物组织按照生物学原则，主动获取物质或能量并进行带有目的的使用，对自己的体积、形态或功能等进行调整的生物化学过程。

发育：一个有机体从生命开始到成熟的变化过程，是生物有机体的自我构建和自我组织过程。

改建：局部组织或器官因功能需要而发生的结构变形现象。例如，造骨或骨折愈合时，因静力学负荷变化发生的骨小梁重新排列。

修复与再生：组织修复与再生是生物体组织受损或死亡后，通过自身的修复和再生能力，恢复损伤的组织结构和功能的过程。

退变：生物体达到一定的发育阶段以后，其组织出现退缩性变化的现象。

此外，对于其他工程科学的一些基本概念，包括机械、电子、自动化等，也以有所涉猎为佳。

由于牵涉甚广,在此限于篇幅不一一罗列。

生物力学区别于传统力学理论的核心原理是生物组织应力—生长关系。在掌握应力、生长两者的概念后,就可大概了解这个核心原理。简而言之,生物体组织中应力—生长是相互作用、相互影响的关系,也就是说,应力的变化会影响组织生长状态,这种关系形成了生物的顺应性;反之,组织生长状态也会影响组织的形态、结构、力学特性,从而改变组织内部的应力分布。因此,应力—生长关系是复杂的反馈、相互作用关系。以骨组织应力—生长关系为例,1892年德国医学博士 Wolff 发表了以其名字命名的著名定律,即 Wolff 定律,也称骨的功能适应性,即骨的外部形态和内部结构反映其功能。具体表现是,当骨需要增加时,有骨形成增强它们完成功能的本领;当骨需要减少时,有骨吸收降低它们完成功能的本领,可见骨的生长、发育、萎缩和消退等变化与其承受的应力有密切的关系。活体骨不断进行生长、加强和再吸收,其目的是使内部结构和外部形态适应于载荷环境的变化。最典型的具体实例为航天员的骨量变化。俄罗斯和美国的一项研究表明,10 个月以上的太空飞行将导致航天员全身骨量丢失,骨盆骨量和股骨骨量分别下降 12% 和 8.2%,但由于在失重状态下血液重新进行分配,流向头部的血液增多,血流应力刺激使头部骨量得到补偿,所以头盖骨骨量没有明显下降。除骨以外,血管等组织的生长也与其所处的应力环境密切相关。

1.2.3 生物力学主要研究方法

生物力学融合了传统力学及生物学、医学的研究方法。传统力学主要依靠建立数学或物理模型进行研究,而生物学、医学主要依靠大量观测及建立动物模型、细胞模型进行实验研究。因此,生物力学的研究方法,也综合了数学、物理、细胞、动物等多种建模分析方法,具体包括以下内容。

力学理论推导。以多刚体动力学模型为例,这种模型在计算各机械部件之间配合、运动副上非常实用,也适用于飞机、火箭等快速运动物体的姿态及受力分析。在生物力学领域,多刚体动力学模型可用于骨肌系统运动分析。此外,以牛顿黏性力公式为例,其适用于空气、纯水等层流黏性力计算,也可用于经过牛顿流体假设的大血管内血流动力学分析,可绘制血管剖面的流速分布曲线。这种方法的局限性在于,对于复杂的生物组织变形体问题而言,基于弹性力学的控制方程过于复杂,难以求得解析解,对于血流流场也是同理,因此该方法适用范围有限。

数值建模仿真。随着计算机技术的不断发展,在生物力学研究中可供调用的算力有了长足飞跃。有限元仿真、多刚体动力学仿真等方法常用于工程领域,也已成为生物力学研究中仿真人体结构力学功能研究方面的重要手段。对于三维形态复杂、力学表征困难、载荷多变的生物力学问题,对控制方程求取数值解代替解析解,是较常用的量化分析方法。当然,数值建模仿真结果的精度需要经过相应的实验验证。

力学测试实验。与传统力学相似,生物力学也通过力学试验机对离体组织试件进行拉伸、压缩、三点弯、扭转等力学特性测试,以得到弹性模量、屈服强度、断裂强度、黏弹性等力学特性参数。该方法的主要缺陷是生物体内的组织往往带有预应力,而体外测试实验无法模拟预应力的作用。

细胞实验。利用细胞的体外培养来研究力对细胞生长发育、衰老与死亡等生理过程的影响。生物反应器为针对此类研究而设计的细胞加载设备。细胞收获后的分析方法,包括显微镜形态观察、信使 RNA 测量、基质蛋白质免疫组化分析、切片染色分析等方法,与细胞生物学相似。

动物实验。以动物体内系统、组织的生命活动模拟人体系统、组织的生命活动,是在医学研究和药物开发领域中广泛使用的研究方法,对于克服人体实验的伦理问题具有重要意义,是生物力学研究特别是植介入医疗器械研究和评测的常用手段。该方法通过控制特定动物的品种、年龄、生活条件等尽量减小个体性差异,可通过育种、饮食、手术等方法,在动物模型上模拟病理条件和植介入医疗器械手术过程,再通过组织染色等动物实验常用分析方法来评测治疗效果。

人体受试者实验。对于无创性实验,可考虑采用人体受试者直接进行实验,从而避免动物模型与人体之间的差异。该方法的缺陷是人体个体差异较大,且该方法受伦理学限制。

1.3 本教材特点和使用说明

目前世界尚无生物力学课程的"金标准"范本,且现有的生物力学相关专著各有不同侧重点,在系统性和全面性上仍有欠缺,国内高校并无可统一借鉴的生物力学教材。本教材在编写中结合团队在生物力学领域十余年的教学、研究成果和丰富的经验,以应力—生长关系等生物力学经典理论为主线,总结归纳国内外认可度高的新进展和新结论,将力学基础知识和实际问题及前沿科研有机结合,打造生物力学课程"金标准",改善高等院校相关专业教材匮乏的局面。

本教材主要用于生物医学工程专业大三核心专业课程生物力学学习,也可以作为临床医学、口腔医学及其他工程类专业的选修或自学教材。本教材致力于培养学生从力学角度思考并探寻生理、病理、医学问题;用力学思维探寻生命机理的能力;从细胞、组织、器官到个体,综合运用相关的知识、技术、方法,分析和解决人和动物在生理和病理中的各种生物力学问题的能力;以及解释和评价医疗器械设计与应用效果的能力。本教材内容支持医疗器械和航空航天医学工程等国家重要产业。

本教材的特色体现在以下方面。

医工交叉理念培养。本教材对力学知识点进行系统梳理,归纳总结典型生物力学问题实例,深入浅出地讲解力学原理、生物和医学问题及其应用,有机结合"生物"与"力学",使读者充分理解医工融合的理念。

科研成果支撑教材内容。本教材结合团队在生物力学领域十余年的教学、科研成果及经验,有机结合基础知识点和领域内前沿科研成果,设置配套思考题,巩固、考查对知识点的掌握及应用能力。

紧密结合国家战略,培养实用高阶人才。本教材面向"健康强国"战略,融入植介入医疗器械设计与评测、空天损伤与防护等培养内容,助力"健康中国"战略。

兼具系统性与全面性,培养多尺度综合分析生物医学问题的能力。本教材以应力—组织生长关系为主线,结合生物学及医学实例,串联骨、心血管系统、细胞、运动、康复生物力学等多个模块,培养从人体—组织—细胞—分子等多尺度分析问题的能力。

本教材的读者也许来自数学、力学、生物学、医学或其他工科专业,拥有不同的知识背景,但一定都怀抱着为人类健康事业而学习的志向。对于达·芬奇等先贤,学科交叉是顶尖科学家的标签。在科技飞速发展的今天,学科交叉、医工结合再一次成为时代潮流。通过教材的学习,读者可掌握固体力学、流体力学、动力学的基本原理,并了解其在心血管、骨、软组织、运动与康复等领域医学与健康科学问题中的应用及前沿研究理念。让我们携手走进这个医工交叉的代表性领域,为"健康中国"而孜孜探索吧!

第 2 章 固体力学基础

生物固体力学是生物力学的一个重要分支,其通过运用固体力学的原理和方法来解决人类和其他生命系统有关的问题。生物固体力学的研究对象主要是构成生命体的各种生物固体,如骨骼、肌肉、血管等,因此掌握基本固体力学基础是充分理解生物固体力学特性并探索其机理的必备前提。本章介绍固体力学的基本原理,主要包括在外界因素作用下,可变形固体内部各个质点所产生的位移、运动、应力、应变等的概念、描述及相互关系规律。力学问题涉及的基本未知量及其偏导数集合可以通过张量符号描述。应用张量符号可以将大量符号和公式的描述简化,本章也对其进行了简单介绍。

2.1 矢量与张量

2.1.1 求和约定

由于张量是由许多分量所组成的有序整体,在张量表达式中,有大量的求和符号例如

$$\boldsymbol{u} = u_1 \boldsymbol{e}_1 + u_2 \boldsymbol{e}_2 + u_3 \boldsymbol{e}_3 = \sum_{i=1}^{3} u_i \boldsymbol{e}_i \tag{2.1}$$

$$\boldsymbol{a} \cdot \boldsymbol{b} = a_1 b_1 + a_2 b_2 + a_3 b_3 = \sum_{i=1}^{3} a_i b_i \tag{2.2}$$

为简化其表达和运算形式,引入求和约定,如果在表达式的某项中,某指标重复地出现 2 次,则表示要把该项在该指标的取值范围内遍历求和。该重复的指标称为哑指标,简称哑标。这样,式(2.1)和式(2.2)可以分别简化表达为

$$\boldsymbol{u} = u_i \boldsymbol{e}_i \tag{2.3}$$

$$\boldsymbol{a} \cdot \boldsymbol{b} = a_i b_i \tag{2.4}$$

求和约定同样可以用于二阶、三阶或更高阶的张量求和,例如

$$\begin{aligned} a_{ij}\zeta_i\eta_j = &a_{11}\zeta_1\eta_1 + a_{12}\zeta_1\eta_2 + a_{13}\zeta_1\eta_3 + a_{21}\zeta_2\eta_1 + a_{22}\zeta_2\eta_2 \\ &+ a_{23}\zeta_2\eta_3 + a_{31}\zeta_3\eta_1 + a_{32}\zeta_3\eta_2 + a_{33}\zeta_3\eta_3, i, \quad j = 1,2,3 \end{aligned} \tag{2.5}$$

表达式每一项中只出现一次,且在一个表达式中必须相同的指标,称为自由指标。自由指标在表达式或方程中可以出现多次,但不得在同项内重复出现两次。例如,当 $i,m=1,2,3$ 时,下标 i 为 u_i 的自由指标,表示 u_i 的三个分量 u_1,u_2 和 u_3,而在 $y_i = a_{im}x_m$ 中,m 为哑指标,表示需要从 1 到 3 求和,i 为自由指标,表示

$$\begin{aligned} y_1 &= a_{11}x_1 + a_{12}x_2 + a_{13}x_3 \\ y_2 &= a_{21}x_1 + a_{22}x_2 + a_{23}x_3 \\ y_3 &= a_{31}x_1 + a_{32}x_2 + a_{33}x_3 \end{aligned} \tag{2.6}$$

由此可见,这种情况下自由指标的个数表示了表达式所代表的方程数。

2.1.2 张量定义

为了给张量一个确切的定义,首先讨论矢量。考察二维平面内的两个笛卡儿直角坐标系 Oxy 和 $Ox'y'$。若坐标系 $Ox'y'$ 由 Oxy 通过使坐标轴 Ox' 和 Oy' 沿逆时针方向旋转 θ 得到,设点 P 在老坐标系和新坐标系中的坐标分别为 (x, y) 和 (x', y'),则

$$\begin{cases} x = x'\cos\theta - y'\sin\theta \\ y = x'\sin\theta + y'\cos\theta \end{cases} \tag{2.7}$$

$$\begin{cases} x' = x\cos\theta + y\sin\theta \\ y' = -x\sin\theta + y\cos\theta \end{cases} \tag{2.8}$$

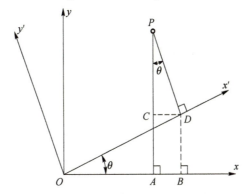

图 2.1 坐标的转动

用 x_1, x_2 代替 x, y,用 x'_1, x'_2 代替 x', y',则方程(2.8)可写为

$$x'_\alpha = \beta_{\alpha\gamma} x_\gamma, \quad \alpha, \beta = 1, 2 \tag{2.9}$$

其中,$\beta_{\alpha\beta}$ 是如下矩阵的元素

$$(\beta_{\alpha\gamma}) = \begin{bmatrix} \beta_{11} & \beta_{12} \\ \beta_{21} & \beta_{22} \end{bmatrix} = \begin{bmatrix} \cos\theta & \sin\theta \\ -\sin\theta & \cos\theta \end{bmatrix} \tag{2.10}$$

同样,方程(2.7)可写为

$$x_\alpha = \beta_{\gamma\alpha} x'_\gamma, \quad \alpha, \gamma = 1, 2 \tag{2.11}$$

其中,$\beta_{\gamma\alpha}$ 是如下矩阵的元素

$$(\beta_{\gamma\alpha}) = \begin{bmatrix} \beta_{11} & \beta_{12} \\ \beta_{21} & \beta_{22} \end{bmatrix} = \begin{bmatrix} \cos\theta & -\sin\theta \\ \sin\theta & \cos\theta \end{bmatrix} \tag{2.12}$$

矩阵 $(\beta_{\alpha\gamma})$ 和矩阵 $(\beta_{\gamma\alpha})$ 称为转换矩阵。显然,矩阵 $(\beta_{\alpha\gamma})$ 是矩阵 $(\beta_{\gamma\alpha})$ 的转置,且从求解联立式(2.9)和式(2.11)的角度考虑,矩阵 $(\beta_{\alpha\gamma})$ 是矩阵 $(\beta_{\gamma\alpha})$ 的逆矩阵,则笛卡儿直角坐标系转动的转换矩阵的基本性质为

$$(\beta_{\alpha\gamma})^{-1} = (\beta_{\alpha\gamma})^{\mathrm{T}} \tag{2.13}$$

显然,以上讨论可推广到三维空间,即

$$x'_i = \beta_{ij} x_j, \quad x_i = \beta_{ji} x'_j, \quad i, j = 1, 2, 3 \tag{2.14}$$

下面讨论张量的定义。设 (x_1, x_2, x_3) 和 (x'_1, x'_2, x'_3) 是两个固定的笛卡儿直角参考系,它们的转换规律为式(2.14)。一个变量系称为标量、向量或张量,取决于该变量系的分量是如何在变量 x_1, x_2, x_3 中定义的,以及当变量 x_1, x_2, x_3 变到 x'_1, x'_2, x'_3 时是如何变换的。

如果变量系在变量 x_i 中只有一个分量 Φ,在变量 x'_i 中只有一个分量 Φ',并且在对应点,

Φ 和 Φ' 相等,则称为标量或零阶张量,即

$$\Phi(x_1,x_2,x_3)=\Phi'(x_1',x_2',x_3') \tag{2.15}$$

如果变量系在变量 x_i 中有三个分量 ξ_i,在变量 x_i' 中有三个分量 ξ_i',并且这些分量满足如下规律,

$$\begin{cases} \xi_i'(x_1',x_2',x_3')=\xi_k(x_1,x_2,x_3)\beta_{ik} \\ \xi_i(x_1,x_2,x_3)=\xi_k'(x_1',x_2',x_3')\beta_{ki} \end{cases} \tag{2.16}$$

称为矢量场或一阶张量场。

如果变量系在变量 x_i 中有 9 个分量 T_{ij},在变量 x_i' 中有 9 个分量 T_{ij}',并且这些分量满足如下规律,

$$\begin{cases} T_{ij}'(x_1',x_2',x_3')=T_{mn}(x_1,x_2,x_3)\beta_{im}\beta_{jn} \\ T_{ij}(x_1,x_2,x_3)=T_{mn}'(x_1',x_2',x_3')\beta_{mi}\beta_{nj} \end{cases} \tag{2.17}$$

称为二阶张量场,并由此可以推广到更高阶的张量场。

2.2 应力与应力状态

2.2.1 应力的表示方法

物体在外力等外界因素的作用下,其内部各个部分之间将产生相互作用,这种物体一部分与相邻部分之间的作用力称为内力。应力的概念正是为了精确描述内力而引进的。

内力的计算可以采用截面法,即利用假想平面将物体截为两部分,将希望计算内力的截面暴露出来,通过平衡关系计算截面内力 F。

内力的分布一般是不均匀的。为了描述任意一点 M 的内力,在截面上选取一个包含点 M 的微面积单元 ΔS,如图 2.2 所示。

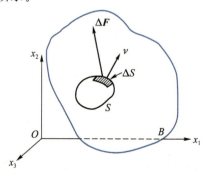

图 2.2 包含点 M 的微面积单元 ΔS

可以认为微面积上的内力主矢 ΔF 的分布是均匀的。设 ΔS 的法线方向为 v,则定义

$$\boldsymbol{P}_v=\frac{\Delta \boldsymbol{F}}{\Delta S} \tag{2.18}$$

式中,$\boldsymbol{P}_v$ 为微面积 ΔS 上的平均应力。如果令 ΔS 逐渐减小,并且趋近于零,取极限可得

$$\boldsymbol{P}_v=\lim_{\Delta S \to 0}\frac{\Delta \boldsymbol{F}}{\Delta S} \tag{2.19}$$

上述分析可见:$\boldsymbol{P}_v$ 是通过任意点 M,法线方向为 v 的微分面上的应力矢量。$\boldsymbol{P}_v$ 是矢量,方向由内力主矢 $\Delta \boldsymbol{F}$ 确定,又受 ΔS 方位变化的影响。

应力矢量不仅随点的位置改变而变化,而且即使在同一点,也由于截面的法线方向 v 的方向改变而变化。因此凡是应力均必须说明是物体内哪一点,并且通过该点哪一个微分面的应力。

一点所有截面的应力矢量的集合称为一点的应力状态。不可能也不必要写出一点所有截面的应力矢量。显然,作为弹性体内部一个确定点的各个截面的应力矢量,其必然存在一定的关系。为了准确、明了地描述一点的应力状态,必须使用适当的应力参数。

为了表达弹性体内部任意一点的应力状态,通过该点截取一个平行六面体单元,该六面体单元各面分别为与三个坐标轴(如笛卡儿坐标系中的 x 轴、y 轴和 z 轴或 x_1 轴、x_2 轴和 x_3 轴)方向一致的微面积单元,如图 2.3 所示。力有三个分量,对于微面积单元 ΔA,应力固有与力矢量的每个分量对应的分量 $\frac{\Delta F_x}{\Delta A}$,$\frac{\Delta F_y}{\Delta A}$ 和 $\frac{\Delta F_z}{\Delta A}$。对于笛卡儿坐标系,应力考虑三个微面积单元 ΔA_x,ΔA_y 和 ΔA_z,其外法向量分别为 x 轴、y 轴和 z 轴方向。应力分量被定义为

$$\sigma_{xx} = \lim_{\Delta A_x \to 0} \frac{\Delta F_x}{\Delta A_x} = \frac{\mathrm{d}F_x}{\mathrm{d}A_x},\quad \sigma_{yx} = \lim_{\Delta A_y \to 0} \frac{\Delta F_x}{\Delta A_y} = \frac{\mathrm{d}F_x}{\mathrm{d}A_y} \tag{2.20}$$

每个应力分量都有两个指标,第一个指标是该微面积单元的法线方向,第二个指标是力分量的方向。六面体单元的 3 对微面积单元共有 9 个应力分量,即

$$\sigma_{ij} = \begin{pmatrix} \sigma_{xx} & \tau_{xy} & \tau_{xz} \\ \tau_{yx} & \sigma_{yy} & \tau_{yz} \\ \tau_{zx} & \tau_{zy} & \sigma_{zz} \end{pmatrix} = \begin{pmatrix} \sigma_{11} & \sigma_{12} & \sigma_{13} \\ \sigma_{21} & \sigma_{22} & \sigma_{23} \\ \sigma_{31} & \sigma_{32} & \sigma_{33} \end{pmatrix} \tag{2.21}$$

其中,如果两个指标相同,即 $i=j$,则应力分量方向与作用平面法线方向一致,为正应力。如果两指标不同,即 $i \neq j$,则应力分量方向与作用平面法线方向不同,为切应力。(σ_{ij}) 可以完整地描述一点的应力状态。

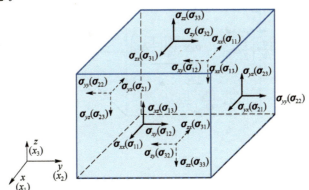

图 2.3 应力分量

2.2.2 平衡方程

物体在外力作用下产生变形,最终达到平衡位置。不仅整个物体是平衡的,而其任何部分也都是平衡的。

为了考察弹性体内部的平衡,通过微分平行六面体单元讨论任意一点 M 的平衡。在物体内,通过任意点 M,用三组与坐标轴平行的平面截取一个正六面体单元,单元的边分别与 x_1 轴、x_2 轴和 x_3 轴平行,边长分别为 Δx_1,Δx_2,Δx_3。当单元的质心处应力为 σ_{ij},则垂直于 x_i 轴

正负方向的应力分量在忽略高阶项后为 $\delta_{ij}+\dfrac{\partial \delta_{ij}}{\partial x_i}\left(\dfrac{1}{2}\Delta x_i\right)$ 和 $\delta_{ij}-\dfrac{\partial \delta_{ij}}{\partial x_i}\left(\dfrac{1}{2}\Delta x_i\right)$，如 x_2 轴方向的应力分量如图 2.4 所示。考虑到单位体积所受的体力 $\boldsymbol{b}_i$，根据微分单元体 x_2 方向平衡，即 $\Sigma Fx_2=0$，则

$$\frac{\partial \boldsymbol{\sigma}_{12}}{\partial x_1}+\frac{\partial \boldsymbol{\sigma}_{22}}{\partial x_2}+\frac{\partial \boldsymbol{\sigma}_{32}}{\partial x_3}+\boldsymbol{b}_2=0 \tag{2.22}$$

同理考虑 x_1,x_3 方向的平衡，有

$$\frac{\partial \boldsymbol{\sigma}_{11}}{\partial x_1}+\frac{\partial \boldsymbol{\sigma}_{21}}{\partial x_2}+\frac{\partial \boldsymbol{\sigma}_{31}}{\partial x_3}+\boldsymbol{b}_1=0 \tag{2.23}$$

$$\frac{\partial \boldsymbol{\sigma}_{13}}{\partial x_1}+\frac{\partial \boldsymbol{\sigma}_{23}}{\partial x_2}+\frac{\partial \boldsymbol{\sigma}_{33}}{\partial x_3}+\boldsymbol{b}_3=0 \tag{2.24}$$

式(2.22)~式(2.24)给出了应力和体力之间的平衡关系，称为平衡微分方程。用张量形式表示，可以写作

$$\frac{\partial \boldsymbol{\sigma}_{ij}}{\partial x_i}+\boldsymbol{b}_j=0\,(i,j=1,2,3) \tag{2.25}$$

如果考虑微分单元体对 x_1 轴、x_2 轴和 x_3 轴力矩平衡，则可以得到

$$\boldsymbol{\sigma}_{12}=\boldsymbol{\sigma}_{21},\boldsymbol{\sigma}_{23}=\boldsymbol{\sigma}_{32},\boldsymbol{\sigma}_{31}=\boldsymbol{\sigma}_{13} \tag{2.26}$$

可见，切应力成对出现的，9 个应力分量中仅有 6 个是独立的。式(2.26)又称作切应力互等定理。用张量形式表示，则

$$\boldsymbol{\sigma}_{ij}=\boldsymbol{\sigma}_{ji}\,(i,j=1,2,3) \tag{2.27}$$

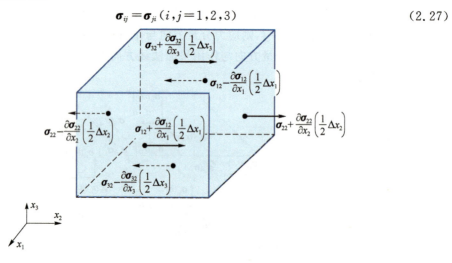

图 2.4　微分平行六面体单元 x_2 方向的应力分量

2.2.3　主应力与主轴

应力状态的确定，既需要描述一点各个截面的应力变化规律，还需要确定最大正应力和切应力，以及作用平面方位。一般应力状态中，作用在法线为 v 的平面上的应力矢量与 v 的方向有关。事实上，总可以找到这样方向的平面，使得应力矢量正好与其垂直，该面上切应力为零。对于任何应力状态，至少有三个相互正交的平面满足这些条件。这样的平面称为主平面，其法线称为主轴，作用在主平面上的正应力称为主应力。

根据主应力和应力主轴的定义，可以建立其求解方程。在笛卡儿坐标 x_1,x_2,x_3 中，设 v

为沿主轴方向的单位矢量,其与三个坐标轴的方向余弦分别为 l,m,n。根据主平面的定义,应力矢量 p_v 的方向应与 v 一致,设 σ 为主应力,则应力矢量 p_v 的三个分量与主应力的关系为

$$p_1=\sigma l, p_2=\sigma m, p_3=\sigma n \tag{2.28}$$

同时,根据应力矢量与应力分量表达式,有

$$\begin{aligned}p_1&=\sigma_{11}l+\sigma_{12}m+\sigma_{13}n\\p_2&=\sigma_{12}l+\sigma_{22}m+\sigma_{23}n\\p_3&=\sigma_{13}l+\sigma_{23}m+\sigma_{33}n\end{aligned} \tag{2.29}$$

联立求解,可以得到

$$\begin{aligned}(\sigma_{11}-\sigma)l+\sigma_{12}m+\sigma_{13}n&=0\\\sigma_{12}l+(\sigma_{22}-\sigma)m+\sigma_{23}n&=0\\\sigma_{13}l+\sigma_{23}m+(\sigma_{33}-\sigma)n&=0\end{aligned} \tag{2.30}$$

式(2.23)是一个关于主平面方向余弦 l,m,n 的齐次线性方程组。

求解关于 l,m,n 的齐次线性方程组,由于 $l^2+m^2+n^2=1$,这个方程组必有非零解,则系数行列式等于零。即

$$\begin{vmatrix}\sigma_{11}-\sigma & \sigma_{12} & \sigma_{13}\\\sigma_{21} & \sigma_{22}-\sigma & \sigma_{23}\\\sigma_{13} & \sigma_{23} & \sigma_{33}-\sigma\end{vmatrix}=0 \tag{2.31}$$

展开行列式(2.31),可得

$$\sigma^3-I_1\sigma^2+I_2\sigma-I_3=0 \tag{2.32}$$

式(2.32)称为应力状态特征方程,是确定弹性体中任意一点主应力的方程。I_1,I_2,I_3 分别称为应力张量的第一、第二和第三不变量,分别为

$$\begin{aligned}I_1&=\sigma_{11}+\sigma_{22}+\sigma_{33}\\I_2&=\begin{vmatrix}\sigma_{22}&\sigma_{23}\\\sigma_{32}&\sigma_{33}\end{vmatrix}+\begin{vmatrix}\sigma_{33}&\sigma_{31}\\\sigma_{13}&\sigma_{11}\end{vmatrix}+\begin{vmatrix}\sigma_{11}&\sigma_{12}\\\sigma_{21}&\sigma_{22}\end{vmatrix}=\sigma_{11}\sigma_{22}+\sigma_{22}\sigma_{33}+\sigma_{33}\sigma_{11}-\sigma_{12}^2-\sigma_{23}^2-\sigma_{31}^2\\I_3&=\begin{vmatrix}\sigma_{11}&\sigma_{12}&\sigma_{13}\\\sigma_{21}&\sigma_{22}&\sigma_{23}\\\sigma_{31}&\sigma_{32}&\sigma_{33}\end{vmatrix}=\sigma_{11}\sigma_{22}\sigma_{33}+2\sigma_{12}\tau_{23}\tau_{31}-\sigma_{11}\sigma_{23}^2-\sigma_{22}\sigma_{31}^2-\sigma_{33}\sigma_{12}^2\end{aligned} \tag{2.33}$$

可以证明,特征方程有三个实数根,如用 $\sigma_1,\sigma_2,\sigma_3$ 分别表示这三个根,则它们代表某点的三个主应力。对于应力主轴方向的确定,可以将计算所得的 $\sigma_1,\sigma_2,\sigma_3$ 分别代入齐次方程组的任意两式,并且利用关系式 $l^2+m^2+n^2=1$ 联立求解,则可求得应力主方向。如果取应力主轴为坐标轴,则可得到由主应力表示的应力不变量

$$\begin{aligned}I_1&=\sigma_1+\sigma_2+\sigma_3\\I_2&=\sigma_1\sigma_2+\sigma_2\sigma_3+\sigma_3\sigma_1\\I_3&=\sigma_1\sigma_2\sigma_3\end{aligned} \tag{2.34}$$

由于一点的正应力和应力主轴方向取决于弹性体所受的外力和约束条件,而与坐标系的选取无关。因此对于任意一个确定点,特征方程的三个根是确定的,因此 I_1,I_2,I_3 的值均与坐标轴的选取无关,I_1,I_2,I_3 也是不随坐标系转动而变化,称为当坐标系转换时应力张量的不变量。

2.3 应变与变形分析

2.3.1 应变与变形

载荷作用或者温度变化等外界因素作用下,物体内各点在空间的位置将发生变化,即产生位移。物体将可能同时发生两种位移变化。一种位移只是位置的改变,物体内部各点仍保持初始状态的相对位置,这种位移是物体在空间做刚体运动引起的,称为刚体位移。另一种位移是物体内部各个点的相对位置发生变化,造成物体形状的改变,称为变形。下面针对变形进行讨论。假设物体在变形前和变形后仍保持为连续体。位移矢量 u 定义为物体变形前一点的位移矢量 X 和该点变形后的位移矢量 x 的差值,如图 2.5 所示,其可表示为

$$u_i = x_i(X_j) - X_i, u_i = x_i - X_i(x_j) \tag{2.35}$$

考察物体中相邻两点 X 和 $X+\mathrm{d}X$ 之间的线元。物体变形前该线元长度 $\mathrm{d}s_0$ 的平方为

$$\mathrm{d}s_0^2 = \mathrm{d}X_1^2 + \mathrm{d}X_2^2 + \mathrm{d}X_3^2 \tag{2.36}$$

物体变形后,新线元长度 $\mathrm{d}s$ 的平方为

$$\mathrm{d}s^2 = \mathrm{d}x_1^2 + \mathrm{d}x_2^2 + \mathrm{d}x_3^2 \tag{2.37}$$

物体变形前后两个线元长度平方之差可以写成

$$\mathrm{d}s^2 - \mathrm{d}s_0^2 = 2E_{ij}\mathrm{d}X_i\mathrm{d}X_j = 2e_{ij}\mathrm{d}x_i\mathrm{d}x_j \tag{2.38}$$

定义应变张量为

$$E_{ij} = \frac{1}{2}\left(\frac{\partial u_i}{\partial X_j} + \frac{\partial u_j}{\partial X_i} + \frac{\partial u_k}{\partial X_i} \cdot \frac{\partial u_k}{\partial X_j}\right) \tag{2.39}$$

$$e_{ij} = \frac{1}{2}\left(\frac{\partial u_i}{\partial x_j} + \frac{\partial u_j}{\partial x_i} - \frac{\partial u_k}{\partial x_i} \cdot \frac{\partial u_k}{\partial x_j}\right) \tag{2.40}$$

其中,应变张量 E_{ij} 称为格林(Green)应变张量或拉格朗日应变张量,e_{ij} 称为阿尔曼西(Almansi)应变张量或欧拉应变张量。若 $\mathrm{d}s^2 - \mathrm{d}s_0^2 = 0$ 就意味着 $E_{ij} = e_{ij} = 0$,反之亦然。物体中每个线元的长度保持不变的变形是刚体运动。因此,物体的变形为刚体运动的充分必要条件:在整个物体中应变张量 E_{ij} 和 e_{ij} 的所有分量均为零。

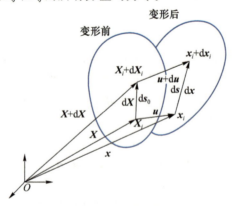

图 2.5 物体的变形

2.3.2 柯西小应变张量与几何方程

当物体发生小应变时，$x \approx X$ 且 $\left|\dfrac{\partial u_i}{\partial x_j}\right| \approx \left|\dfrac{\partial u_i}{\partial X_j}\right| \ll 1$ 的近似关系成立。忽略应变分量高阶项，则 E_{ij} 和 e_{ij} 的区别消失，可简化为柯西小应变张量 ε_{ij}，写为

$$\varepsilon_{ij} = \frac{1}{2}\left(\frac{\partial u_i}{\partial x_j} + \frac{\partial u_j}{\partial x_i}\right) \tag{2.41}$$

或者

$$\varepsilon_{xx} = \frac{\partial u_x}{\partial x}, \quad \varepsilon_{xy} = \frac{1}{2}\left(\frac{\partial u_x}{\partial y} + \frac{\partial u_y}{\partial x}\right) = \varepsilon_{yx}$$

$$\varepsilon_{yy} = \frac{\partial u_y}{\partial y}, \quad \varepsilon_{yz} = \frac{1}{2}\left(\frac{\partial u_y}{\partial z} + \frac{\partial u_z}{\partial y}\right) = \varepsilon_{zy} \tag{2.42}$$

$$\varepsilon_{zz} = \frac{\partial u_z}{\partial z}, \quad \varepsilon_{zx} = \frac{1}{2}\left(\frac{\partial u_z}{\partial x} + \frac{\partial u_x}{\partial z}\right) = \varepsilon_{xz}$$

指标相同的应变分量为正应变，指标不同的应变分量为剪应变。式(2.41)和式(2.42)称为几何方程，又称柯西方程。柯西方程给出了位移分量和应变分量之间的关系。这里需要注意的是，式(2.41)中的剪切应变分量是工程剪切应变分量 γ_{ij} 的 1/2。应变张量分量以矩阵形式排列为

$$(\varepsilon_{ij}) = \begin{bmatrix} \varepsilon_{11} & \varepsilon_{12} & \varepsilon_{13} \\ \varepsilon_{21} & \varepsilon_{22} & \varepsilon_{23} \\ \varepsilon_{31} & \varepsilon_{32} & \varepsilon_{33} \end{bmatrix} = \begin{bmatrix} \varepsilon_{11} & \dfrac{1}{2}\gamma_{12} & \dfrac{1}{2}\gamma_{13} \\ \dfrac{1}{2}\gamma_{21} & \varepsilon_{22} & \dfrac{1}{2}\gamma_{23} \\ \dfrac{1}{2}\gamma_{31} & \dfrac{1}{2}\gamma_{32} & \varepsilon_{33} \end{bmatrix} \tag{2.43}$$

如果已知位移，由位移函数的偏导数即可求得应变。

2.3.3 主应变和主轴

在任何应变状态下，至少可以找到三个这样的垂直方向，在该方向仅有正应变而切应变为零。具有该性质的方向，称为应变主轴或应变主方向，该方向的应变称为主应变。可以将2.3.4节的结果推广至应变上，要做的就是将名词应力换成应变。于是有以下结论。

设 v 为应变主方向的单位矢量，ε 为相应的主应变，则按应变主方向的定义有

$$\boldsymbol{\varepsilon} \cdot \boldsymbol{v} = \varepsilon_v \boldsymbol{v} \tag{2.44}$$

$$(\varepsilon_{ij} - \varepsilon_v \delta_{ij})v_j = 0 \tag{2.45}$$

式(2.44)、式(2.45)系数行列式为零，展开可得

$$\varepsilon_v^3 - J_1 \varepsilon_v^2 + J_2 \varepsilon_v - J_3 = 0 \tag{2.46}$$

标量 ε_v 称为应变张量的主值，即沿主方向 v 的主应变。与应力不变量类似，J_1，J_2 和 J_3 称为第一、第二和第三应变不变量，其与应变主值 ε_1，ε_2 和 ε_3 的关系为

$$\begin{aligned} J_1 &= \varepsilon_1 + \varepsilon_2 + \varepsilon_3 \\ J_2 &= \varepsilon_1\varepsilon_2 + \varepsilon_2\varepsilon_3 + \varepsilon_3\varepsilon_1 \\ J_3 &= \varepsilon_1\varepsilon_2\varepsilon_3 \end{aligned} \tag{2.47}$$

由应力张量和应变张量，应力不变量和应变不变量之间的公式的比较可知，主应变和应变主轴的特性与主应力和应力主轴是类似的。

2.4 本构方程

应力分量σ_{ij}和力的分量关系由通过平衡方程描述,应变分量ε_{ij}与位移的关系可由几何方程描述。那应力分量与应变分量的关系如何描述呢?引入本构方程来描述应力与应变的关系。

2.4.1 广义胡克定律

应力分量可以被描述为应变分量的函数,该函数可以是线性的或非线性的,本构方程一般表达式为

$$\sigma_{ij}=\sigma_{ij}(\varepsilon_{kl}) \tag{2.48}$$

若应力分量与应变分量成线性正比关系,本构方程可写为

$$\sigma_{ij}=C_{ijkl}\varepsilon_{kl} \tag{2.49}$$

其中,C_{ijkl}是弹性常数张量。式(2.49)是胡克(Hooke)定律在复杂应力条件下的推广,因此又称广义胡克定律。服从该本构方程的物体为线性弹性体,也称胡克弹性体。线性弹性本构方程可用于描述骨和牙齿等硬组织的应力与应变关系。

2.4.2 各向同性与各向异性

力学特性与方向无关的材料称为各向同性材料。例如,金属做拉伸试验时,无论沿着什么方向从金属坯料中取试验样本都不会影响力学试验结果,这样可以预测金属是各向同性的。对于各向同性的线弹性固体,在所有方向上具有相同的性质,只有两个弹性常数是独立的,写成

$$C_{ijkl}=\lambda\delta_{ij}\delta_{kl}+\mu(\delta_{ik}\delta_{jl}+\delta_{il}\delta_{jk}) \tag{2.50}$$

其中,克罗内克δ_{ij}符号定义为

$$\delta_{ij}=\begin{cases}1, i=j\\0, i\neq j\end{cases} \tag{2.51}$$

λ,μ称为拉梅(Lamé)常数。在工程文献中,第二个拉梅常数μ通常写为G,并称为剪切模量。拉梅常数与弹性模量G、泊松比ν有如下关系

$$\lambda=\frac{\nu E}{(1+\nu)(1-2\nu)} \tag{2.52}$$

$$\mu=G=\frac{E}{2(1+\nu)} \tag{2.53}$$

则各向同性本构方程可以写为

$$\begin{aligned}
\varepsilon_{xx}&=\frac{1}{E}[\sigma_{xx}-\nu(\sigma_{yy}+\sigma_{zz})], \gamma_{xy}=2\varepsilon_{xy}=\frac{\sigma_{xy}}{G}\\
\varepsilon_{yy}&=\frac{1}{E}[\sigma_{yy}-\nu(\sigma_{xx}+\sigma_{zz})], \gamma_{yz}=2\varepsilon_{yz}=\frac{\sigma_{yz}}{G}\\
\varepsilon_{zz}&=\frac{1}{E}[\sigma_{zz}-\nu(\sigma_{xx}+\sigma_{yy})], \gamma_{zx}=2\varepsilon_{zx}=\frac{\sigma_{zx}}{G}
\end{aligned} \tag{2.54}$$

可以看出,对于各向同性材料,正应力在对应方向上只引起正应变,剪应力在对应方向上只引起剪应变,它们是互不耦合的。

对于各项异性材料,从广义胡克定理公式出发,根据应力和应变分量的对称性等,弹性常

数张量 C_{ijkl} 有 $C_{ijkl}=C_{jikl}=C_{ijlk}$ 的对称性，这样其独立的弹性常数由 81 个降为 36 个，对应的各项异性弹性本构方程为

$$\begin{aligned}
\sigma_{11} &= C_{1111}\varepsilon_{11}+C_{1122}\varepsilon_{22}+C_{1133}\varepsilon_{33}+C_{1112}\varepsilon_{12}+C_{1123}\varepsilon_{23}+C_{1113}\varepsilon_{13} \\
\sigma_{22} &= C_{2211}\varepsilon_{11}+C_{2222}\varepsilon_{22}+C_{2233}\varepsilon_{33}+C_{2212}\varepsilon_{12}+C_{2223}\varepsilon_{23}+C_{2213}\varepsilon_{13} \\
\sigma_{33} &= C_{3311}\varepsilon_{11}+C_{3322}\varepsilon_{22}+C_{3333}\varepsilon_{33}+C_{3312}\varepsilon_{12}+C_{3323}\varepsilon_{23}+C_{3313}\varepsilon_{13} \\
\sigma_{12} &= C_{1211}\varepsilon_{11}+C_{1222}\varepsilon_{22}+C_{1233}\varepsilon_{33}+C_{1212}\varepsilon_{12}+C_{1223}\varepsilon_{23}+C_{1213}\varepsilon_{13} \\
\sigma_{23} &= C_{2311}\varepsilon_{11}+C_{2322}\varepsilon_{22}+C_{2333}\varepsilon_{33}+C_{2312}\varepsilon_{12}+C_{2323}\varepsilon_{23}+C_{2313}\varepsilon_{13} \\
\sigma_{13} &= C_{1311}\varepsilon_{11}+C_{1322}\varepsilon_{22}+C_{1333}\varepsilon_{33}+C_{1312}\varepsilon_{12}+C_{1323}\varepsilon_{23}+C_{1313}\varepsilon_{13}
\end{aligned} \tag{2.55}$$

再由 $C_{ijkl}=C_{klij}$ 的对称关系可知各向异性线弹性材料，独立的弹性常数共有 21 个。

以上的本构关系基于胡克线弹性体，对于非线性弹性体可利用应变能和应变余能来建立，具体内容读者可参见相关书籍，这里不再赘述。

2.4.3 黏弹性体

同时具有弹性和黏性两种不同机理的形变，综合黏性流体和弹性固体两者特性的材料称为黏弹性体。黏弹性体材料受力后的变形过程是一个随时间变化的过程，卸载后的恢复过程又是一个延迟过程，因此黏弹性体内的应力不仅与当时的应变有关，而且与应变的全部变化历史有关。这时应力与应变间的一一对应关系已不复存在。

黏弹性具有以下 3 个特点。

松弛。当物体突然发生应变时，若应变保持一定，则相应的应力随时间的增加而下降，这种现象称为松弛，如图 2.6 所示。

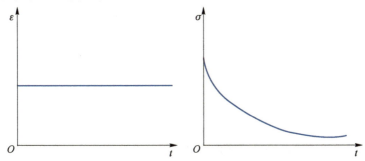

图 2.6 松弛应力应变特征

蠕变。若应力保持不变，物体的应变随时间的增加而增大，这种现象称为蠕变，如图 2.7 所示。

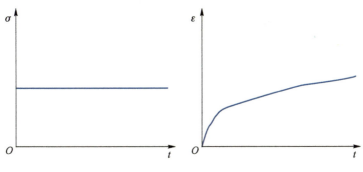

图 2.7 蠕变应力应变特征

滞后。对物体做周期性的加载和卸载,如果加载时的应力应变曲线与卸载时的应力应变曲线不重合,则这种现象称为滞后,如图 2.8 所示。

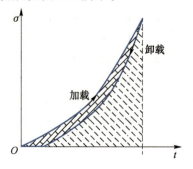

图 2.8 滞后现象

经典黏弹性体模型有麦克斯韦(Maxwell)模型、沃伊特(Voight)模型等。具体内容读者可参见相关书籍,这里不再赘述。

思 考 题

1. 若生物组织内某点的应力分量为 $\delta_x = 4$ MPa,$\delta_y = 2$ MPa,$\delta_z = 4$ MPa,$\tau_{xy} = 8$ MPa,$\tau_{zx} = 4$ MPa,$\tau_{yz} = 0$ MPa,试求张量不变量 I_1,I_2,I_3,主应力分量及主方向余弦。

2. 试用应力平衡微分方程证明无体力情况下,如下应力分布是否处于平衡状态。

$$\delta_x = 3x^2 + 4xy - 8y^2, \quad \tau_{xy} = \frac{1}{2}x^2 - 6xy - 2y^2$$

$$\delta_y = 2x^2 - xy + 3y^2, \quad \delta_z = \tau_{zx} = \tau_{zy} = 0$$

参 考 文 献

[1] 姜宗来,樊瑜波.生物力学研究前沿系列[M].上海:上海交通大学出版社,2018.

[2] 樊瑜波,王丽珍.骨肌系统生物力学建模与仿真[M].北京:人民卫生出版社,2018.

[3] 冯元桢.连续介质力学初级教程[M].3 版.葛东云,等译.北京:清华大学出版社,2009.

[4] FUNG, Y C. Biomechanics: Mechanical properties of living tissues[M]. 2nd ed. New York: Springer-Verlag, 1993.

第 3 章 硬组织生物力学

本章主要讨论硬组织的生物力学,主要包括骨、软骨及牙齿的力学特性。学习骨的力学特性,首先要了解骨的结构和组成,正常成人骨骼分颅骨、躯干骨和四肢骨三部分,具备长骨、短骨、扁平骨和不规则骨等不同的解剖形态。骨作为一种特殊的结缔组织,主要发挥对人体的支持和保护作用,与软骨、韧带组成关节,并和肌肉系统一起构成复杂的运动系统。此外,骨还具备一定的造血、内分泌和免疫功能。作为人体内主要的无机盐来源,骨在维持人体钙平衡方面也发挥着重要作用。在骨完成发育和生长后,成年人的骨骼并非静止不变,而是通过骨重建过程,不断实现新骨对旧骨的更新替代,从而维持骨成分和结构的完整性。软骨是动关节的承重部位,主要功能是以极小摩擦和磨损,将软管表面的载荷均匀传递到软骨的下骨部分,因此软骨对活动关节起着非常重要的支撑、保护作用。软骨的力学特性研究是关节炎、软骨缺损及修复的基础。牙齿的力学特性研究是生物力学与口腔医学的交叉融合,其研究内容丰富而广泛。生物力学在口腔医学领域的研究和运用,促进了口腔修复学、口腔正畸学、口腔颌面外科学、口腔解剖生理学及颞颌关节学等口腔亚学科的迅速发展。

3.1 骨的力学特性

3.1.1 骨的结构

骨组织由细胞和细胞外基质(Extracellular Matrix,ECM)组成,骨内的细胞主要包括成骨细胞、破骨细胞和骨细胞。成骨细胞是骨形成的主要功能细胞,可以合成骨胶原蛋白,以及重要的非胶原蛋白和酶,包括骨钙素、碱性磷酸酶等,负责骨基质的合成、分泌和矿化,能够帮助骨组织形成新的骨质。破骨细胞是一种骨吸收细胞,作为人体内唯一具有骨质吸收功能的细胞,可以分泌酸性物质和酶,吸收矿化的骨、牙本质和钙化的软骨,在骨重建和骨改建过程中发挥着重要作用。破骨细胞和成骨细胞在功能上是对应的,二者协同作用保证了骨的正常发育和形成。骨细胞是骨形成停止后被自身分泌的骨基质包围的细胞,为成熟骨组织中的主要细胞,可通过调节有机物和无机物成分防止疲劳性骨折的发生,这对于维持骨结构的完整性非常重要。除此之外,骨细胞也可以通过多信号通路参与骨微环境稳态的调节。骨组织的细胞外基质包含大量的有机基质及无机矿物质。有机基质主要由90%的胶原(Collagen)和10%的其他成分构成,其他成分如脂质、蛋白多糖等。有机基质在促进骨骼生长、修复骨组织、供给骨营养、连接和支持骨细胞及参与骨骼新陈代谢等方面具有重要作用。骨的强度和刚度主要取决于骨基质中的无机矿物质,无机矿物质也称骨盐,占干骨质量的65%～70%,以钙磷酸盐和钙碳酸盐为主,还包含少量的钠、镁、钾等微量元素,其中,大量的钙盐沉积是维持体液中钙磷含量动态平衡的重要基础条件。这些无机矿物质赋予骨稳定的硬度,保证了骨结构和功能的完整性。

骨作为人体重要的器官之一,其功能主要包括构成人体支架,赋予人体一定的外形并支撑人体质量;形成体腔壁,保护人体内的重要器官;与肌肉系统一起构成人体的运动系统;其红骨髓具有造血功能,是人体造血的主要器官。骨的结构主要包括三部分:骨膜、骨质和骨髓。骨膜是由致密的结缔组织构成的纤维膜,紧密地包裹在骨表面。骨膜可分为内外两层,且膜层内含有丰富的神经和血管,对骨的营养、再生和修复具有重要作用。骨质作为骨的主体部分,分为皮质骨和松质骨。皮质骨占据骨的外层,硬度高,抗压能力强,是最主要的载荷承载者和传递者,其孔隙率低于10%。成人骨骼中约80%的骨质量是皮质骨,它形成了所有骨的外壁,在很大程度上负责骨的支撑和保护。其余20%的骨量是松质骨,是一种由板和杆组成的网格,称为骨小梁,存在于骨的内部。皮质骨和松质骨在发育、结构、功能、与骨髓的接近程度、血液供应、更新速度、年龄依赖性变化和骨折的程度方面不尽相同。骨髓位于骨的骨髓腔中,根据其结构不同可分为红骨髓和黄骨髓。红骨髓主要存在于骨髓腔和松质骨内,由窦状毛细血管和造血组织组成。黄骨髓主要由大量脂肪组织和少量未成熟的造血细胞团构成,保留了一定的造血潜能。

3.1.2 皮质骨的力学特性

骨组织力学特性的研究是将工程力学原理应用于骨组织材料,从生物力学的角度讨论骨的组织结构。常用反映骨宏观力学特性的参数主要有强度、硬度、弹性模量、最大载荷、断裂载荷等,可通过压缩、拉伸、弯曲和扭转等实验获得。建立正确、真实的骨本构关系是骨生物力学研究的首要任务,也是难点所在,因为建立出能够体现组织生命特征的骨的本构结构是实现骨生物力学最大研究价值的最高要求。目前对骨生物力学特性的研究主要在3个方面[1],首先是对于整骨或者部分骨的结构力学进行研究;其次是对骨标本进行研究,包括对皮质骨和松质骨的表观形态和结构进行研究;最后是微观角度上对矿化骨力学进行研究。

皮质骨的力学特性目前已得到充分的证明,实验发现,干燥骨在应力为0.4%时就会被破坏,而鲜骨最大应力可达到1.2%,从中总结出当应力在一定范围内时,皮质骨的应力应变关系近似为线性,遵循胡克定律。皮质骨拉伸和压缩的弹性模量大小相当,但是在不同方向的力学行为具有明显的各向异性,其强度和拉伸/压缩模量沿纵向(与骨干轴对齐的方向)大于沿径向和环向[2]。而径向和周向上的力学特性表现差异比较小,这也表明皮质骨可以认为是横向各向同性材料。皮质骨的结构是非均匀性的,所以压缩时它的极限强度和极限应变都比拉伸时大。骨的强度随着其位置、载荷的方向、实验的取样(干与湿)、应变率等的变化而变化,其中应变率的影响特别重要,对新鲜人股骨皮质骨的实验发现,在低应变率(2×10^{-3} s^{-1})的情况下,骨的弹性模量为13.6 GPa;而在高应变率(6×10^{-3} s^{-1})的情况下,骨的弹性模量为18.3 GPa。皮质骨的力学特性还依赖于力学实验加载频率,在力学实验加载频率较高的情况下,皮质骨的弹性模量和极限应力值均显著大于加载频率较低的情况。皮质骨的材料力学特性随其年龄的增加而减弱,其在生理学、病理生理及临床研究中都具有重要意义。研究表明从20岁开始,皮质骨的拉伸强度和弹性模量每10年减少2%,极限拉伸强度也会从30岁的140 MPa减少至90岁的120 MPa,同时弹性模量也从17 GPa减少至15.6 GPa[3]。

3.1.3 松质骨的力学特性

松质骨是由杆或板组成的一种多孔材料,有很强的能量储存与耗散功能,且结构具有非均匀性和各向异性,这也使得松质骨组织的力学特性测量比皮质骨组织的力学特性测量困难很多。Wolff最早提出松质骨组织的力学特性与皮质骨组织相似,这一观点也得到了包括Carter和Hayes在内的许多人的认同[4],他们认为松质骨的弹性模量可以由皮质骨的弹性模量和表观密度的关系外推得到,但是这一假设已经被后面的研究否定。由于松质骨单个骨小梁的尺寸非常小,这给其形态学和力学特性的研究带来了很大困难。通过实验得到的松质骨样件刚度和强度数据非常分散,所以传统的骨力学理论研究主要集中于宏观尺度下骨的力学特性研究,都将松质骨近似地看作连续介质,但以上都只能将表观密度作为参数,虽然在一定程度上可以对松质骨的力学特性进行推测,但并不能从微观结构解释清楚松质骨的力学特性。目前从理论上分析骨小梁的方法主要有两种:其一是由已知松质骨力学特性的实验数据和松质骨的微结构模型,反算出微观骨小梁的弹性模量,这种方法可以避免实验中加工微试件带来的表面缺陷对力学特性的影响;其二是从更加微观的层次研究骨小梁,为其建立微结构模型,这种模型的优点是可考虑骨小梁非均匀性和各向异性的性质。目前对松质骨弹性性能的研究有很多,传统的松质骨压缩实验是直接将试件置于两个刚性台板之间,但由于松质骨的孔隙率非常高,首要问题就是试样取件的标准在什么范围才能满足连续性假设。因为研究过程的不一致性,所以不同学者的研究结果有所不同。

对新鲜人胫骨松质骨压缩或拉伸的力学实验发现,在压缩时,抗压强度为2.658~5.013 MPa,弹性模量为0.018 6~0.148 6 GPa;在拉伸时,抗拉强度为0.633~3.03 MPa,弹性模量为0.201~0.967 GPa。从统计数值上看,抗压强度略大于抗拉强度,压缩时和拉伸时的弹性模量有显著差异。松质骨的力学特性与其结构组成、表观密度和骨小梁排列方向有关。从结构组成方面出发,松质骨是由杆或板组成的网状结构,当松质骨发生坍塌时,相对稀疏的杆状骨小梁表现出线性弯曲,而密集的板状骨小梁表现出塑性屈服或断裂。健康女性的骨小梁高度连接且分布均匀,板比例较高。随着年龄增加,板状骨小梁比例减少,转化为杆状骨小梁,骨强度减弱。从表观密度方面出发,表观密度是影响松质骨力学特性的主要因素之一。Galante等[5]发现腰椎松质骨强度与表观密度呈线性关系。从骨小梁排列方向方面出发,松质骨中的骨小梁按照骨所承受的压力和张力方向排列,且多孔结构更有利于减少日常活动中骨受到的损伤和压力,因此它在负载和能量吸收方面起重要作用。随着微观力学在骨组织上的应用,越来越多的研究者对骨微观尺度的力学特性开展研究,包括使用纳米压痕、微/纳米划痕和聚焦离子束加工微柱压缩等技术。Brennan等[6]通过纳米压痕试验发现,同一骨小梁不同部位的纳观力学特性不同,骨小梁的弹性模量由表面向中间递增。X. Edward Guo等[7]通过纳米压痕试验发现,去卵巢后大鼠股骨骨小梁的纳观弹性模量和硬度没有显著变化。

3.1.4 骨重建与功能适应性

骨在生长、发育和维持的过程中包括两种基本生理活动,即骨改建和骨重建,这是骨维持结构和功能完整性的重要条件。其中,骨重建是由于骨组织的形态和密度会随着生物力学环境的改变而改变,为了维持骨的完整性而产生的一种生理行为,是骨组织面对生物力学环境改变下"用进废退"的力学适应性,也是骨科手术开展的指导依据。广义的骨重建分为两个过程,即力学环境变化带来的力学刺激传播及骨组织接收到力学信号进行的重建响应。骨的一个重建周期为4~6个月,过程包括5个阶段:静止期、激活期、吸收期、逆转期和成骨期。当力学环境传递出应力/应变等物理信号时,该信号马上被多途径转化成可被与骨重建相关的细胞(包括破骨细胞、成骨细胞和骨细胞)识别并响应的信号,其中骨细胞是力学感受细胞,破骨细胞和成骨细胞是力学效应细胞。基本多细胞单位是由破骨细胞、成骨细胞、骨细胞和骨衬细胞组成的一个骨重建单位,主要用于分析骨重建过程中破骨细胞活动和成骨细胞活动间的偶联过程。基本骨结构单位则主要用于骨组织形态计量的分析,是骨重建过程完成后静置的骨单位,在皮质骨及松质骨中表现各不相同,在皮质骨中表现为哈弗氏系统(Haversian System)[8],在松质骨中则表现为骨板。骨重建失衡导致的基本多细胞单位和基本骨结构单位紊乱都将导致代谢性骨病发生,因此正常的骨重建不仅是维持骨结构完整的基础,也是保持骨生物力学功能的要求。

1638年[9],伽利略首次发现骨的尺寸和其承受的载荷之间存在一定的关系,直到1892年,德国医学博士Julius Wollf在总结前人研究的基础上提出了著名的Wolff定律[10],他提出骨具有功能适应性,即骨能够根据周围的力学环境调整自身至最优化的结构,以最少的骨量达到最大的骨强度,从而适应外界的力学要求,这种结构的调整过程就是骨重建。骨功能适应性表明,骨量会不断变化以满足力学环境需要,而这个过程中起反馈作用的系统称为骨生物力学调控系统,包括力学感受器、力学效应器和反馈回路机制,与体内的"温度调控系统"具有相似之处。按照此力学调控系统可以将力学环境分为3种情况:废用力学环境、中度超负荷力学环境和过载力学环境(病理性超负荷环境)。施加外力后,骨表面产生的应变小于200 $\mu\varepsilon$ 时的力学环境为废用力学环境,此时会由于外部力学刺激的缺失,骨细胞受到的力学刺激不足,进而诱发骨量减少。人体长期处于废用力学环境易患废用性骨质疏松症。常见的废用力学环境包括太空失重(微重力)、瘫痪或其他手术后必要的不同程度的制动及长期卧床。施加外力后,骨表面产生的应变在1 000~3 000 $\mu\varepsilon$ 时的力学环境为中度超负荷力学环境,此时的骨结构不能满足过大的外力需求,骨形成增加,进而骨量增加。跑步运动常用来研究中度超负荷力学环境对骨功能适应性的影响。施加外力后,骨表面产生的应变在3 000~5 000 $\mu\varepsilon$ 时的力学环境为过载力学环境,该力学环境是病理性超负荷环境,又称生理性过载力学环境。长期高强度训练导致的应力性骨折与过载力学环境有关。过载力学环境不仅会导致骨细胞和组织活性降低,还会诱导皮质骨产生显微裂纹,显微裂纹的萌生和扩展是骨组织损伤的典型特征。不论是生长发育过程中的骨,还是成年骨与老年骨,功能适应性的骨重建始终是存在的。

3.2　软骨的力学特性

软骨由软骨组织及周围的软骨膜构成,而软骨组织主要由软骨细胞和软骨细胞外基质构成,无血管、神经及淋巴管。在胚胎时期,人的大部分骨骼由软骨组成,后逐渐被骨组织代替。软骨可分为透明软骨、弹性软骨及纤维软骨。透明软骨内仅含少量由Ⅱ型胶原蛋白组成的胶原原纤维,排列为三维网状,含大量水分,因此新鲜时呈半透明状,主要分布于关节软骨、肋软骨及呼吸道软骨等处。弹性软骨结构类似透明软骨,但所含成分为大量交织成网的弹性纤维(Elastic Fiber),有较强的弹性,新鲜时呈黄色,分布于耳廓及会厌等处。纤维软骨富含胶原纤维束,有较强的韧性,呈不透明的乳白色,分布于椎间盘、关节盘及耻骨联合等处。软骨一方面可提供结构支持,如肋软骨及气管;另一方面也能够提供力学支撑,如关节软骨。本节主要讲述关节软骨的力学特性。

3.2.1　软骨的结构

软骨是一种缺乏神经和血管供应的组织,主要由单一类型的软骨细胞及丰富的细胞外基质构成。在关节软骨中,细胞外基质占整体体积的98%~99%,它主要由胶原、蛋白多糖和水分构成,并含有少量的其他蛋白质。水分是软骨组织中的主要成分,占湿重的60%~80%,大部分间质液体在承受负荷或压力梯度时可以在基质内部自由移动。这种组织内外的水分流动在运输营养物质、力学承载及提供关节润滑方面起着关键作用。软骨湿重的20%~40%由胶原蛋白、蛋白多糖及细胞等构成。固体基质主要成分是胶原蛋白,占关节软骨干重的60%~80%。其中,Ⅱ型胶原纤维占胶原总量的90%,这些纤维在软骨内形成网状结构,为组织提供结构支持和力学支撑。蛋白多糖占关节软骨干重的20%~40%,并被胶原网格包围。软骨的组成成分在不同类型、位置和健康状态的软骨中会有所不同。软骨细胞在整个软骨组织中分布稀疏,仅占总体积的1%~2%。这些高度分化的细胞位于软骨陷窝中,主要功能是合成和分泌构成软骨细胞外基质的蛋白质,从而维持新陈代谢和稳定性。

关节软骨具有高度有序的组织结构,分为4个区域:浅表层、中间层、深层及钙化软骨层,如图3.1所示。这些区域在承受不同类型的应力时发挥不同的功能。浅表层主要承受拉伸和剪切应力,中间层能够抵御压力,深层则具有最强的抗压作用,而钙化软骨层主要用于附着和将力传递到软骨下的骨骼。关节软骨的细胞表型、细胞形态及细胞外基质成分结构在不同的关节软骨层次中有所变化。细胞外基质的主要构成成分是胶原和蛋白多糖。胶原的含量随着深度的增加而减少,而蛋白多糖的含量相应地增加。当关节承受负荷时,直接的压力导致带有负电荷的蛋白多糖吸引大量水分,从而产生静水压以抵抗压力。同时,胶原组织通过产生张力来对抗静水压。关于软骨的具体力学特性将在3.2.3节中进行详述。

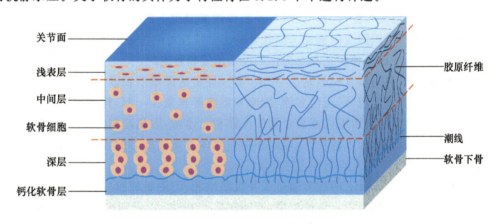

图3.1 关节软骨结构示意

关节软骨内的胶原纤维主要由Ⅱ型胶原和少量其他类型的胶原蛋白组成,这些胶原纤维为软骨提供抗拉强度和独特的力学特性。胶原纤维在软骨中通过交联链相互作用,形成纤维网络,其形态取决于软骨的类型、层次深度及组织所承受的负荷和变形。在软骨中,胶原蛋白的功能形式是胶原纤维,这些纤维有序排列成三股螺旋,由氨基酸链构成。胶原纤维最显著的力学特性是拉伸强度和硬度。

软骨基质中的蛋白多糖由一个核心蛋白以共价键与若干多糖链相连。这些蛋白多糖含有硫酸根负离子及富含电荷的羧基和羟基,它们会聚集在一起,固定在胶原纤维的网状结构中,如图3.2所示。蛋白多糖的负电荷性质可以吸引带有正电荷的小分子穿过软骨,引起较高的离子浓度,以及蛋白多糖大分子形成胶体渗透压,称为唐南(Donnan)渗透压。与此同时,蛋白多糖大分子所带负电荷彼此之间产生斥力,也称化学膨胀力,这赋予了关节软骨良好的弹性。

这些复杂的分子交互作用和结构特征共同决定了软骨的水分含量、力学特性和弹性。

软骨细胞具有重要的作用,其主要职责是合成和分泌构成软骨基质的蛋白质,从而维持软骨的新陈代谢。成年状态下的软骨细胞通常不进行分裂,但在受到病理刺激时会发生增殖。

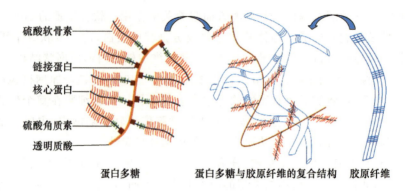

图 3.2 软骨中的蛋白多糖与胶原纤维

关节软骨细胞的新陈代谢受到生理机械负荷刺激的影响,超出生理范围的负荷刺激无法促进基质合成,而静态或低频率的负荷也会抑制基质合成。

3.2.2 软骨的渗透性

有多种构成模型曾用于描述软骨。最初的模型倾向于各向同性和线弹性组织,并不能描述组织时间依从性及应力松弛行为。此后各种黏弹性模型用于描述软骨,弥补了上述力学描述的不足,但无法解释组织间液的流动。而软骨的力学特性与组织中的流体运动极大相关,因此研究者们逐渐开始使用各种多孔和双向性的模型阐述软骨组织。

迄今为止,最为经典的软骨模型是由 Mow 等[11]提出的固液双相软骨力学模型。在这个模型中,软骨的所有类固体成分、蛋白多糖、胶原和细胞等聚集在一起,构成混合物的固体相;可以自由通过基质的间隙流体则构成混合物的流体相。通常,固相建模为一个不可压缩的弹性材料,同时对流体有渗透能力的特性,即固相是对液体有渗透能力的弹性材料,而流体相是不可压缩且无黏度的。

在双相理论中,关节软骨上的载荷通过 3 种机制中和:①固相的拉应力;②流体相压力的增加;③流体流动时的摩擦阻力。该模型中,流体在基质中的运动受到水和孔壁之间摩擦阻力的阻碍,这种流经基质的摩擦阻力非常高。关节软骨受到动态载荷后,软骨细胞和细胞外基质的形态发生变化。这种变形增加了流体压力和压力梯度,诱导液体向外流出细胞外基质;当压力消除时,液体会回到软骨组织中,这期间的摩擦阻力影响了组织瞬时的应力与应变,摩擦阻力与渗透率呈反比。

软骨的渗透性可以通过侧限压缩试验来确定。渗透率是衡量软骨基质中液体流动阻力的指标。变形相关的渗透率可能是促进软骨固相和流体相之间负载分担的一种有价值的机制。用于测量软骨渗透率的装置如图 3.3 所示,一片软骨支撑在充满流体的腔室中的多孔板上,施加在软骨一侧的高压驱动液体流动。通过软骨的平均流体速度与压力梯度成正比,比例常数称为渗透率。

当含水的多孔介质与外界存在渗透压时,水分就可以在软骨内外进行交换。在渗透性研究中,样本受到的压力梯度为 ΔP,通过的样本厚度为 h。根据达西定律,通过面积 A 的容积减少速率 Q 与水压渗透系数 k 相关,

$$Q = \frac{kA\Delta P}{h} \qquad (3.1)$$

渗透速率 V 与 Q 相关,$V = Q/A\Phi_f$。方程中的参数 Φ_f 为组织的孔隙率,其定义为多孔组织中

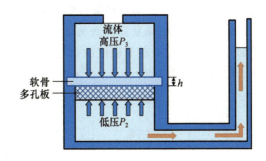

图 3.3 软骨渗透率的测定

流体容积(V_f)占全部组织容积(V_T)的比例。从渗透试验的结果来看,对于正常的软骨,k 的变化范围为 $10^{-16} \sim 10^{-15} \, m^4/(N \cdot s)$。扩散阻力系数 K 与渗透系数 k 呈反比,

$$K = \frac{(\Phi_f)^2}{k} \tag{3.2}$$

由于软骨的孔隙率约为 0.75,K 的变化范围为 $10^{14} \sim 10^{15}(N \cdot s)/m^4$,这种巨大的阻力系数意味着流体将在这些组织内产生巨大的阻力。载荷作用的方式是由流体相和固相共同决定的,其他因素有组织的容积比、加载率和加载类型、表面载荷分配等。

渗透试验测得软骨渗透率数量级为 $10^{-16} \sim 10^{-15}$,可见水分在软骨中流动会受到强大的阻力[12];另外,实验中还测得关节软骨渗透率随着应变和压力变化。含水软组织的渗透系数可由达西定律的渗透试验确定,如式(3.1)所示。由式(3.2)可知,软骨的渗透系数很低,但扩散阻力系数却很高。软骨的渗透性也并不是恒定的。关节软骨的渗透性在关节表面附近最高(液体流动相对容易),而在深层最低。渗透性也随着组织的变形而变化,当软骨被压缩时,其渗透性降低。

3.2.3 关节软骨的力学特性

关节软骨作为一种组成与结构都很复杂的生物材料,表现为生物力学各向异性,其压力下的平衡系数比张力下的平衡系数要低。此外,关节软骨还具有黏弹性,当持续均衡负重或变形时,其应变及应力会出现时间依赖性。

软骨黏弹性行为可以分为流动机制与非流动机制。流动机制主要阐述的是组织液流与摩擦阻力之间的关系,与 3.2.2 节中讲述的双相模型密切相关[13]。而在非流动机制中,胶原-蛋白多糖基质的大分子运动是导致软骨膨胀性和黏弹性的原因。软骨中蛋白多糖聚合物在胶原组织中的含量是受限制而固定的,其氨基酸聚糖链包含许多负电荷基团,这种溶解的负电荷吸引水和正离子来中和电荷的不平衡。软骨中的离子浓度总是高于外部区域,这种不平衡会增加间质液体中的压力,这种渗透压也就是前述的 Donnan 渗透压[14]。Donnan 渗透压是软骨维持膨胀性和黏弹性的原因之一,该渗透压差使得周围液体向组织内部流动,产生软骨膨胀。蛋白多糖周围的胶原纤维对软骨膨胀产生一定的约束,使其达到平衡。

黏弹性的典型特征是蠕变及应力松弛,蠕变是指在保持应力不变的条件下,材料应变随时间的延长而增加的现象;应力松弛是指在维持恒定变形的条件中,材料应力随时间的增长而减小的现象。侧限压缩试验和压痕试验是确定软骨材料特性的常用方法之一[15]。侧限压缩试验如图 3.4(a)所示。测量蠕变时,通过多孔板将恒定载荷施加到软骨上,并测量组织位移相对于时间的函数;测量应力松弛时,对组织施加恒定位移,测量保持位移所需的力,由此可绘制

出软骨蠕变及应力松弛曲线,如图 3.5 所示。通过侧限压缩试验可确定软骨的两个材料特性:聚合模量和渗透率。其中,渗透率的测量计算及具体数值大小在 3.2.2 节中已进行阐述。聚合模量是所有液体停止流动时组织在平衡状态下硬度的量度。聚合模量越大,组织在给定载荷下的变形越小。软骨的聚合模量通常为 0.5~0.9 MPa[16]。

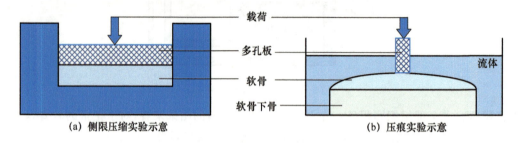

图 3.4 软骨的力学测试方法

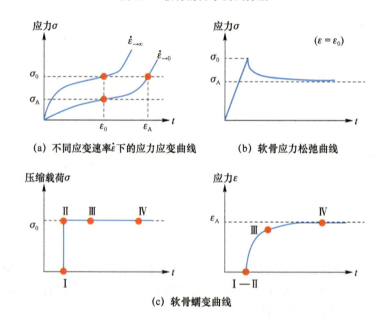

图 3.5 软骨蠕变及应力松弛曲线

压痕试验是目前应用更为广泛的研究软骨力学特性的方法。压痕试验无须切割固定的组织块,而且其测定的软骨特性是在骨原位测得的,更加接近实际生理状况。此外,通过一次压痕试验可以获得软骨聚合模量、泊松比和渗透率 3 种独立的材料性能,而通过侧限压缩试验只能获得 2 种材料性能。压痕测试通常在恒定载荷下进行,其实验装置如图 3.4(b)所示。压痕试验得出的不同部位及不同物种的软骨泊松比通常小于 0.4,甚至接近于 0。由此可进一步认识到,软骨是固体和液体的混合物,导致整个组织表现为可压缩的材料,尽管其组成部分是不可压缩的。

关节软骨的抗拉伸特性是各向异性和非均匀性的,同时与其类型、部位及退变程度等有关。在生理条件下,关节软骨承受的张力作用继发于负载时的压力作用,软骨承受的张力与关节软骨面平行时,其硬度和强度与胶原纤维平行于张力方向排列的范围密切相关。软骨表面胶原纤维的排列方向与垂直于关节面的压力所产生的最大表面张力的方向一致。单轴拉伸实验如图 3.6(a)所示,图 3.6(b)所示为以恒定应变率进行单轴拉伸的关节软骨条的拉伸应力—

应变曲线,该图看不到曲线的初始线弹性部分,这表明使用弹性模量和线弹性模型来描述软骨的拉伸行为是不够的。对软骨拉伸性能的研究表明,软骨的拉伸模量范围可达1～30 MPa,平行于关节面的样品比垂直于关节面的样品具有更高的抗拉强度和硬度。在骨骼成熟的动物中,抗拉强度和硬度从表层到深层逐渐降低;而在骨骼未成熟的动物中,抗拉强度和硬度随着关节表面深度的增加而增加[17]。胶原纤维网络和蛋白多糖对软骨拉伸行为的影响也取决于加载速率。

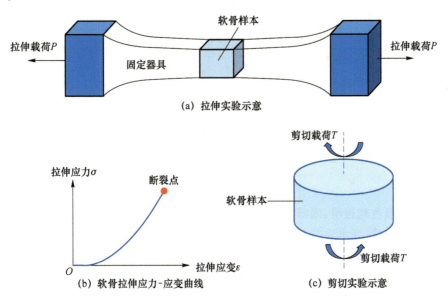

图3.6 软骨拉伸及剪切实验示意

抗剪切力实验为软骨的力学特性进一步研究提供了依据。研究表明,圆柱形样本的微小扭转位移(产生纯剪切)不会导致软骨体积变化,即不会驱动流体流动,剪切实验如图3.6(c)所示。此外,间质流体作为黏度很低或近似无黏度的液体,对抗剪切没有明显的贡献,因此,抗剪切力主要是由固体基质造成的。软骨的抗剪切力实验表明,其基质为黏弹性固体[18]。

3.3 牙齿的力学特性

3.3.1 牙体及牙周组织的结构

牙齿或牙体组织由牙釉质、牙本质、牙骨质3种矿化组织和1种软组织(牙髓)构成。包绕在牙体周围的组织称为牙周组织,它由牙龈、牙周膜、牙骨质和牙槽骨组成。牙体组织通过牙周组织附着于颌骨硬组织,如图3.7所示。牙本质构成牙的主体,牙釉质覆盖在牙冠的表面,牙骨质则覆盖于牙根部表面。牙中央有一空腔,称为髓腔,充满疏松的牙髓结缔组织,牙髓的血管和神经通过狭窄的根尖孔与牙周组织相通连。

1. 牙釉质

牙釉质(Enamel)是覆盖于牙冠表面的高度矿化的硬组织,也是人类及其他许多哺乳动物机体中最坚硬的组织。牙齿各部分的釉质厚度不一,一般由切缘或牙尖处至牙颈部逐渐变薄,颈部呈刀刃状。牙釉质颜色介于乳白色和淡黄色之间,其颜色与牙釉质的矿化程度有关,矿化

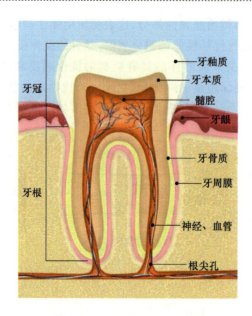

图 3.7 牙体组织和牙周组织

程度越高,牙釉质颜色越透明,深部牙本质的黄色越易透过,因而牙釉质呈淡黄色;矿化程度越低,牙釉质透明度越差,牙本质颜色越不易透过,因而牙釉质呈乳白色。乳牙牙釉质的矿化程度比恒牙低,故呈乳白色。

牙釉质具有强大的抵抗力和硬度,是因为含有大量的矿物质,以及其晶体排列结构所致。成熟牙釉质中含有大量磷酸钙,主要为羟基磷灰石晶体(Hydroxyapatite Crystal),分子式为 $Ca_{10}(PO_4)_6(OH)_2$,晶体内离子可发生置换,如羟基离子可被氟离子替代,因此牙釉质中氟离子较多,具有较强的抗龋能力。牙釉质由釉柱和柱间质组成,无细胞存在。釉柱是细长的柱状结构,起自釉质牙本质界,贯穿釉质全层到达牙齿表面。部位不同,釉柱具有不同的排列方向,在窝沟处,釉柱由釉质牙本质界向窝沟底部集中;而在近牙颈部,釉柱排列几乎呈水平状。近牙齿表面的釉柱较直(直釉),近釉质牙本质界 2/3 的釉柱常扭曲绞绕(绞釉);绞釉的排列方式,可增加釉质对咬合力的抵抗。

2. 牙本质

牙本质(Dentin)是构成牙齿主体的硬组织,由成牙本质细胞生成,其主要作用是保护内部牙髓和支持表面牙釉质。牙本质颜色淡黄,其冠部表面覆有牙釉质而根部覆有牙骨质,牙本质构成的腔隙内充满牙髓组织。牙本质的组织结构包括牙本质小管、成牙本质细胞突起和牙本质间质。牙本质是有活性的组织,它对病理和生理的刺激均能产生相应的反应性变化。

3. 牙骨质

牙骨质(Cementum)覆盖于牙根表面,在牙颈部较薄,在根尖和磨牙根分叉处较厚。牙骨质硬度和骨相似,低于牙釉质硬度但高于牙本质硬度。牙骨质由细胞和细胞间质组成,从形态上可区分为无细胞性牙骨质和细胞性牙骨质。牙骨质内没有血管、淋巴管,没有神经分布。随着年龄增加,牙骨质不断沉积增厚,除此之外不会发生生理性吸收、改建。牙骨质参与了承受和传导殆力,具有使牙齿稳定于牙槽窝内的生理功能。

4. 牙髓

牙髓(Dental Pulp)是位于由牙本质所形成的髓腔(髓室和根管)内的疏松结缔组织。牙髓的主要功能是形成牙本质,具有营养、感觉、防御及修复能力。牙髓中的血管、淋巴管和神经仅通过根尖孔与根尖部的牙周组织相连通。牙髓是来源于外胚间叶的一种疏松结缔组织,它包含细胞(成纤维细胞、成牙本质细胞、未分化间充质细胞等)、纤维、神经、血管、淋巴管和其他细胞外基质。

5. 牙龈

牙龈(Gingiva)是覆盖于牙槽突和牙颈部的淡红色软组织,是口腔黏膜的一部分,包括表面的上皮层和其下的固有层结缔组织,由游离龈、附着龈和龈乳头3部分组成。

6. 牙周膜

牙周膜(Periodontium)是由多种细胞、基质和纤维组成的致密结缔组织,位于牙根部牙骨质表面和牙槽骨之间。牙周膜含有大量的胶原纤维,主要连接牙齿和牙槽骨,使牙齿固定于牙槽骨内,并且可以调节牙齿承受的咀嚼力,具有悬韧带的作用,因此又称牙周韧带。牙周膜具有形成、支持、感觉、营养、稳定等功能。

牙周膜内分布着血管、淋巴管及神经,并有牙齿形成中的上皮剩余。牙周膜内的纤维在通常状态下呈波纹状,受到功能性张力时拉紧。在牙槽骨组织的改建过程中,牙周膜的改建十分活跃。此外,牙周膜内还存在多种细胞,如成纤维细胞、多向干细胞,以及少量的成骨细胞、破骨细胞和成牙骨质细胞。多向干细胞具备向成牙骨质细胞和成骨细胞分化的潜能,成纤维细胞可以分泌基质合成胶原。因此,牙周膜自身具备牙周再生能力。

7. 牙槽骨

牙槽骨(Alveolar Bone)是颌骨包围牙根的突起部分,又称牙槽突。按照解剖部位可分为固有牙槽骨、皮质骨和松质骨。

固有牙槽骨是牙槽骨的内壁,又称筛状板,围绕于牙根周围,与牙周膜相邻。它是一层多孔的骨板,牙周膜的血管和神经通过筛状板的小孔与骨髓腔相通。固有牙槽骨属于致密骨,靠近牙周膜的表面,由平行骨板和来自牙周膜的穿通纤维构成。在深部,靠近骨髓侧的骨板由哈弗系统构成。皮质骨位于牙槽骨的外层,和固有牙槽骨一样是致密骨,外表面是平行骨板,深部为哈弗系统。松质骨介于固有牙槽骨和皮质骨之间,由骨小梁和骨髓构成。骨小梁的排列方向常与咀嚼压力相适应,骨小梁的粗细和多少与牙齿功能有关。骨髓腔为血管和神经所在部位。

3.3.2 牙体组织的力学特性

1. 牙体组织的基本力学特性

弹性模量(Elastic Modulus)又称弹性系数、杨氏模量,是弹性材料最重要、最具特征的一种力学特性,是物体变形难易程度的表征,定义为理想材料有小变形时应力与相应的应变之比,单位为 N/m^2。模量的性质依赖于变形的性质。剪切变形时的模量称为切变模量,用 G 表示;压缩变形时的模量称为压缩模量,用 K 表示。

比例极限(Proportional Limit, PL)指当一种材料在遵循应力—应变的比例关系(胡克定律)下所能承受的最大应力。

强度(Strength)指在负荷下,一种材料在未达到折裂时可承受的最大应力。也就是说,强度是衡量材料本身承载能力(即抵抗失效能力)的重要指标,对于压缩测试则以压缩强度来表示。

硬度(Hardness)表示材料抵抗硬物体压入其表面的能力,它既可理解为材料抵抗弹性变形、塑性变形或抵抗破坏的能力,也可表述为材料抵抗残余变形和反破坏的能力。硬度不是一个简单的物理概念,而是材料弹性、塑性、强度和韧性等力学特性的综合指标。

在牙体组织的生物力学特性测量中,比例极限、弹性模量和强度等参数是最常被测量的。从传统的应变计法、电阻应变测试法、云纹法、激光散斑干涉测量法到超声波法、超声共振法及压痕法、纳米压痕法,人们对于牙体组织生物力学特性的认识在不断地加深[19]。

2. 牙本质和牙釉质的力学特性

牙体组织的力学特性研究是口腔生物力学的基础。自1895年Black首次测定牙体组织生物力学特性以来,人们对它的研究就没有停止过。因为牙体组织的特殊性、个体差异,以及不同的测试方法,所得的力学特性参数存在较大差异。目前,关于牙本质、牙釉质力学特性研究较多的是通过轴向拉伸、压缩和弯曲实验测定其弹性模量、泊松比、比例极限等基本力学特性。泊松比是在单向受拉或受压时,横向正应变与轴向正应变的比值,是反映材料横向变形的弹性常数。牙本质的泊松比约为0.3。现列出国内外部分有关文献中的牙本质、牙釉质力学参数,如表3.1、表3.2所示。

表3.1 牙本质的力学特性

作者	方法	比例极限/MPa	强度/MPa	弹性模量/GPa
Black(1895)	压缩	—	257	6
Peyton(1952)	压缩	161	249	12
Stanford(1958)	压缩	173	348	15
本村(1985)	压缩	127~167	275~343	13~16
Watts(1988)	压缩	165	250	13.3
Lehman(1967)	拉伸	—	41	11
Tyldesley(1959)	弯曲	66.2	166	12.3
郑庄(2004)	压缩	157	257	15.7

表3.2 牙本质、牙釉质的弹性模量和泊松比

作者	弹性模量/GPa		泊松比	
	牙本质	牙釉质	牙本质	牙釉质
Black(1895)	6			
Stanford(1958)	10.35	47.59		
Tyldsley(1959)	12.35	131.04		
Stanford(1975)	11.76	45	0.3	0.3
Grenoble(1972)	20.58	83	0.31	0.33
Farah(1975)	18.6	82.5	0.31	0.33
Wright(1979)	11.72	46.98	0.3	0.3
Farah(1988)	18	84	0.31	0.33
叶德临(1985,1992)	19.16	23.72		

Braden[20]通过比较牙本质和牙釉质各项力学参数(见表3.3),获取其力学信息,分析其结构与功能的关系,为牙本质和牙釉质这些在结构和形态学上有差异的硬组织微机械连接性质的研究提供方向,为连接不同材料的仿生法和"裂牙综合征"及龋病的临床治疗提供结构依据。

表3.3 牙本质和牙釉质的力学参数的对比(Braden M,1976)

性能	牙本质	牙釉质
弹性模量/GPa	10.2~15.6	20.0~84.2
切变模量/GPa	6.4~9.7	29
泊松比	0.11~0.17	0.23~0.30
压缩模量/GPa	0.249~0.315	0.095~0.386
拉伸模量/GPa	0.040~0.276	0.030~0.035
切变模量/GPa	0.012~0.138	0.06
努氏硬度	57~71	250~500
密度/kg·m^{-3}	2 900	2 500

天然牙外覆牙釉质,内有牙本质,是人体最硬、钙化程度最高的组织,天然牙表面的牙釉质具有较高的硬度,对咀嚼压力和摩擦力具有高度耐受性。牙釉质的基本结构釉柱及其内部晶体的有序排列使其脆性降低,并且使牙釉质有一定的韧性,因此牙釉质对咀嚼磨耗有较大的抵抗力,同时是深部牙本质和牙髓的保护层。牙釉质和牙本质的纳米硬度在牙釉质最外层最高达5.1 GPa;随着向内移动,其硬度有所降低,平均硬度为4.4 GPa;在牙釉质和牙本质界面处硬度迅速下降,达到同牙本质硬度相当的水平,约为1.1 GPa;在牙本质内硬度基本不变。弹性模量呈现类似的变化规律,牙釉质的平均弹性模量为81 GPa,牙本质的平均弹性模量为26 GPa。

牙釉质的高硬度和高弹性模量与其组织形态、矿物元素含量及磷灰石中原子的结晶程度有关。在牙釉质层,釉柱相互交叉致密排列;而在牙本质区,存在大量的牙本质小管,因此,致密度的不同是其力学特性差别的原因之一。其次,成分分析表明,牙釉质中Ca、P含量明显高于牙本质,而C含量低于牙本质,说明牙釉质中的无机物含量较牙本质多,而有机物较牙本质少。化学成分的不同必然会引起微观结构的不同。由透射电镜和高分辨透射电镜对牙齿微结构的分析表明,牙釉质内含有大量的羟基磷灰石晶体,有明显的衍射斑点和晶格条纹像,而在牙本质中没有观察到这一特征,因此,矿物元素促进了羟基磷灰石晶体的形成。结晶程度的高低对力学特性有明显影响。当无机物中的原子按一定方向结晶生长,且呈有序排列时,原子间彼此约束力增强,这就使其纳米硬度和弹性模量增高。

3.3.3 牙周组织的力学特性

1. 牙周膜的力学特性

牙周膜的力学特性直接影响到牙周组织的改建和稳定,但由于牙周膜的结构复杂,存在年龄、个体、种群等差异,同时牙周膜的力学研究对实验仪器、材料和方法的要求都很高,因此对牙周膜力学特性的研究一直是一个难点,并且现有的实验结果差异较大[21]。

(1) 牙周膜力学特性的研究方法

目前对牙周膜应力应变的研究方法有有限元法(Finite Element Analysis,FEA)、电测法和光弹法,其中以建立牙周组织的三维有限元模型研究方法最为常用。对人离体牙周膜进行受力测试,发现人离体牙周膜的载荷—变形曲线在起始阶段载荷与变形呈指数关系;在第2阶段由于大部分牙周膜纤维被拉伸,载荷和变形呈现出线性关系;最后随着力值的加大,牙周膜纤维逐渐断裂,载荷与变形的关系又呈现出不规则曲线关系。牙周膜表现出非线性材料的特性,因此,在近年的研究中,对牙周膜的三维有限元建模采用非线性本构模型,主要有3类:超弹性模型、双线性模型和黏弹性模型。

（2）牙周膜的力学特性

1）牙周膜的各向异性和非均质性。

在不同种群之间,同一个体的不同发育阶段、不同牙位之间,同一牙位牙周膜不同点之间,甚至是同一点的不同方向上,牙周膜的力学特性都各不相同。对人的前磨牙牙周组织研究发现,其最小载荷出现在根尖部(约为26.3 N),而根颈部承受了最大载荷(约为53.6 N)。除此之外,在各种局部和全身因素的作用下,牙周组织会发生生长改建,从而导致牙周膜的受力环境发生变化。

2）牙周膜的黏弹性。

目前,研究认为牙周膜具有黏弹性体的特性,蠕变与松弛是黏弹性体的两个典型特征。简单地讲,蠕变是指在应力保持一定的状态下,应变发生变化;松弛则是应变保持一定的状态下,应力发生变化。对人牙周膜的研究发现,当施加5 N的压入载荷时,牙周膜变形为66 μm;当压入载荷持续6 s之后牙周膜变形增加到68 μm。

（3）咬合作用下牙周组织的改建

咬合力是当上下颌牙齿发生接触时,咀嚼肌收缩产生的咀嚼压力,由牙周膜传导到颌骨。牙周组织正常的组织结构和功能的维持依赖于正常的咬合力作用。当咬合力发生改变时,牙周的组织结构会发生相应变化,以适应变化了的功能状态。

咬合力减弱时,牙周组织发生退行性变形,牙槽骨骨小梁吸收,骨应力线不明显。牙周膜发生组织萎缩和结构紊乱,牙周膜宽度减小,破骨细胞增多,出现活跃的骨吸收陷窝。随着时间增加,牙槽骨中疏松无序的纤维和细胞逐渐变得紧密、规整,同时破骨细胞的减少也使牙槽骨的改建趋于完成。咬合力增强时,如果在生理限度内,可以观察到骨应力线增强,牙槽骨骨壁凹凸不平,可见交替出现的骨形成区。在咬合力增强的第6周,牙槽嵴顶及牙槽骨表面成骨细胞碱性磷酸酶(Alkaline Phosphatase,ALP)强阳性表达率达到高峰,成骨活跃。在整个过程中,未发现破骨细胞的数目有明显差异。当咬合力超出生理限度时,可引起牙周组织的损伤,最初可引起牙周膜微循环改变,时间长可导致牙周纤维的排列紊乱,最终破坏牙周膜。

2. 牙槽骨的力学特性

骨组织的力学特性与骨的材料、显微结构、骨组织块的形状和尺寸有关。具有特定生理功能的特殊骨组织的牙槽骨与其他部位骨组织的力学特性有明显的差异。

（1）牙槽骨皮质骨拉伸力学特性

有学者采用应变电测技术,对人离体下颌牙槽骨皮质骨沿牙长轴方向的拉伸弹性模量和泊松比进行测试[22]。实验发现,健康年轻新鲜的牙槽骨皮质骨沿牙长轴方向的拉伸弹性模量平均值为12.58 GPa(10.96～14.07 GPa),泊松比平均值为0.2(0.15～0.25);防腐骨弹性模量平均值为12.99 GPa(21.56～14.16 GPa),泊松比平均值为0.21(0.14～0.27);而干燥骨弹性模量平均值为13.9 GPa(12.05～15.27 GPa),泊松比平均值为0.23(0.20～0.26)。干燥骨的弹性模量和泊松比明显高于新鲜骨和防腐骨。

(2) 牙槽骨皮质骨弯曲力学特性

研究者采用悬臂梁法,应用应变电测技术测试新鲜下颌牙槽骨和甲醛溶液防腐处理的下颌牙槽骨标本的弯曲力学特性[23]。该研究在下颌牙槽骨的颊侧、舌侧按轴向(0°)、横向(90°)和斜向 45°的方向,在下颌牙根尖区上方切取牙槽骨皮质骨试件进行力学测试。研究发现,0°的新鲜和防腐皮质骨弯曲弹性模量平均值分别为 17.56 GPa 和 16.41 GPa,泊松比平均值分别为 0.311 和 0.273。横向的新鲜和防腐皮质骨的弯曲弹性模量平均值分别为 12.29 GPa 和 12.46 GPa,泊松比平均值分别为 0.195 和 0.207。斜向 45°的新鲜和防腐皮质骨的弯曲弹性模量平均值分别为 12.73 GPa 和 12.51 GPa。可见,牙槽骨的弯曲力学特性表现出较为明显的各向异性,其各向异性常数为 1.2。同时,与大多数工程材料的规律相似,下颌牙槽骨皮质骨的弯曲弹性模量略低于拉伸弹性模量。

(3) 𬌗力在牙槽骨内的传导

牙齿在行使咀嚼功能时,𬌗力通过牙齿传递到牙周组织,这一生理性刺激对牙周组织的健康有十分重要的作用。有学者对新鲜下颌骨标本的牙齿施加垂直加载,应用应变电测技术研究𬌗力在牙槽骨的传递规律[24]。在垂直加载的作用下,机械力通过牙体、牙周膜传导至牙槽骨。在牙槽骨内,力量同时向邻近区域传递,可以表示为三次多项式回归曲线。传递的𬌗力随着与受力牙之间距离的增加逐渐减小,最远可以传递到邻近第三颗牙的牙槽骨。下颌左右两侧同名牙的𬌗力传导方式相同。

(4) 𬌗力作用下牙槽骨的变形情况

有学者使用电子散斑干涉技术,对牙列完整和牙列缺失后牙槽骨变形的情况进行了研究[25]。研究中对颅颌骨标本进行垂直均匀加载和集中点加载实验,发现在牙列完整的情况下,牙槽骨的条纹稀疏,曲线平缓;而在牙列缺失的情况下,牙槽骨的条纹密集,在缺牙区还出现中断的现象。研究表明,在牙列缺失之后,缺失牙区邻牙相对应的牙槽骨变形明显增加,牙槽骨的变形很不均匀。

思 考 题

1. 简述破骨细胞和成骨细胞的相互作用机制。
2. 简述皮质骨和松质骨力学特性的区别和联系。
3. 思考废用性骨质疏松是否可以仅用身体活动的减少来解释。
4. 简述软骨中胶原、蛋白多糖及细胞的分层结构。
5. 软骨的双相模型是如何定义的?其渗透性的数量级为多少?
6. 简述软骨的力学模型与其蠕变现象和应力松弛现象之间的联系。
7. 简述牙体组织和牙周组织的结构特征。
8. 牙釉质与牙本质的力学特性有何差异?为什么会产生该差异?
9. 简述𬌗力对牙槽骨重建的影响。

参 考 文 献

[1] HAYES W C, GERHART T N. Biomechanics of bone: Applications for assessment of bone strength[M]. Amster-dam: Elsevier Science, 1985: 259-294.

[2] MIRZAALI M J, SCHWIEDRZIK J J, THAIWICHAI S, et al. Mechanical properties of cortical bone and their relationships with age, gender, composition and microindentation properties in the elderly[J]. Bone, 2016, 93: 196-211.

[3] CHANG C F, LEE J I, HUANG S P, et al. Regular exercise decreases the risk of osteoporosis in postmenopausal women[J]. Frontiers in Public Health, 2022, 10:897363.

[4] CARTER D R, HAYES W C. The compressive behavior of bone as a two-phase porous structure[J]. The Journal of Bone and Joint Surgery, 1977, 59(7): 954-962.

[5] GALANTE J, ROSTOKER W, RAY R D. Physical properties of trabecular bone[J]. Calcified Tissue Research, 1970, 5(3):236-246.

[6] BRENNAN O, KENNEDY O D, LEE T C, et al. Biomechanical properties across trabeculae from the proximal femur of normal and ovariectomised sheep[J]. Journal of Biomechanics, 2009, 42(4):498-503.

[7] GUO X E, GOLDSTEIN S A. Vertebral trabecular bone microscopic tissue elastic modulus and hardness do not change in ovariectomised rats[J]. Journal of Orthopaedic Research, 2000, 18(2):333-336.

[8] CHANG B, LIU X H. Osteon: Structure, turnover, and regeneration[J]. Tissue Engineering Part B Reviews, 2021, 28(2):261-278.

[9] WOLFF J. Das gesetz der transformation der knochen [M]. Berlin: Hirshwald, 1892.

[10] GALILEI G. Dialogues concerning two new sciences[J]. Science, 1954,40(1035): 637-639.

[11] MOW V C, HOLMES M H, LAI W M. Fluid transport and mechanical properties of articular cartilage: A review[J]. Journal of Biomechanics, 1984, 17(5): 377-394.

[12] MAROUDAS A, BULLOUGH P. Permeability of articular cartilage[J]. Nature, 1968, 219(5160): 1260-1261.

[13] ARMSTRONG C G, MOW V C, KUEI S C, et al. Biphasic creep and stress-relaxation of articular-cartilage in compression-theory and experiments [J]. Journal of Biomechanical Engineering, 1980, 102 (1): 73-84.

[14] MYERS E R, LAI W M, MOW V C. A continuum theory and an experiment for the ion-induced swelling behavior of articular cartilage [J]. Journal of Biomechanical Engineering, 1984, 106(2): 151-158.

[15] ESCHWEILER J, HORN N, RATH B, et al. The biomechanics of cartilage:An overview[J]. Life, 2021, 11(4): 302.

[16] ATHANASIOU K A, ROSENWASSER M P, BUCKWALTER J A, et al. Interspecies comparisons of in situ intrinsic mechanical properties of distal femoral cartilage [J]. Journal of Orthopaedic Research: Official Publication of the Orthopaedic Research Society, 1991, 9(3): 330-340.

[17] ROTH V, MOW V C. The intrinsic tensile behavior of the matrix of bovine articular cartilage and its variation with age[J]. The Journal of Bone and Joint Surgery: American Volume, 1980, 62(7): 1102-1117.

[18] HAYES W C, BODINE A J. Flow-independent viscoelastic properties of articular cartilage matrix[J]. Journal of Biomechanics, 1978, 11(8): 407-419.

[19] ASHMAN R B, COWIN S C, VAN BUSKIRK W C, et al. A continuous wave technique for the measurementof the elastic properties of cortical bone[J]. J Biomech, 1984, 17(5): 349-361.

[20] BRADEN M. Biophysics of the tooth[J]. Front Oral Physiol, 1976, 2: 1-37.

[21] 刘东旭, 董作英. 牙周膜生物力学参数的研究进展[J]. 国际口腔医学, 2007, 34(2): 146-148.

[22] 陈新民, 赵云凤. 人体下颌骨的弹性[J]. 生物医学工程学, 1990, 7(4): 293-298.

[23] 陈新民, 赵云凤. 人体牙槽骨皮质骨的弯曲力学特性研究[J]. 口腔医学纵横, 1991, (01): 1-3.

[24] 张富强, 杨宠莹. 合力在牙槽骨内传递的力学分析[J]. 医用生物力学, 1994, 9(4): 202-206.

[25] 黄红燕, 邓庶男, 董本涵. 牙列完整和牙列缺损时牙槽骨承力的变形分析[J]. 解剖科学进展, 2005, 11(2): 144-146.

第4章 软组织生物力学

软组织生物力学作为生物力学的一个分支,主要研究生物软组织的应力-应变关系、应力与生长的关系、生物软组织力学特性的改变与疾病的关系等。生物软组织力学特性的研究对掌握软组织生理、病理过程具有重要意义。通过本章的学习,应当能够在掌握本构关系的基础上建立相应的力学模型,对发生在生命过程中与力学相关的生理病理现象给出解释。本章介绍一般软组织的生物力学与眼的生物力学问题。

4.1 软组织的生物力学

生物软组织由弹性蛋白(Elastin)、纤维等基本材料构成,它们的力学特性取决于这些材料的性质、结构以及相互作用。近20年来,生物软组织力学特性的研究有了迅速的发展,内容涉及肌肉、肌腱、皮肤、韧带、黏膜、血管及腔体器官(眼球)等领域。

4.1.1 软组织的主要成分

生物软组织是构成生命有机体的重要组成成分,主要包括皮肤、血管、肌肉、肌腱、韧带及各种器官等,它们的主要特点是具有大量结缔组织纤维,对人体结构和器官起到保护、连接和支撑的作用。结缔组织由细胞和细胞外基质组成。细胞较软,通过细胞分泌的生物大分子(蛋白质和多糖等)构成的复合物,即细胞外基质,为组织提供兆帕级别的力学支撑。

细胞外基质的成分和结构随不同组织及生长发育的不同阶段而变化,可分为蛋白聚糖(Proteoglycan,PG)、结构蛋白(Structural Protein)和黏着蛋白(Adhesion Protein)三大类。

根据功能可将细胞外基质的组成分为三大类:①蛋白聚糖,是由糖胺聚糖以共价的形式与线性多肽连接而成的多糖和蛋白质复合物,它们能够形成水性的胶状物,增强细胞的抗压能力;②结构蛋白,主要是胶原和弹性蛋白,它们赋予细胞外基质一定的强度和韧性,胶原蛋白对组织提供结构支持,弹性蛋白则赋予组织弹性;③黏着蛋白,如纤连蛋白和层粘连蛋白,它们促使细胞同基质结合。其中,以胶原和蛋白聚糖为基本骨架在细胞表面形成纤维网状复合物,这种复合物通过纤连蛋白或层粘连蛋白及其他的连接分子直接与细胞表面受体连接,或附着到受体上。由于受体多数是膜整合蛋白,并与细胞内的骨架蛋白相连,所以细胞外基质通过膜整合蛋白将细胞外与细胞内连成了一个整体。

细胞外基质对组织细胞的建成及群体稳定性有重要作用,可在细胞之间构成复杂的网络,对细胞群体有界定、支持、保护的作用,同时也赋予组织弹性。此外,细胞外基质对细胞的迁移、增殖、分化、表型等有调节和诱导作用,还能作为信号分子的存储器。表4.1所示为部分软组织的细胞外基质特征。

表 4.1 部分软组织的细胞外基质特征

项目	皮肤	软骨	肌腱
细胞	角质形成细胞、成纤维细胞	软骨细胞	肌腱成纤维细胞
细胞外基质	Ⅰ型和Ⅲ型胶原 60%~80% 弹性蛋白 4% 硫酸软骨素 6%	Ⅱ型胶原、硫酸软骨素、透明质酸等有机物 24% 无机物 24% 水 52%	Ⅰ型胶原 95% 糖胺聚糖 5%
信号分子	表皮生长因子（Epidermal Growth Factor, EGF） 碱性成纤维细胞生长因子（Basic Fibroblast Growth Factor, bFGF）	转化生长因子（Transforming Growth Factor, TGF）	类胰岛素生长因子（Insulin-like Growth Factor, IGF）
结构	层状结构	三维结构	纤维结构
功能	防护，防脱水，抗菌，抗感染，自调节，自稳定	具有润滑性、保水性（吸收冲击、分散压力）的结缔组织	具有拉伸性的致密结构组织

4.1.2 弹性蛋白与胶原的力学特性

胶原和弹性蛋白是细胞外基质中两种重要的结构蛋白，它们的生物力学特性影响软组织的生物力学特性。胶原是水不溶性的纤维蛋白，是细胞外基质的骨架结构，给细胞提供张力。弹性蛋白是弹性纤维的主要成分，主要存在于韧带和脉管管壁（血管壁和淋巴管壁），赋予组织弹性。

1. 胶原构成细胞外基质骨架结构

胶原存在于结缔组织中，占人体蛋白质总量的 30% 左右。目前已经发现的胶原类型达 20 多种，不同类型的胶原有不同的结构和功能，如表 4.2 所示。

表 4.2 胶原的类型、分类及突变表型

存在方式	类型	聚合形式	组织分布	突变表型
纤维形成（纤维状）	Ⅰ型	纤维	骨，皮肤，韧带，角膜，内部器官（占身体胶原的 96%）	严重骨缺陷，骨折（成骨不全）
	Ⅱ型	纤维	软骨，眼玻璃体，椎间盘，脊索	软骨缺陷，侏儒（软骨发育不全）
	Ⅲ型	纤维	皮肤，血管，内部器官	脆性皮肤，疏松关节血管易于破裂（皮肤弹性过度综合征）
	Ⅴ型	纤维（Ⅰ型协同）	同Ⅰ型	脆性皮肤，疏松关节血管易于破裂
	Ⅺ型	纤维（Ⅱ型协同）	同Ⅱ型	近视，失明

续表 4.2

存在方式	类型	聚合形式	组织分布	突变表型
纤维结合	Ⅸ型	与Ⅱ型纤维侧向连接	软骨	骨性关节炎
网络形成	Ⅳ型	片层网络	基膜	肾病(肾小球炎)
	Ⅶ型	锚定纤维	扁平层状上皮下方	皮肤气泡
穿膜	ⅩⅦ型	非纤维	板桥粒	皮肤气泡
蛋白聚糖核心蛋白	ⅩⅧ型	非纤维	基膜	近视,脱落视网膜,脑积水

胶原蛋白的基本结构单位是原胶原(Tropocollagen),原胶原肽链的一级结构具有(Gly-X-Y)三肽重复单位,能够形成三股螺旋胶原。这种三氨基酸重复序列能够使三条亚基紧紧包在一起,形成胶原原纤维(Collagen Fibril)。胶原原纤维可进一步装配成胶原纤维(见图 4.1)。

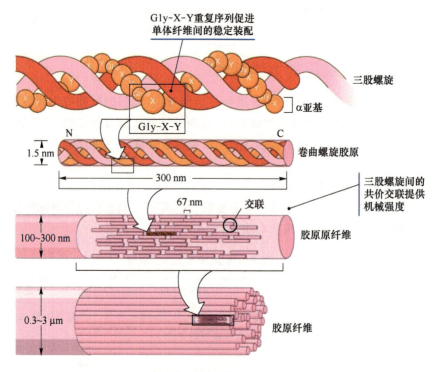

图 4.1　胶原纤维的结构[1]

胶原纤维可适应不同组织的特定功能进行排序,如肌腱中胶原纤维沿着腱的长轴平行排列;又如,角膜的中间层是细胞外基质,极短的胶原纤维分层排列。胶原的基因发生突变,将导致胶原病(见表 4.2)。另外,组织或器官发生纤维化时,其胶原纤维含量明显增加。

2. 弹性蛋白构成弹性纤维网络

弹性蛋白是弹性纤维的主要成分。弹性纤维与胶原纤维相互交织,常共存于细胞外基质中,分别赋予组织弹性和抗拉强度。弹性蛋白分子间通过赖氨酸残基交联成网状结构,其构象呈无规则卷曲状态。弹性纤维外有微元纤维鞘(Microfibrillar Sheath),鞘内富含弹性蛋白。

弹性蛋白分为有一定间隔的亲水区和疏水区,这种结构有利于伸展与松弛,使得弹性蛋白稳定并具有很好的弹性。弹性纤维的结构如图 4.2 所示。

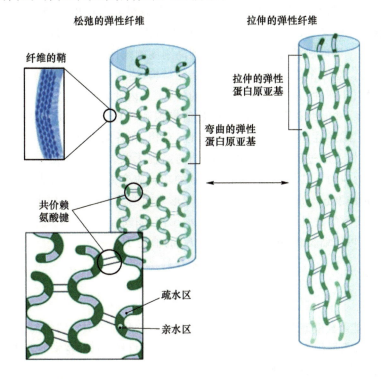

注:微元纤维鞘内的弹性蛋白交联成弹性纤维,交联网络内的每一个弹性蛋白分子都能以伸缩或压缩两种构型存在,因此导致弹性纤维的紧缩和伸展[1]。

图 4.2　弹性纤维的结构

有些器官和组织(如皮肤、大动脉血管、肺、韧带等)需要很强的弹性,在受到外力牵拉后可随即恢复原有状态,它们的结缔组织中弹性纤维特别丰富,故称为弹性结缔组织。随着年龄的增加,组织中弹性蛋白的合成减少,降解增多,而胶原的交联程度增高,韧性变弱,导致老年人皮肤弹性减弱,关节灵活性降低。

4.1.3　软组织的一般力学特性

软组织在人体中起到连接性作用,如肌腱、软骨、皮肤、韧带和动脉等,它们要抵抗不同的力学载荷。这些载荷的变化很大,要求软组织有不同的结构和功能。细胞本身不能承担载荷,其通过分泌细胞外基质,组装成纤维、层片和纤维束结构,适应和优化体内载荷模式[2]。

软组织内的弹性纤维可以在大变形后恢复原始长度,提供恒定的张力,这种特征称为超弹性,使得软组织具有良好的适应性和稳定性,例如,皮肤可以随着身体的生长和运动而伸缩,血管可以随着血液的流动而扩张和收缩。

软组织内的胶原纤维或肌纤维等结构单元有一定的方向性,使软组织在不同方向上具有不同的力学特性,即各向异性。例如,皮肤在不同方向上有不同的张力和延展性,肌肉在不同方向上有不同的收缩能力。

动物的韧带几乎完全由弹性纤维构成,只含有极少量的胶原纤维,对灭活胶原纤维的韧带进行力学测定,可以表征弹性纤维的力学特性。动物的肌腱则完全由胶原纤维组成,故肌腱的流变行为反映了胶原纤维的力学特性。弹性纤维无论滞后环还是应力松弛均甚微,几乎接近于完全弹性体,弹性模量也较低。胶原纤维有明显的滞后环和应力松弛,很小的应变就会引起很高的应力。

简单拉伸载荷下,软组织的一般应力-应变曲线在破裂前表现出三个主要区域,这取决于施加载荷的强度。一般来说,在低载荷下,它表现出低刚度的线性行为,曲线随着载荷的增加变成非线性。当进一步增加载荷时,可以观察到高刚度的线性行为。此外,改变加载速率也会改变软组织的行为。总的来说,软组织具有复杂的结构,通常描述为"随着点、时间和个体的不同而变化的非线性、非弹性、异质性、各向异性的特征"。因此,需要建立合适的本构方程来描述其应力-应变关系,并借助有限元方法进行数值模拟和计算。这些模型包括弹性(线性)、超弹性(非线性弹性)、黏弹性(时间依赖)、多孔弹性(双相)和各向异性。

在典型的超弹性变形过程中,应力所做的功与路径无关。可以定义一个单位体积未变形的应变能函数,作为应力从初始到最终构型所做的功。应变能函数(W)表示由于施加应变而存储在材料中能量的度量。应变能函数和材料变形之间的关系由主方向上的拉伸比(λ_1, λ_2 和 λ_3)表示。三个应变不变量(I_1, I_2 和 I_3)用于表示拉伸,如式(4.1)所示。这些应变不变量与坐标系无关。对于不可压缩材料,第三个不变量(I_3)的值是1。

$$\begin{aligned} I_1 &= \lambda_1^2 + \lambda_2^2 + \lambda_3^2 \\ I_2 &= \lambda_1^2 \lambda_2^2 + \lambda_2^2 \lambda_3^2 + \lambda_3^2 \lambda_1^2 \\ I_3 &= \lambda_1^2 \lambda_2^2 \lambda_3^2 \end{aligned} \quad (4.1)$$

由不同的应变能函数模型来描述超弹性材料的性能,这些模型只在特定的情况下有效。如果模型计算结果与实验数据相符合,那么该模型就可以预测该材料在这种特定加载条件下的行为。

常见的软组织应变能函数模型如下。

1. Mooney-Rivlin 模型

Mooney-Rivlin 是一个早期的模型,用于描述橡胶等材料的非线性行为。它在中等应变范围内(200%~250%)具有很高的准确性。应变能函数为

$$W = C_{10}(I_1 - 3) + C_{01}(I_2 - 3) \quad (4.2)$$

式中,C_{10} 和 C_{01} 是应力单位(如 N/mm^2)的材料常数。

2. 多项式模型

多项式模型由 Rivlin 提出,作为 Mooney-Rivlin 模型的扩展。该模型采用多项式级数的形式,即

$$W = \sum_{i,j=0}^{\infty} C_{ij}(I_1 - 3)^i (I_2 - 3)^j \quad (4.3)$$

式中,C_{ij} 是各级材料参数。

3. Neo-Hookean 模型

Neo-Hookean 模型作为一种只考虑了 Rivlin 模型第一项的简化模型,适用于模拟小应变(150%)的情况,即

$$W = C_{10}(I_1 - 3) \quad (4.4)$$

该模型广泛应用于生物组织的建模,因为它能够准确地捕捉更通常的加载条件下的材料行为,也因为它足够简单,只有一个参数。

4. Yeoh 模型

在 Rivlin 的多项式模型中,添加 I_1 的高阶项证明能够准确地模拟大变形加载情况,并且,I_2 对材料特性准确性的影响也很小。因此,Yeoh 模型只关注 I_1 的 3 个阶次来考虑更广泛的

变形范围,即

$$W_{\text{yeoh}} = C_{10}(I_1-3) + C_{20}(I_1-3)^2 + C_{30}(I_1-3)^3 \tag{4.5}$$

该模型适用于不可压缩材料模型。

5. Arruda-Boyce 模型

Arruda-Boyce 模型考虑了不可压缩材料的高阶项,即

$$W = \mu \sum_{i=1}^{m} \frac{C_i}{\lambda^{2i-2}}(I_1^i - 3^i)^i \tag{4.6}$$

式中,$C_1 = 1/2$,$C_2 = 1/20$,$C_3 = 11/1\,050$,$C_4 = 19/7\,000$,$C_5 = 519/673\,750$,λ 是锁定拉伸比(无量纲);μ 称为初始切变模量。

6. Ogden 模型

Ogden 模型使用主拉伸比来表示应变能函数,而不是其他模型中使用的应变不变量。该模型用于模拟大变形情况,即

$$W_o = \sum_{i=1}^{n} \frac{\mu_i}{\alpha_i}(\lambda_1^{\alpha_i} + \lambda_2^{\alpha_i} + \lambda_3^{\alpha_i} - 3) \tag{4.7}$$

式中,μ_i(应力单位)和 α_i(无量纲)是表示材料参数的实数;n 是一个正整数。

7. Veronda-Westmann 模型

Veronda-Westmann 模型用于模拟不可压缩材料,即

$$W_{\text{vw}} = C_1(e^{\alpha(I_1-3)} - 1) - C_2(I_2-3) \tag{4.8}$$

式中,C_1 和 C_2 是应力单位的材料常数;α 是一个无量纲参数。

8. Fung 模型

Fung 模型是一个指数型的拟应变能函数($\rho_0 W$),描述如下,

$$\rho_0 W = \frac{C}{2}[e^{(a_1\varepsilon_x^2 + a_2\varepsilon_y^2 + 2a_4\varepsilon_x\varepsilon_y)} + e^{(a_1\varepsilon_x^2 + a_2\varepsilon_z^2 + 2a_4\varepsilon_x\varepsilon_z)} + e^{(a_1\varepsilon_z^2 + a_2\varepsilon_y^2 + 2a_4\varepsilon_z\varepsilon_y)}] \tag{4.9}$$

式中,ε_x,ε_y 和 ε_z 是应变分量;c,a_1,a_2 和 a_4 是材料常数。

虽然大多数超弹性模型是各向同性的,但也有引入一些具有不同各向异性程度的各向异性模型,包括横向各向同性模型和正交各向异性模型。然而,使用这些模型的一个重大阻碍是数值收敛问题。

4.1.4 肌肉的力学特性

肌肉作为生物组织,能够有意识地运动,这是生命的基本表现之一。肌肉组织的运动有兴奋性、收缩性、延展性和弹性 4 个特性。

骨骼肌在运动中具有运动和固定 2 种基本功能。运动功能的肌肉通过收缩来伸展或弯曲关节,固定功能的肌肉有助于优化运动。

1. 肌肉的收缩功能

肌肉功能的基础是收缩。根据肌肉收缩的外部表现,可以区分出等张收缩、向心性收缩、离心性收缩和等长收缩 4 种基本类型。肌肉在收缩时长度缩短 30%~40%。肌肉收缩的速度为 25~75 ms。

肌肉的运动特性取决于其内部结构,影响运动效果的主要机械因素有抬升高度和所需力量。一般来说,具有平行纵向纤维(直纹型)的肌肉,在相同长度下具有较大的抬升高度,但所需力量较小;而具有斜束(羽状束)的肌肉,在相同长度下具有较小的抬升高度,但所需力量较大。一块正常状态下没有受到变形力影响的肌肉的长度称为静止长度。从生物力学的角度来看,肌肉的力量主要

取决于肌纤维的数量、肌肉的长度、激活的运动单位的数量及肌肉和肌腱的弹性组分。

2. 肌肉的组成结构

肌肉的基本活性成分是横纹肌纤维。每个肌纤维细胞都被肌膜包裹,内部充满肌质。肌纤维是一种复杂的多核细胞,直径为 40~100 μm,长度为 1~40 mm。肌纤维的固有收缩单元是肌节。肌节由平行排列的肌动蛋白(直径为 4 nm)和肌球蛋白(直径为 10 nm)组成,它们根据肌肉收缩的程度部分或完全重叠。这两种蛋白质的独特排列形成了横纹肌的典型显微图像,其中,单一蛋白质的等渗带(浅色)和两种重叠蛋白质的非等渗带(深色)条纹交替出现。肌节的弹性主要由钛蛋白和星云蛋白提供。

肌肉通过肌腱与骨骼相连。肌腱由坚韧的纤维性韧带构成,每平方毫米可以支撑 6~10 kg 的质量。一些肌肉(如表情肌)直接附着在皮肤上,其他类型的肌肉则附着在关节窝上。

3. 肌腱和韧带的力学特性

肌腱和韧带是连接骨骼和肌肉的纤维性软组织,它们的主要功能是传递力和稳定关节。肌腱主要承受沿其轴向的拉伸载荷,韧带则承受多方向的拉伸、剪切和弯曲载荷。肌腱和韧带在拉伸状态下的力学特性可以通过与金属或橡胶等标准人造材料进行比较来理解,典型的应力-应变曲线如图 4.3 所示。肌腱的应力-应变曲线可以划分为初始的趾区、线性区域及屈服和破坏区域。线性区域的切线模量为 1~2 GPa。

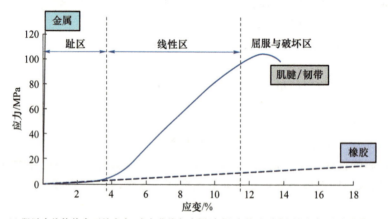

(a) 肌腱在拉伸状态下的应力-应变曲线与金属(左侧)和橡胶(右侧)的应力-应变曲线比较

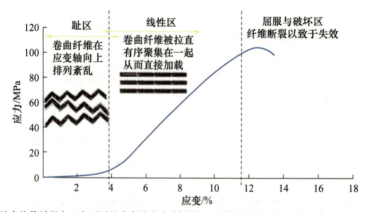

(b) 肌腱在拉伸过程中三个不同的应变阶段(初始阶段、线性阶段和屈服阶段)及每个阶段中结构的变化

图 4.3 受拉钢筋束的应力-应变曲线与金属和橡胶的应力-应变曲线的比较[2]

在趾区,肌腱呈现出波纹状结构。随着波纹的消失和胶原的排列,趾区的应力几乎不变。然而,在趾区的后半段,应力开始非线性增加,这涉及更小尺度的结构单元。Misof 等人[3]提出一种分子水平上的振动模型来解释这种现象。

在线性区域,褶皱被拉直并与加载方向完全对齐,纤维完全用来承受载荷。在这个区域的超微结构水平上,存在一定程度的纤维间和纤维内滑动,以及三肽胶原分子的伸长,可以通过分析由胶原分子在纤维中沿经线方向堆积而产生的 X 射线衍射峰位移来量化。

最后,在非线性和断裂区域,纤维拉开并断裂。考虑到肌腱和韧带受到时间依赖的加载,理解黏弹性机械行为也同样重要。最简单的测试方法是应力松弛(保持组织在恒定的应变下并监测应力的减小)和蠕变(保持组织在恒定的载荷下并测量伸长量)。肌腱的蠕变初始为快速(初级)蠕变,然后是较慢(次级)蠕变,最终是非常快速的三级蠕变,最终导致肌腱破坏。蠕变行为随着年龄的变化而变化。滞后(加载和卸载曲线之间的面积)是表征能量损失程度的另一个重要参数,能够影响黏弹性行为。滞后程度取决于肌腱的年龄和类型,储能肌腱的滞后程度低于定位肌腱。

4.2 眼的生物力学

眼的生物力学涉及眼组织的力学特性与眼球运动学问题、眼球的功能性障碍及疾病的研究。迄今,人类对眼球运动和眼组织的宏观力学行为已有相当深入的了解,力学分析方法已在眼科诊治方面得到应用。但对一些常见的眼病理状态及治疗,如老花眼、近视、青光眼等的力学机制还缺乏详细的描述,涉及角膜、巩膜等在应力作用下的生长特性及相应的细观机制亟待研究。

4.2.1 眼的解剖结构

眼球,分成眼球壁和眼内容物两部分(见图 4.4)。眼球壁包括外层(也称纤维膜,分为角

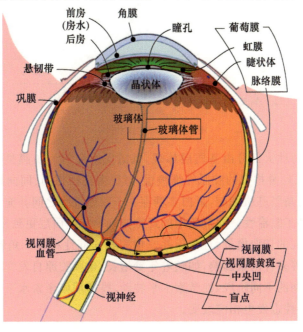

图 4.4 眼的解剖结构

膜和巩膜)、中层(也称葡萄膜,分为虹膜、睫状体和脉络膜)、内层(也称视网膜)。眼内容物包括房水、晶状体和玻璃体。附属器包括眼眶、眼睑、结膜、泪器和眼外肌。视网膜上视神经汇集穿出眼球的部位为视盘(Optic Disc)或视乳头(Papilla Optici),是从视网膜表面到筛板后面的有髓鞘视神经部分。

4.2.2 眼球各部分功能及力学特性

1. 角膜

角膜是眼球最外层的透明屈光介质,承担了70%的屈光功能,也是眼的屏障,其形态和功能受多重载荷和生物力学特性的影响。角膜承受着来自眼内外的多重载荷,如眼睑运动、眼外肌牵拉、眼压(Intraocular Pressure, IOP)等。

角膜共有5层结构(见图4.5),从外到内分别为多层致密鳞状上皮细胞构成的上皮层(Epithelium);无细胞成分的前弹力层(Bowman's Membrane),该层是人眼角膜各层组织结构中黏附性和抗拉强度最大的一层;250~400层丝状束组成的基质层(Stroma);坚韧的透明均质组成的后弹力层(Descemet's Membrane);单层的六边形内皮细胞构成的内皮层(Endothelium)。

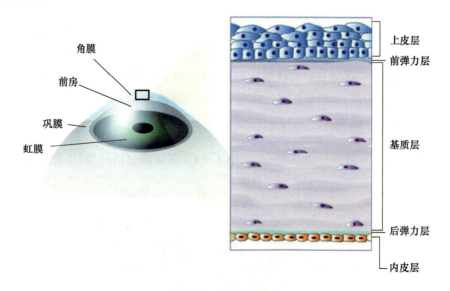

图4.5 角膜结构[4]

角膜的生物力学特性大部分由基质层体现,基质层厚度约为角膜整体厚度的90%,包含250~400层高度有序、层叠排列的胶原纤维板层,每层由直径相同、同向排列的胶原纤维束组成,层间有薄而扁平的角膜基质细胞,蛋白多糖存在于胶原纤维之间并充当胶原纤维板层的黏合剂,80%的水分提供了黏滞性。浅基质层的纤维排列比深基质层更致密,具有更多的分支和交联。深基质层有更大的切变模量,且角膜并非横向各向同性材料。角膜生物力学特性受年龄、种族、性激素水平等多种因素影响,如随着年龄增长,角膜胶原自发交联,角膜硬度增加;女性怀孕期间或月经周期的不同阶段,性激素水平波动,排卵期雌激素水平达到峰值而角膜硬度最低,角膜生物力学特性也发生相应改变。

2. 巩膜

巩膜是眼球壁最外层的结缔组织,可以抵御眼内外的压力,为眼内结构提供稳定的机械支持,与角膜共同维持眼的屈光状态。巩膜承受着来自眼内流体压力和眼部运动等多重因素的影响,因其具有独特的生物力学特性才能维持正常形态,确保屈光度的稳定。

巩膜约占眼球外层纤维膜的 5/6,前部与角膜相连,后部与硬脑膜鞘相连,是一层以胶原蛋白为主要成分、结构复杂的结缔组织。巩膜从内向外分为棕黑层、基质层和巩膜表层。后巩膜在视盘处分为 2 层,外 2/3 形成巩膜管,内 1/3 形成筛板,筛板是一种不规则的网状结构,视神经由此处穿出眼球。其中,基质层主导着巩膜的生物力学特性,主要由胶原纤维夹杂微少的弹性纤维构成。基质层中组织排列呈一层一层交错铺叠的形式,每一层的胶原纤维相互交织,直径为 6～50 μm。因此,胶原纤维在维持巩膜的结构、功能和生物力学特性方面发挥着重要作用。与角膜基质层相比,巩膜基质层胶原纤维束的分支和交织更多,其程度随着组织深度和解剖位置的变化而变化,不同区域巩膜基质结构的区域性特化具有特殊的生物力学影响。

巩膜作为生物软组织,其力学特性主要包括应力-应变曲线、刚度、强度等一般力学特性及软组织特有的弹性、黏弹性和各向异性[5]。巩膜由致密的胶原纤维和弹力纤维构成,其生长发育与生物力学密切相关。胶原纤维作为黏弹性体,具有明显的滞后和蠕变特性,较小的应变就可引起较大的应力,其生物力学特性的维持以胶原蛋白的合成为物质基础。通常情况下,当应力超出正常生理范围时,巩膜的胶原纤维尺寸变细、数量减小,这可能导致巩膜的结构性弱化。这是因为应力的改变影响胶原蛋白的合成与聚合,使胶原纤维的数量、直径发生变化,从而导致巩膜的生物力学特性发生改变。巩膜生物力学特性的变化与衰老、疾病和机械刺激引起的巩膜基质的重塑有关。

3. 葡萄膜

葡萄膜是眼球壁的中间层膜,从前往后分为虹膜、睫状体和脉络膜。

(1) 虹膜

虹膜介于前房和后房之间,为一圆盘形膜,它的根部和睫状体前缘连接,向中央延伸到晶状体前面,构成将眼球前后房分开的一个重要隔膜。虹膜中央有圆孔,称为瞳孔,瞳孔的大小随光线的强弱变化而变化,平均直径约为 3 mm。瞳孔周围虹膜的基质内,有环形排列的瞳孔括约肌,可以使瞳孔收缩;虹膜基质层后面有放射状排列的瞳孔开大肌,可以使瞳孔放大。

虹膜作为一种生物软组织材料,具有各向异性、弹性和黏弹性特性。将虹膜沿瞳孔缘做水密缝合再进行力学检测,可以发现在压强较低时虹膜变化明显,随着压强的增加,虹膜变化越来越不明显,滞后环明显,反映了虹膜软组织的滞后特性。研究发现,虹膜前后房压强差的最大值不会超过 300 Pa;当压强超过 300 Pa 时,虹膜达到最大变形量,不再发生变形;当压强小于 200 Pa 时,虹膜比较柔软,极易产生大的非线性变形。虹膜的生物力学特性与瞳孔阻滞的发生密切相关,对闭角型青光眼的发病影响最大的是瞳孔阻滞,研究其生物力学也可了解青光眼的发生机制,从而进一步指导治疗。

(2) 睫状体

睫状体前接虹膜根部,后端移行于脉络膜。睫状体的肌肉由外向内分为 3 部分:最外层为前后走向的纵行纤维;中间为斜行的放射性纤维,呈扇形走向;最内层为环形纤维部分。睫状肌的协调收缩可产生调节功能,当环形纤维收缩时,可产生使晶状体悬韧带向前、向内的力,使悬韧带松弛,晶状体变凸,屈光力增强以看清近物;当纵行纤维收缩时,会产生使脉络膜向前的牵引力,使脉络膜前移,同时将巩膜突拉向后,使前房角和小梁网开放,有利于房水引流,调节眼内压。

（3）脉络膜

脉络膜为葡萄膜的最后面部分,位于视网膜与巩膜之间,含有丰富的色素和血管。脉络膜内面通过光滑的 Bruch 膜与视网膜色素上皮层紧密结合,外侧有一潜在腔隙(脉络膜上腔)与巩膜的棕色层为邻。脉络膜主要由血管组成,故其厚度随血管的充盈程度而变化。眼球内血液总量的 90% 在脉络膜,为视网膜外层和黄斑区提供营养。

4. 视网膜

视网膜是一层透明的膜,其前界为锯齿缘,向后止于视盘,内侧为玻璃体,外侧为脉络膜。视网膜的功能是捕捉外界的光,并对光引起的刺激进行处理。尽管视网膜本身很薄,但结构十分复杂,反映了其功能的复杂性。从组织学结构上,可将视网膜从外向内分为 10 层,如图 4.6 所示,依次为内界膜、神经纤维层、神经节细胞层、内丛状层、内核层、外丛状层、外核层、外界膜、感光层、视网膜色素上皮。

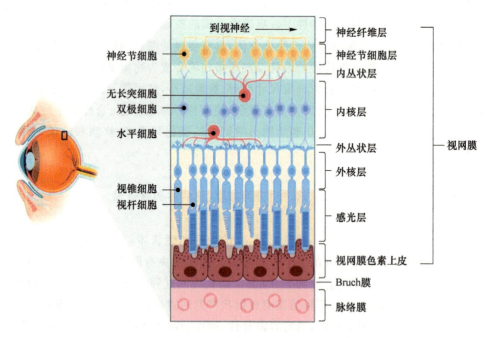

图 4.6　视网膜结构[6]

一些研究者认为视网膜的力学特性是非线性的,其弹性模量的范围为 0.3～125 kPa,波动范围较大,可能与不同的物种、测量方法和分析方法相关,有研究表明,视网膜弹性模量还会随着温度的变化而变化。当高度近视及眼内压长时间持续增高后,使用光学相干断层成像(Optical Coherence Tomography, OCT)可观察到视网膜会变薄,力学特性发生变化。因为视网膜刚度低,不能承受过大的载荷,所以视网膜脱离等在眼底疾病中较为常见,且对视力影响比较大。

5. 眼内容物

眼内容物包括房水、晶状体和玻璃体,三者均透明且有一定的屈光指数,是光线进入眼内到达视网膜的通路,它们与角膜一并构成眼的屈光系统。

（1）房水

房水是由睫状体上皮分泌的含有低浓度蛋白、与血浆相似、透明的水样液体。眼前房(虹膜与角膜后表面之间的空间)和后房(周边虹膜与悬韧带和睫状突之间的空间)充满房水。房水能够维持眼压,为角膜、晶状体及玻璃体提供营养并清除上述组织的代谢产物。

房水处于动态循环中,它由睫状体上皮产生后到达后房,通过瞳孔进入前房,然后由前房角经小梁网进入 Schlemm 管,再经集液管和房水静脉,最后进入巩膜表层的睫状前静脉而回到血液循环,这一外流途径为压力依赖性的。另外有少部分房水从葡萄膜的虹膜途径引流(占 10%~20%)或经虹膜变面隐窝吸收(微量),这一排出途径为非压力依赖性的。房水循环通道任何部位受阻,都将导致眼压升高。

(2) 晶状体

晶状体位于虹膜与玻璃体中间,由晶状体囊、晶状体弹性纤维和晶状体核组成,通过悬韧带与睫状体相连。正常眼无调节状态下,晶状体相当于 20 D 的凸透镜,是最主要的眼屈光介质之一。晶状体纤维的规则排列保证了其良好的透明性,可以减少光线散射,年轻人的晶状体能透过 90% 的可见光。晶状体的小带纤维与睫状体相连,睫状体通过小带纤维带动整个晶状体厚度的变薄或增厚,从而改变其曲折力。晶状体对不同波长光线的透过率不同,紫外线的透过率较低。晶状体对光线的屏障作用降低了视网膜的光损伤。

晶状体内部生物力学具有空间梯度的特点,其生物力学特性具有较大差异,主要由于位置靠近内部的纤维比靠近外部的纤维更易老化,从而使蛋白含量增多,水分减少。晶状体核具有黏弹性,可观察到滞后、蠕变、松弛等典型现象。随着年龄增长,晶状体纤维由于老化变性,其化学成分也发生改变,使弹性及透明性下降,其生物力学特性也发生变化,即发生老视及白内障。晶状体的变化引起老视的原因可能有,晶状体弹性减小,变形阻力增加;晶状体几何形状改变,使悬韧带张力降低。随着年龄递增,晶状体皮质变硬,囊厚度增加。Krag 等[7]测量了晶状体前后囊的应力、应变之间的关系,推断随着年龄增长,力传输到晶状体囊的应力增强,但弹性模量没有改变。

(3) 玻璃体

玻璃体为无色透明的胶体,由 98% 的水、2% 的胶原和透明质酸组成。胶原纤维呈三维结构并排列成网架,其上附着透明质酸黏多糖,后者能结合大量水分子,从而使玻璃体呈凝胶状。玻璃体周边部分的胶原纤维排列较致密,形成玻璃体膜,其中,睫状体平坦部和视乳头附近的玻璃体膜最厚,与周边组织的连接也最紧密。

玻璃体是眼屈光介质的组成成分,具有三大物理特性,即黏弹性、渗透性和透明性,对光线的散射极少,并对晶状体、视网膜等周围组织有支持、减震和营养作用。玻璃体的代谢较为缓慢,不能再生。人类出生后,随着眼球逐渐增大,玻璃体也随之增多。中年以后,规则排列的胶原纤维开始变形,黏弹性下降,玻璃体的胶原支架结构逐渐塌陷或收缩,水分析出,玻璃体凝胶成为液体,称为玻璃体液化。

4.2.3 眼球组织力学属性离体测量方法

1. 角膜生物力学的离体测量

角膜生物力学的离体测量主要包括轴向拉伸实验和膨胀实验,如表 4.3 所示。对于离体测量,眼球支撑真实模拟与变形数据的准确提取等技术难题亟待解决。

表 4.3 离体测量方法比较

离体测量	原理	优点	缺点
轴向拉伸实验	将离体角膜切割为长条状,固定于轴向拉伸仪上进行轴向拉伸实验,监测角膜变形	可测量不同载荷形式下的角膜生物力学特性	破坏角膜完整性和纤维走形,改变角膜弯曲度,忽略角膜中心区和边缘区厚度差异,影响测量准确性和可重复性
基于薄壳理论的简单离体角膜膨胀实验	离体完整角膜固定于前房模拟器,注入盐水模拟眼内压,光电设备测量角膜变形,基于薄壳理论推导角膜生物力学特性	保持了角膜组织结构的完整性,测量简便,计算简单	基于薄壳理论的角膜球形结构与均质性的角膜生物力学特性假设,降低了测量结果的准确性
基于逆向建模技术的离体角膜膨胀实验	应用逆向建模技术构建具有个性化几何特征的角膜有限元生物力学模型,反复迭代运算获得角膜组织本构参量的最优化结果	考虑了角膜的各向异性,测量结果具有更好的精确度和可重复性	测量中约束了角膜缘,不能完全模拟角膜在体状态
离体全眼球膨胀实验	从视神经向完整眼球内注入生理盐水,模拟眼压升高,监测角膜变形,获得角膜的生物力学特性	最接近角膜生理状态的测量方法,测量结果更加精确	测量设备制作复杂,数据繁杂,分析耗时,难以消除巩膜对实验结果的影响

轴向拉伸实验是离体测量角膜生物力学方法中最经典和最常用的方法。Hoeltzel 等测量了牛、兔和人的角膜生物力学特性。Andreassen 等发现在相同的应力条件下,与正常角膜相比,圆锥角膜的应变值更高。Elsheikh 等针对本方法的不足提出了校正公式。

模拟角膜在眼内压作用下的膨胀实验更接近真实情况。Elsheikh 等运用基于薄壳理论的简单离体角膜膨胀实验分别测量了猪和人的角膜生物力学,通过逆向建模技术(详见 4.2.4 节)构建具有个性化几何特征的角膜有限元生物力学模型进行模拟试验。Hjordal 等应用离体全眼球膨胀实验对角膜不同区域的生物力学特性进行测量,发现在相同应力下,在经线方向上弹性模量最大的区域是角膜中央区和旁中央区,而纬线方向上弹性模量最大的区域为边缘区。

2. 巩膜生物力学的离体测量

巩膜生物力学特性的离体测量主要包括拉伸条带实验、膨胀实验和压痕试验 3 种方法。

目前,拉伸条带测试是人们了解近视巩膜的基本材料特性的主要来源,通过对人、树鼩和兔子等动物离体眼球的拉伸条带实验,已确定巩膜是一种非线性材料,且随解剖位置变化,巩膜显示出各向异性,这与巩膜细胞外基质结构区域性特化一致。但巩膜组织带的弯曲可能增加测量误差,且可重复测量的预处理会从根本上改变材料属性。

膨胀实验更接近近视生理状态下的受力情况,该方法主要通过对实验压力-位移数据应用合适的计算模型来获得巩膜材料特性,但其局限性在于压力的控制难度较大,设备制作较为复杂,技术要求高。巩膜的压痕试验研究相对较少,早期有实验研究巩膜的径向压缩刚度,发现其抵抗垂直于组织平面压痕力的能力远小于抵抗圆周力的能力。原子力显微镜的问世使纳米压痕研究成为可能,可获得较为客观的形态结构数据及巩膜不同层面的弹性模量[8],有可能在临床测量活体巩膜刚度,但目前仍尚未实现。

3. 晶状体生物力学的离体测量

晶状体的研究主要采用离体的方法,研究动物或捐赠人的晶状体年龄相关性的变化,包括圆锥形探针穿刺过程的阻力测试、机械拉伸实验、压缩实验和动态力学测试。

1971年Fisher提出用旋杯使晶状体围绕前后极中轴线旋转,同时用高速摄像机记录晶状体变形的方法,模拟晶状体在悬韧带牵拉下的变形过程,进而测定晶状体的弹性模量。Fisher的研究发现,出生时晶状体两极和赤道的弹性分别为 0.75 kPa 和 0.85 kPa,而 63 岁时两者都高达 3 kPa。

1991年Pau等人通过锥形渗透探针来测量探针进入晶状体不同层的阻力。阻力通过一个小型的测力计测得,进入每一层需要的力越大,说明阻力越大,硬度越大。结果表明,人眼晶状体的阻力随年龄的增加而增大,并且晶状体的硬化发生在 20~60 岁。

机械拉伸实验是将睫状肌固定到特定的实验装置上,通过改变位移来沿着睫状体的方向拉伸,一直达到某个预设的负载力或者预设的位置,模拟在体时晶状体的调节能力。拉伸过程中观察并记录晶状体形状的变化或者达到某个位置所需要的力。

压缩实验主要是测定材料在轴向静压力作用下的力学特性的实验,与机械拉伸实验类似,但考虑到晶状体的形状,压缩实验会更简单方便。利用晶状体挤压方法(如盖玻片加压、自动压缩方法)进行硬度测量。这种方法可能不会造成晶状体的损伤,在评价晶状体硬度随年龄的变化及评价药物或激光软化晶状体的效果时具有意义。但这种方法始终无法将晶状体囊膜、皮质、核的硬度区分开来。

由于黏弹性物质的硬度依赖于变形速度,因此多种变形速率的动态测量方法,如动态力学分析(Dynamic Mechanical Analysis, DMA)技术得到应用。这种经改良的振动力学测量方法可以对切开的晶状体在任一表面上进行局部多点测量。作为传统的力学测量方法,其存在认下局限性:①对于非线性力学特性的晶状体而言,本方法只在应力-应变曲线的线性弹性部分进行测量;② 探头将干扰晶状体材料的结构,这种干扰对于测量结果的影响尚未可知;③机械力必须接触式施加在样品上,虽然测量精确,但不适用于晶状体眼内解剖位置的原位高分辨率测量。

4. 玻璃体生物力学的离体测量

目前,玻璃体生物力学特性的测量多局限于离体研究及对玻璃体的有限元模型分析,现就离体玻璃体生物力学测量方法简要介绍如下。

1) 旋转流变仪是现代流变仪的重要组成,可依靠旋转产生剪切流动,从而快速确定材料的模量及黏弹性等性能参数,测量玻璃体时可评估其硬度及黏滞性改变等。Nickerson等将牛眼离体后钻取柱状玻璃体并移至旋转流体仪,调整感应装置下降至与玻璃体刚好接触但又无额外压力后扫描测试,测得的储能模量及损耗模量可分别评估玻璃体硬度和黏滞性。随后运用流变仪测试牛和猪眼玻璃体的动态特性,并注意到玻璃体离体后快速降解。

2) 原子力显微镜(Atomic Force Microscope, AFM)是用一端固定而另一端装有纳米级针尖的弹性微悬臂来表征样品属性的原子级显微工具。当样品在针尖下扫描时,针尖-样品相互作用会引起同距密切相关的微悬臂的变形。AFM具有高分辨、制样简单、操作易行等特点。Pokki等曾成功用原子力显微镜特殊微悬臂测得人工玻璃体的黏弹性。

3) 蠕变实验指预拉伸后比较受力与变形的关系。Colter等利用与人眼玻璃体大分子成分甚至胶原分布基本相同的羊眼,通过蠕变实验对比早产羊、幼羊及成年羊玻璃体,采用互换将标准振荡法松弛谱转换为阻滞谱,结果显示不同年龄阶段羊的玻璃体黏弹性差异显著,早产羊的动态模量最低(可能与发育差有关),而幼羊较成年羊胶原纤维更完整。成年羊的玻璃体具有较高的耗散模量和储能模量,这与年龄所致玻璃体退化相一致。

4.2.4 基于医学影像的眼组织力学特性在体测量

随着技术的进步,基于医学影像的眼组织力学特性在体测量方法也逐渐发展起来。相较于离体测量,在体测量可以更好地模拟眼组织在生理状态下的实际受力情况,而不必担心受到组织切割、保存、处理等因素的影响,导致组织结构和功能的改变。特别是对于人体,在体测量可以避免对眼组织造成不必要的损伤或创伤,而离体测量则需要对眼组织进行切除或穿刺等操作,可能引起感染、出血、炎症等并发症。

由于脱离了真实的环境,离体测量通常只能提供有限的信息,如眼组织的一维或二维变形、静态应力应变关系等。在体测量则提供更多更复杂的信息,如眼组织的三维结构、动态变化、多尺度相互作用等,并且能够更方便地进行重复或长期的观察和监测,以评估眼组织在不同状态下力学特性的变化,反映眼组织的生长、重塑和老化等过程。

以下将分别介绍3种常用的方法:数字图像相关法,逆有限元法,虚场法。

1. 数字图像相关法

1982年,Peters 和 Ranson 利用图像的变化可以由控制曲面上小区域变形的相同连续统概念来描述这一事实,提出一种将可测量的图像变形与物体变形联系起来的方法[9]。这些原始概念已经被细化并纳入实验力学数值算法中,且成功地在各种各样的应用中获得表面变形。

现代医学影像技术可以获得眼组织的三维体积影像信息,既可以离体使用 CCD 相机拍摄标本模型的三维影像,也可以在体使用 OCT 等成像技术拍摄各部位的三维体积影像。因此,Girard 等人开发了一种 3D 跟踪算法,可以跟踪 IOP 变化后视乳头的位移和应变[10]。如图4.7所示,数字图像相关法在未变形的 OCT 体积中定义感兴趣区(Region of Interest,ROI),然后对它们进行机械变形(刚性平移、刚性旋转、拉伸/压缩和剪切),直到它们与变形 OCT 体积中的共定位 ROI 最匹配,并据此变形输出的 3D 位移场,从中导出和映射拉伸、压缩和有效(平均)应变分量。利用这种技术,Girard 等报道了青光眼患者小梁切除术降低 IOP 后视乳头组织的体内局部位移/应变图。

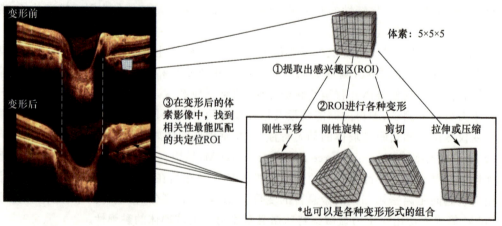

①在未变形的 OCT 体积中创建 ROI;②感兴趣区域经历了一系列仿射变换(平移、旋转、剪切和拉伸);③当变形后的感兴趣点与变形体中的共定位感兴趣点最匹配时,即可提取位移向量[12]

图 4.7 跟踪单个组织点位移的步骤

首先,假设图像中点的运动与物体上点的运动存在直接对应关系;其次,假设每个子区域都有足够的对比度(光强的空间变化),这样就可以通过对每个图像子区域使用适当的函数形式(如仿射、二次型)进行变形,提高精确匹配度,进一步提高测量运动的准确性。

眼组织的在体影像中自带散斑影像,可以用作相关性配准。使用抗噪声能力较强的零均值归一化积相关算法(Zero Normalized Cross Correlation,ZNCC)作为灰度值相似程度评价准则。参考子体块和对应的变形子体块之间互相关系数的计算,可以结合快速傅里叶变换(Fast Fourier Transfrom,FFT)整体素搜索算法加速相似性评价。

表达式的首项是典型的离散互相关函数表达式,可采用 FFT 技术加速计算,同时引入了由 Briechle 和 Hanebeck 等人在 2001 年提出的求和表策略[11],进一步加快 FFT 的计算速度,计算效率至少可以提高一个数量级。

通过时域低相干干涉术的 OCT 技术,可以在患者体内以 50 nm 的极高分辨率测量由眼脉冲引起视乳头位移。该技术允许在视乳头预先选定的轴向和横向位置分析振幅、时间过程和眼底脉动的相位差。然而,时域低相干干涉法只能测量沿轴向的位移,而不能测量三维位移,并且测量时间较长,无法应用于临床。相敏傅里叶域 OCT 可以测量心脏周期中视乳头组织结构的相对运动[13]。由于这些技术允许连续测量由眼脉冲引起的视乳头组织位移,可用于提取视乳头组织的黏弹性特征。此外,依赖于自然载荷(如眼脉冲)的成像模式,具有较好的临床转化前景,因为此方法避免了患者任何眼睛不适的问题。

2. 逆有限元法

给定已知的视乳头的三维几何形状、组织生物力学特性和边界、载荷条件,有限元方法可以预测视神经头的变形[14,15]。有限元方法也可以反向运行,即逆有限元方法(Inverse Finite Element Metnod,iFEM),是从已知的视乳头变形和几何形状中反向推断生物力学特性的方法。它通过运行数千个不同的生物力学特性有限元模型,选择与临床观察最匹配的模型,从而确定生物力学特性[16]。

iFEM 作为一种广泛使用的研究工具,利用人类和动物眼球的离体实验数据从膨胀实验中提取眼部组织的生物力学特性。虽然 iFEM 已广泛用于离体实验数据,如 Qian 等人能够利用 iFEM 研究猫眼中视网膜和脉络膜的体内生物力学特性,但由于计算资源消耗大,限制了其在临床应用中的影响,难以对其他视乳头组织进行更进一步的量化。

为加速得到最佳力学特性参数,需要选择恰当的优化算法。梯度类算法沿着最小值方向搜索结果,收敛速度很快,但在复杂的生物材料问题上,容易陷入局部最小值难题,并且随着导数阶数的提高,计算的耗时和复杂度也会提高,可能不适合大规模或高维问题。

随机类算法在 iFEM 中较为常用,因其能够跳出局部最优,具有全局寻优能力,不依赖于初始值。模拟退火算法(Simulated Annealing)是基于物理退火过程来寻找目标函数最优解的方法,它通过随机地在当前解的邻域中选择一个新解,并根据温度参数和目标函数值的变化来决定是否接受新解。遗传算法(Genetic Algorithm)是一种模拟生物进化过程中的遗传、交叉和变异来搜索最优解的方法,它通过维护一个候选解的种群,并根据适应度函数来选择和更新种群中的个体。

3. 虚场法

虚场法(Virtual Field Method,VFM)是一种基于虚功原理的技术。VFM 可以在给定与 iFEM 相同的输入条件下提取组织的生物力学特性,但计算速度要快得多。VFM 不需要求解完整的有限元问题(不需要迭代计算加载过程中的位移与载荷变化),只需要正向计算当前力学特性下的虚功,从而大大加速了优化过程。

依据虚功原理,当变形体中的平衡力和应力经过任何运动学允许的虚拟变形时,内力虚功等于外力虚功,忽略惯性力与外体积力,虚场法的基本方程可简化为

$$\int_V \boldsymbol{\sigma}(p,u):\boldsymbol{\varepsilon}^* \, \mathrm{d}V = \int_S \boldsymbol{T} \cdot \boldsymbol{u}^* \, \mathrm{d}S \tag{4.10}$$

式中,柯西应力场 $\boldsymbol{\sigma}$ 是未知本构参数 p 和实验测量的位移场 u 的函数,应力场 $\boldsymbol{\sigma}$ 和实际应变场 $\boldsymbol{\varepsilon}$ 通过材料的本构方程相关;V 是生物组织的体积;$\boldsymbol{T}$ 是外力;S 是组织边界表面;$\boldsymbol{u}^*$ 是虚拟位移,对应的虚拟应变 $\boldsymbol{\varepsilon}^* = (\nabla \boldsymbol{u}^* + \nabla^T \boldsymbol{u}^*)/2$。

虚位移应当满足运动学约束,即从纯粹的几何考虑来看,物体有无限多不同可能的位移都满足位移边界条件。虚位移是在施加载荷后相对于物体实际位置测量的附加位移,在小扰动理论的框架内,这个位移相对于物体的尺寸应足够小。此外,虚位移应当保证连续性,但不需要保证一阶导数连续,这与有限元方法中计算得到的位移场一阶导数有可能跳跃相关,因为有限元方法仅提供实际位移分布的近似解。

Zhang 等人[17]将 VFM 应用于视乳头的体内变形数据(通过 OCT、3D 跟踪和眼动测量获得),比用 iFEM 快 2 个数量级的速度,在首次测试的患者中提取出筛板(Lamina Cribrosa,LC)的弹性模量为 189.1 kPa,层前弹性模量为 100.3 kPa,刚度提取误差为 0.227%,如图 4.8 所示。

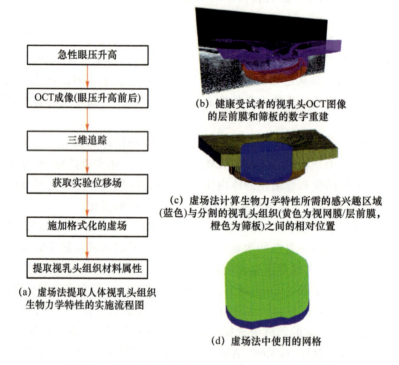

图 4.8 虚场法提取视乳头组织生物力学特性示意图

VFM 具有更加适应于眼生物力学特性在体测量的优点:①对刚体运动不敏感,这可以很好地避免受试者的头部/眼睛运动带来的影响;②即使在 OCT 影像中仅部分可见的组织,也能够推测生物力学特性;③可以通过合理设计虚位移场,将所需已知载荷和位移的数量控制在可接受范围内,特别是在临床中能够使用较为方便测得的眼压(Intraocular Pressure,IOP),而不需要了解测量更复杂的脑脊液压力(Cerebrospinal Fluid Pressure,CSFP)。虽然 VFM 需

要进一步的离体和体内验证，但它在临床鉴定患者特异性视乳头（Optic Nerve Head，ONH）生物力学特性方面可能具有强大的潜力。

与 iFEM 类似，VFM 实际计算中的一个重要问题仍旧是优化方法的选择。与此同时，材料本构模型的选取决定了优化问题求解难度，超弹性、黏弹性、各向异性等特性的加入将使得优化更加困难。可以在对位移场的实际在体测量中使用不同的加载模式，综合应用于 VFM 以提高方法的准确性。

思 考 题

1. 软组织的主要组成成分是什么？不同组织之间的功能差异是由什么决定的？
2. 软组织中胶原与弹性蛋白各具有什么样的生物力学功能？
3. 针对 4.1.3 节中提出的每种软组织本构模型，自行设定条件，模拟计算得到对应的单轴拉伸应力-应变关系，并对比各种本构模型的异同。
4. 参考引用的文献，推导并比较 4.1.3 节中提到的各向异性模型相较于各向同性模型，应变能函数发生了什么变化，对计算的复杂度造成了什么影响。
5. 拓展阅读思考：生物软组织由多种具有不同力学特性的结构组成，请使用 Hill 肌肉三元素模型推导肌肉的本构方程（Hill 三元素模型由串联弹性元、并联弹性元、收缩元三部分组成）。
6. 眼球有哪些组成部分？简述各部分功能及力学特性。
7. 眼球不同组织力学属性的离体测量方法有哪些？简述各种方法的优缺点。
8. 数字体积相关法本质上仍然是一种图像相关算法，与所用影像质量紧密相关。离体实验中可以对试件和相机进行主动调整以提高算法准确性，但在体实验中，成像质量严重依赖于所使用的 OCT 等设备。请查阅资料，思考如何保证所使用的医学影像计算得到的相关性能够正确地反映真实应变。
9. 请对比逆有限元法和虚场法在实施过程中的所需已知条件、求解方程、边界条件等方面，分析两种方法的优缺点。
10. 请给出在考虑惯性力情况下的虚场法基本方程，以及在材料采用黏弹性本构模型时的虚场法方程（可简化为一阶 Prony 级数模型）。

参 考 文 献

[1] PLOPPER G, IVANKOVIC D B. Principles of cell biology[M]. 3 rd ed. Burlington, MA: Jones & Bartlett Learning, 2021.

[2] AVRIL S, EVANS S. Material parameter identification and inverse problems in soft tissue biomechanics[M/OL]. Cham: Springer International Publishing, 2017[2023-08-18]. http://link.springer.com/10.1007/978-3-319-45071-1. DOI:10.1007/978-3-319-45071-1.

[3] MISOF K, RAPP G, FRATZL P. A new molecular model for collagen elasticity based on synchrotron X-ray scattering evidence[J]. Biophysical Journal, 1997, 72(3): 1376-1381.

[4] FORMISANO N, SAHIN G, CATALÀ P, et al. Nanoscale topographies for corneal endothelial regeneration[J/OL]. Applied Sciences, 2021, 11(2): 827. DOI:10.3390/app11020827.

［5］邢飞，马剑雄，马信龙. 软组织生物力学特性研究进展[J/OL]. 中华骨科杂志，2017，37(22)：1432-1440. DOI：10.3760/cma.j.issn.0253-2352.2017.22.008.

［6］YANG S, ZHOU J, LI D. Functions and diseases of the retinal pigment epithelium[J/OL]. Frontiers in Pharmacology, 2021, 12：727870. DOI：10.3389/fphar.2021.727870.

［7］KRAG S, ANDREASSEN T T. Mechanical properties of the human posterior lens capsule[J/OL]. Investigative Opthalmology & Visual Science, 2003, 44(2)：691. DOI：10.1167/iovs.02-0096.

［8］KAHLE E R, PATEL N, SREENIVASAPPA H B, et al. Targeting cell-matrix interface mechanobiology by integrating AFM with fluorescence microscopy[J/OL]. Progress in Biophysics and Molecular Biology, 2022, 176：67-81. DOI：10.1016/j.pbiomolbio.2022.08.005.

［9］PETERS W H, RANSON W F. Digital imaging techniques in experimental stress analysis[J/OL]. Optical Engineering, 1982, 21(3). http://opticalengineering.spiedigitallibrary.org/article.aspx?doi=10.1117/12.7972925. DOI：10.1117/12.7972925.

［10］GIRARD M J A, STROUTHIDIS N G, DESJARDINS A, et al. In vivo optic nerve head biomechanics: performance testing of a three-dimensional tracking algorithm[J/OL]. Journal of The Royal Society Interface, 2013, 10(87)：20130459. DOI：10.1098/rsif.2013.0459.

［11］BRIECHLE KAI, HANEBECK UWE D. Template matching using fast normalized cross correlation[C/OL]//Proc. SPIE：4387. 2001：95-102. https://doi.org/10.1117/12.421129. DOI：10.1117/12.421129.

［12］GIRARD M J A, BEOTRA M R, CHIN K S, et al. In vivo 3-dimensional strain mapping of the optic nerve head following intraocular pressure lowering by trabeculectomy[J/OL]. Ophthalmology, 2016, 123(6)：1190-1200. DOI：10.1016/j.ophtha.2016.02.008.

［13］O'HARA K E. Measuring pulse-induced natural relative motions within human ocular tissue in vivo using phase-sensitive optical coherence tomography[J/OL]. Journal of Biomedical Optics, 2013, 18(12)：121506. DOI：10.1117/1.JBO.18.12.121506.

［14］GIRARD M J A, DOWNS J C, BOTTLANG M, et al. Peripapillary and posterior scleral mechanics—Part II：Experimental and inverse finite element characterization[J/OL]. Journal of Biomechanical Engineering, 2009, 131(5)：051012. DOI：10.1115/1.3113683.

［15］WANG X, NEELY A J, MCILWAINE G G, et al. Multi-scale analysis of optic chiasmal compression by finite element modelling[J/OL]. Journal of Biomechanics, 2014, 47(10)：2292-2299. DOI：10.1016/j.jbiomech.2014.04.040.

［16］BEOTRA M, WANG X, GIRARD M, et al. In-vivo characterization of optic nerve head biomechanics for improved glaucoma management. In book：Biomechanics of the Eye. Publisher：Kugler Publications. 2018；497-512.

［17］ZHANG L, THAKKU S G, BEOTRA M R, et al. Verification of a virtual fields method to extract the mechanical properties of human optic nerve head tissues in vivo[J/OL]. Biomechanics and Modeling in Mechanobiology, 2017, 16(3)：871-887. DOI：10.1007/s10237-016-0858-2.

第 5 章　生物固体力学实验与数值模拟

生物组织的力学行为对于理解生物体的结构和功能至关重要。在生物力学领域，力学实验与数值模拟作为研究生物组织的力学属性的两个重要方法，在揭示生物组织内部力学行为方面发挥着关键作用。生物力学实验提供现实世界中的数据，而数值模拟可以填补实验不足之处，并在更大范围内预测生物组织的生物力学行为。通过生物力学实验和数值模拟的结合，可以更好地了解生物组织在不同载荷条件下的力学响应，从而为疾病诊疗、医疗器械研发、生物材料的设计与制备等生物医学领域的应用提供有力的支持和指导。

生物体的力学行为往往受到多种因素的影响，如细胞的排列形式、组织的多层结构、材料的各向异性及不同的加载情况等。生物体的复杂性和载荷的多样性，使得仅仅依赖力学实验难以全面揭示生物组织的力学行为。在这种情况下，数值模拟成为弥补实验局限性的有力工具。生物力学数值模拟基于力学基本理论、数值计算方法和计算机技术，通过力学模型模拟生物组织复杂的力学行为，获得组织内部详细的应力和变形分布，从而了解生物组织不同结构层次上的力学响应及潜在的损伤机制。

本章先介绍生物固体力学实验的常用测试方法、样本处理方法和数据分析方法，然后简单介绍数值模拟的常用计算方法、有限元的基本原理及数值模拟的应用实例。

5.1　生物固体力学特性的测试

生物固体力学特性测试可以检测生物体内各种组织（如肌肉、骨骼、皮肤等）在外部载荷作用下的变形和力学响应，通过构建外部载荷和内在力学响应的关系，从而获得生物组织本身的力学特性[1]。生物力学实验方法通过测量真实生物组织的力学行为，为研究人员提供直接观测和收集数据的途径。生物力学实验能够在控制的环境中施加特定的外部载荷，来揭示生物组织的刚度、强度、韧性、黏弹性等力学特性。这些测试有助于深入了解生物体内部结构的力学行为，在医学、生物学和工程领域都有重要的应用[2]。

5.1.1　常用测试内容及设备

1. 拉伸/压缩测试

拉伸和压缩测试是材料力学特性测试最常用的测试方法，也常用于生物固体力学特性的检测。首先将生物组织加工成特定的标准试件，然后在试件的长度方向施加拉伸/压缩载荷，测定被测生物组织的力学特性，可测的指标包括弹性模量、弹性极限、屈服强度、断裂强度、极限应变等[3-4]。拉伸测试几乎适用于皮质骨、肌肉组织、皮肤组织等所有生物组织的力学特性测试，而压缩测试一般用于难以制造标准拉伸试件的生物组织，如松质骨。

材料力学试验机是拉伸、压缩测试的主要实验设备（见图 5.1），辅助设备包括引伸计、应变片、游标卡尺等。常用引伸计包括接触式的电子引伸计和非接触式的视频引伸计（见图 5.2），引伸计可以测量实验过程中试件局部的精确变形情况。在将试件固定到材料力学试验机上并施加载荷时，需要使用各种夹具连接试件和试验机。测试时，通过夹具将试件固定到材料力学试验机的作动轴和下端机座上。力学传感器可以放置于作动轴与夹具之间,也可以放置在夹具和下端机座之间。

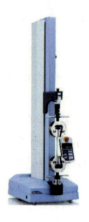

图 5.1 岛津 EZ Test 材料力学试验机

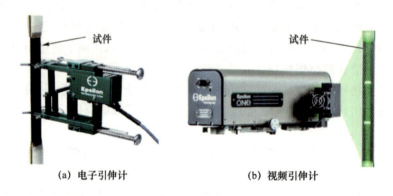

(a) 电子引伸计　　　　　　　　(b) 视频引伸计

图 5.2 引伸计

对于拉伸测试,安装阶段可能存在试件的轴向和加载方向不重合的情况,这会使试件内部产生附加的弯矩,导致测试结果存在较大误差。如图 5.3 所示,在试件两端的夹具上安装万向接头是一种有效的解决方案。

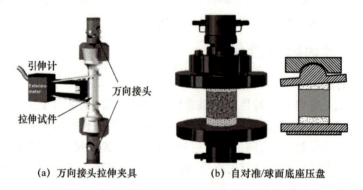

(a) 万向接头拉伸夹具　　　　　　(b) 自对准/球面底座压盘

图 5.3 测试夹具

对于压缩测试,常用的是两端平压法。在机座和作动轴上分别安装压盘,确保这对压盘的平面是平行的。将试件放置于压盘中央位置进行测试。压缩测试的两个重要误差来源:①试件上下两个端面和压盘之间存在摩擦作用;②试件上下两个端面不平行。摩擦作用造成的误差可以通过在压盘和试件接触的位置涂抹润滑剂(如凡士林)来减小。对于切割出的试件,很难保证上下端面的平行度,尤其是松质骨,一般需要进行两端包埋处理。如果包埋后的试件仍存在平行度问题,可以通过改进压盘结构(见图 5.3)或改变试件的形状来解决(参考 5.2.2 节)。

另外,使用引伸计、应变片、数字图像相关技术(Digital Image Correlation,DIC)等应变光学检测装置直接测量试件中间部分的应变,可以消除夹具和试验机变形的影响,提高测试的精度。

使用材料力学试验机进行拉伸或者压缩测试时,试验机主要有位移控制和载荷控制两种加载控制方式。位移控制通过调控单位时间内作动器轴的位移,来对试件施加载荷。而载荷控制是通过调控单位时间内施加在试件上的载荷增量,来控制整个实验过程。对于需要控制应变率的测试,一般采用位移控制模式。试件的原始长度乘以应变率,就是位移控制模式下采用拉压测试的加载速率。

开始实验后,材料力学试验机及其力学传感器分别记录作动器轴的位移和拉力/压力信息。由于试验机的刚度很大,可以近似认为试验机作动器轴的位移就是试件的变形量,这样就可以得到单向拉伸或者压缩过程中试件的载荷-位移曲线。在测试开始前,通过游标卡尺、千分尺等测量工具分别测量试件加载方向的轴向尺寸,以及垂直于加载方向的横向尺寸。根据应力和应变的定义,分别将载荷和位移除以对应几何尺寸,可以将测试过程中试件载荷-位移曲线转化为应力-应变曲线。

对于压缩实验,随着试件的压扁,其横向(垂直于加载方向)的尺寸在不断增大,即横截面积也在变大。计算应力使用的是测试开始前测量的横截面积。这就说明随着压缩测试进行到后面一段,虽然载荷在不断增加,试件内的真实应力也在相应增加,但是计算得到的应力不一定增加。拉伸试验也存在类似情况,在拉伸的最后阶段,很多试件的中间都会出现"颈缩"现象,即横截面积迅速缩小,此时计算得到的应力和试件内的真实应力并不相符。

通常将试件承受的拉伸/压缩载荷除以其初始横截面积得到工程应力 σ,将试件的伸长量除以其初始值得到工程应变 ε。而试件内部的真实应力和应变,称为真应力 σ^* 和真应变 ε^*。从定义来看,工程应力和工程应变其实是真应力和真应变的简化,基于体积不变的假设,二者之间存在以下换算关系

$$\varepsilon^* = \ln(1+\varepsilon) \tag{5.1}$$

$$\sigma^* = \sigma(1+\varepsilon) \tag{5.2}$$

真应力-真应变曲线和工程应力-工程应变曲线如图 5.4 所示。

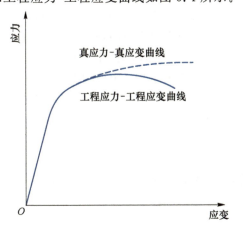

图 5.4 真应力-真应变曲线和工程应力-工程应变曲线

弹性变形阶段,由于变形很小,工程应力应变和真实应力应变几乎没有差异,因此为了方便,通常选取开始阶段的数据进行分析。通过应力-应变曲线,可以进一步求出试件的部分材料力学参数。

测试原理如下。

通过拉伸或压缩测试可以得出试件的部分力学属性,这些参数可以从试件拉伸或压缩过程中的应力-应变曲线求出。图 5.5 所示为拉伸测试获得的典型应力-应变曲线。

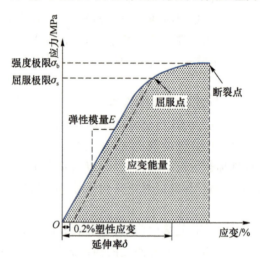

图 5.5　材料拉伸测试的典型应力-应变曲线

(1) 弹性模量 E

弹性模量用来表征材料抵抗变形的能力,是材料最重要的参数之一。其定义为,在线弹性阶段应力与应变的比值,即应力-应变图像在开始的线性阶段的斜率。对于生物材料,其应力-应变曲线不一定存在明显的线性阶段,这种情况可以取应力较小的时刻,将应力-应变曲线的切线或者割线的斜率,作为弹性模量的近似。对于各向同性线弹性材料,单向应力状态下其应力 σ、应变 ε 及弹性模量 E 满足

$$\sigma = E \cdot \varepsilon \tag{5.3}$$

(2) 屈服极限 σ_s

屈服点可以认为是材料的变形从弹性变形向塑性变形转化的点。在应力-应变曲线上,屈服点所对应的应力值就是屈服极限。在应力小于屈服极限时,产生的变形是可逆的。卸载后,材料上产生的变形可以消除。而当应力大于屈服极限时,材料上将产生部分塑性变形。卸载后,塑性变形部分不会消去。确定屈服点的方法有很多,被测材料的性质不同,方法也不同。对于低碳钢等金属材料,应力-应变曲线存在一个应力上下波动的平台区,这个区间就是材料的屈服阶段。屈服阶段的最大、最小应力值分别为上屈服点和下屈服点。对于不存在明显屈服阶段的生物材料,可以参照工程材料的通常处理方法,选取产生 0.2% 的塑性应变时对应的应力值作为名义屈服应力。

(3) 强度极限 σ_b

强度极限用来表征材料抵抗破坏的能力,试件能够承受的最大应力就是强度极限,一般是应力-应变曲线上最高点所对应的应力值。

(4) 延伸率 δ

延伸率是衡量材料塑性性能的指标,其定义为断裂或者屈服后,试件中间的标距段伸长量

与标距段原始长度的百分比。延伸率可以作为划分材料属性的标准之一。工程上认为,$\delta >5\%$的材料是塑性材料,而$\delta \leqslant 5\%$的材料是脆性材料。对于生物材料而言,其力学特性受水分含量的影响很大,比如,相对于正常的骨,脱水干燥后骨的延伸率降低,脆性增强,因此在测试过程中应当注意对环境因素的控制。

(5) 泊松比 μ

泊松比用来描述材料在一个方向上的变形对垂直方向上的变形的影响。其定义为,在拉伸(压缩)过程中,垂直于受拉(受压)方向上的应变与平行于受拉(受压)方向上的应变之比。泊松比无法通过应力-应变曲线直接获得。计算泊松比时,不仅需要载荷方向上的应变值,还需要使用引伸计或应变光学检测装置来记录垂直于加载方向上的应变值。一般皮质骨的泊松比是 0.28～0.45。在一些天然生物材料和人工设计微结构的合成材料中,还存在拉胀现象,其泊松比为负数。

2. 弯曲测试

材料的弯曲测试是一种用于评估材料在弯矩作用下其性能的常用实验方法(见图 5.6)。由于其对于试件形状和尺寸的要求相对较小,因此在生物医学领域有较为广泛应用。弯曲测试通常用于确定材料的弯曲强度、刚度和变形特性,如弹性模量、强度极限等。按照加载方式不同,弯曲实验可以分为三点弯曲和四点弯曲(见图 5.7)。

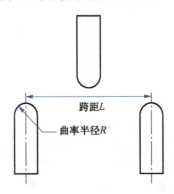

图 5.6 弯曲测试夹具示意图

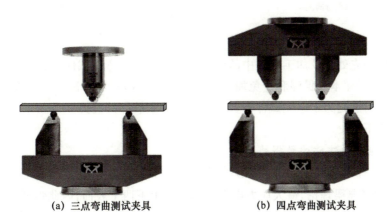

(a) 三点弯曲测试夹具   (b) 四点弯曲测试夹具

图 5.7 三点弯测试和四点弯测试夹具

弯曲测试使用的主要实验设备也是材料力学试验机,辅助设备包括引伸计、应变片、游标卡尺等。弯曲测试的夹具对于测试结果的准确性有重要影响,因此压缩夹具的设计应该考虑以下两个方面的问题。①夹具加载头的曲率半径 R 不能太小。加大曲率半径,可以增大加载过程中试件与夹具加载头之间的接触面积,避免应力集中。应力集中会使得试件在加载处的变形增大,导致通过试验机测得试件的变形大于试件本身真实的挠度,从而使计算的材料参数不准。②夹具的跨距不能太小。这主要是为了减小试验过程中的剪切作用。推荐跨距 L 为试件直径(或宽度)的 16 倍以上。

常用的弯曲测试方法包括三点弯曲和四点弯曲,这两种方法各有利弊。四点弯曲中间两个加载头之间是纯弯曲状态,受到的剪切力干扰少,所以结果也相对可靠。对于非规则的试件,不同位置的截面形状及其中性轴位置也在变化,不能保证四个加载点受力相等,所以剪切力的影响难以消除。三点弯曲的优势是简单易行,但是其弊端在于试件的中央位置存在高剪切力,从而影响测量结果。通常采用增加试件的长度,加大夹具接触头的曲率半径,来尽量减小剪切力带来的误差。三点弯曲测试更适用于均匀的材料。如果材料不均匀,如复合材料或木材四点弯曲测试往往是更好的选择。一般来说,非规则形状的材料通常选择三点弯曲测试。三点弯曲测试通常能够满足生物组织材料力学性能的测量要求。

实验开始前,利用游标卡尺测量好试件的几何尺寸,调节好跨距长度。打开材料力学试验机进行弯曲加载,一般采用位移控制模式进行实验。实验过程中,记录施加的载荷 F 和作动器的轴的位移 d。与拉伸/压缩测试一样,可以通过引伸计、应变片、应变光学观测装置等方法提升应变的测量精度。根据试件的几何尺寸、跨距 L 及试验过程中载荷 F 和位移 d 之间的关系,结合材料力学理论可以计算出弹性模量、强度极限等材料参数。典型弯曲测试的试件和夹具如图 5.8 所示。

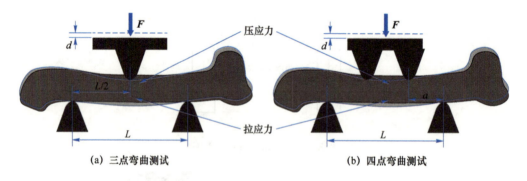

(a) 三点弯曲测试　　　　　　　　(b) 四点弯曲测试

图 5.8　典型弯曲测试的试件和夹具

弯曲试件的预先处理及加工过程中的注意事项,和拉伸、弯曲试件制备时的注意事项是一样的,主要包括注意样本的保湿和避免加工过程切削热的影响等。试件的长度最好大于直径(或宽度)的 16 倍,这是为了避免试件内剪切力成为导致破坏的应力。

测试原理如下。

(1) 三点弯曲测试方法的数据处理

首先根据试件横截面的几何尺寸及该横截面上中性轴的方位,计算试件的惯性矩 I(参考 5.2.2 节)。根据经典梁理论,最大应力出现在弯曲的上下两个表面,因此强度极限 σ_b 为

$$\delta_b = \delta_{max} = \frac{F_{max} L}{4I} C \tag{5.4}$$

式中,F_{max} 是断裂出现时的载荷;L 是跨距;I 是断裂处横截面的惯性矩(与样本的几何形状相关的参数);C 表示该截面上离中性轴最大的距离。

在弯曲测试的后段,与加载头接触的样本局部可能已经屈服,此时通过作动器的轴测得的应变不再准确。因此,计算弹性模量应该选取弯曲测试开始阶段的数据。弹性模量 E 为

$$E = \frac{FL^3}{48Id} = \frac{L^3}{48I}K \tag{5.5}$$

式中,K 表示开始阶段载荷-位移(F-d)图像的斜率。

(2) 四点弯曲测试方法的数据处理

四点弯曲的数据处理和三点弯曲相同,只是计算公式有所不同。四点弯曲测试时,强度极限 σ_b 为

$$\delta_b = \delta_{\max} = \frac{F_{\max}a}{2I}C \tag{5.6}$$

式中,a 是两个加载点之间的距离。

弹性模量 E 为

$$E = \frac{Fa^2}{12Id}(3L-4a) = \frac{a^2(3L-4a)}{12I}K \tag{5.7}$$

3. 扭转/纯剪切测试

剪切和扭转测试是用于评估材料在剪切或扭转载荷下力学特性的实验方法,这两种测试可以获得材料的切变模量、剪切强度等重要性能参数。

进行扭转测试时,通常需要使用带有扭转功能的材料力学试验机(如 Instron E10000,如图 5.9 所示)或专用的扭转试验机。与纯剪切测试相比,扭转测试适用于较大尺寸的试件。试件应该加工成圆形截面,因为在扭转过程中,方形截面的试件会受到正应力的影响。为了确保试件能够牢固夹持在力学试验机的两端,并且试件的轴线与试验机扭转的轴线重合,通常需要对试件的两端进行包埋处理。常用的包埋材料包括有机玻璃(PMMA)、环氧树脂及低熔点合金(如伍德合金)等。

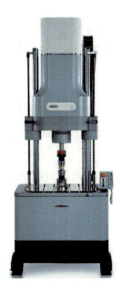

图 5.9 Instron E10000 拉扭双轴型动态力学试验机

纯剪切测试适用于尺寸较小的试件(通常厚度为 5~8 mm)。与扭转测试相比,纯剪切测试的结果更为精准,但试件的制备流程相对困难。由于纯剪切测试的试件形状复杂,生物材料

在加工过程中,需要特别注意样本的保湿,以避免加工时产生的切削热对试件造成影响。有许多纯剪切测试方法,比如 Iosipescu 纯剪切测试法、双剪切测试法等。图 5.10 所示为 Iosipescu 纯剪切测试法所使用的夹具。

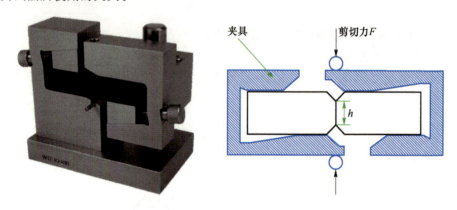

图 5.10　Iosipescu 纯剪切和夹具

测试原理如下。

(1) 扭转测试

扭转测试是一种通过扭矩作用,在试件内部产生纯剪切应力状态的测试方法,通过应力-应变关系求取材料参数。因此,在试验过程中,必须避免试件内产生正应力。有两点需要特别注意:①扭转测试所采用的样本横截面必须是圆形或者圆环形,否则,扭矩会导致试件产生翘曲,引发正应力的生成;②试件的轴线必须与试验中的扭转轴线重合,以避免加载过程中出现弯矩作用,从而产生正应力。在实验时,将试件的两端分别固定在带扭转功能的材料力学试验机上。通过试验机的传感器,记录加载过程中的扭矩和转角,并进一步计算得到剪切强度、切变模量等参数。

根据材料力学知识可知,对于圆形截面和圆环截面,扭转时最大应力出现在外表面上。通过试验机记录的加载过程中的扭矩信息和试件尺寸,可以计算得出剪切强度 τ_b 为

$$\tau_b = \tau_{max} = \frac{T_{max}\rho_{max}}{J} = \frac{T_{max}D}{2J} \tag{5.8}$$

式中,T_{max} 是断裂出现时的扭矩;D 表示试件圆环截面的外直径;J 是断裂处横截面的极惯性矩(与样本的几何形状相关的参数)。对于圆环截面,$J = \pi(D^4 - d^4)/32$,其中 d 是圆环截面的内径。对于圆截面,$J = \pi D^4/32$。

切变模量的定义是线弹性范围内,剪切应力和剪切应变之比。通过扭转测试,可以计算得出切变模量 G 为

$$G = \frac{TL}{\theta J} = \frac{L}{J}K \tag{5.9}$$

式中,L 是跨距;K 表示开始阶段扭矩-转角($T-\theta$)图像的斜率。

(2) 纯剪切测试

与扭转测试相比,纯剪切测试是一种更为精准的方法。在各种纯剪切测试方法中,Iosipescu 法广泛应用于复合材料剪切力学特性的测量。该方法的试件所受的弯矩图和剪切力的分布如图 5.11 所示,缺口部分呈纯剪切状态。施加在夹具两端的剪切力 F 可以通过万能材料力学试验机来施加。在理想情况下,剪切应变可以通过夹具的相对位移求得。然而,

在加载区域,生物样本可能会发生较大的压缩变形,这会导致计算的剪切应变存在较大误差。因此,采用电阻应变片来测量剪切应变是更精准的方案。理论上,只需在标距的45°方向上粘贴1个应变片。为了消除环境因素的影响,通常需要设置补偿片,即在试件的正反两面凹槽之间的中心位置,沿轴向±45°固定4个应变片,将这4个应变片接入全桥测量电路,如图5.12所示。试件中央标距位置的剪切应变值为全桥电路所测得值的一半。通过万能材料力学试验机得到的载荷和应变片测得的剪切应变数据,即可用来求解材料的剪切参数。除了应用应变片,还可以在试件的侧面喷涂不规则的散斑,并采用数字图像相关技术,获得缺口之间的剪切应变分布。

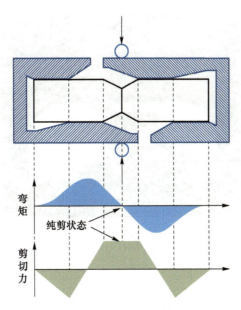

图 5.11　Iosipescu 纯剪切测试法的受力图

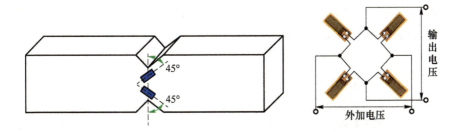

图 5.12　Iosipescu 纯剪切测试应变片的放置及应变片测试电路接法

使用 Iosipescu 法进行纯剪切测试时,剪切力 F 可以由材料力学试验机测得,试件剪切段的应变通过应变片得到。根据剪切应力的定义,可以得到剪切强度 τ_b 为

$$\tau_b = \tau_{\max} = \frac{F_{\max}}{A} = \frac{F_{\max}}{ht} \tag{5.10}$$

式中,$F_{\max}$ 是断裂出现时的剪切力;A 是剪切面的面积;h 是标距的长度(即两个凹槽之间的距离);t 是试件的厚度。

切变模量直接根据线弹性阶段剪切应力和剪切应变的关系求出。切变模量 G 为

$$G = \frac{\tau}{\gamma} = \frac{F}{ht\gamma} \tag{5.11}$$

式中，F 是加载过程中的剪切力；γ 是对应时刻的剪切应变。

4. 微纳力学测试

由于无须对试件的大小和形状作特殊要求、不会损伤样本且测试精度高等优势，纳米压痕技术已成为研究生物材料力学特性的新工具[5]。纳米压痕测试因其只需小尺度（100 nm～10 μm）的压入深度，非常适合研究材料在微/纳米尺度上的力学特性。这项技术已经相当成熟，测试设备的集成度也日益提高。进行压痕测试之前，可以先在感兴趣的区域进行原位扫描和定位，获取局部三维显微图像。纳米压痕仪使得具有特定微观结构（如骨小梁等）的生物材料力学特性测量变得非常便捷。KEYSIGHT G200 纳米压痕仪如图 5.13 所示。

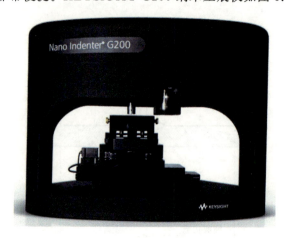

图 5.13　KEYSIGHT G200 纳米压痕仪

测试原理如下。

（1）基本理论

图 5.14 所示为典型的纳米压痕原理及加载-卸载曲线图。压头加载时，原始表面产生变形，压头尖端区域与材料表面贴合。而在远离压头尖端的区域，材料表面和压头表面并未贴合。接触深度 h_c 要小于最大压入深度 h_{max}。在压头卸载后，由于材料发生塑性变形，压痕并不会完全恢复，材料表面会形成残余深度 h_f 的压痕。

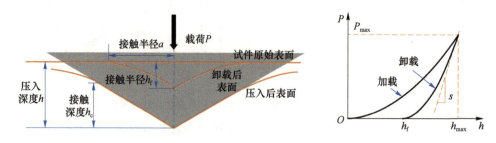

图 5.14　纳米压痕的原理示意图及典型的加载-卸载曲线

目前常用的测试方法是 Oliver - Pharr 法[5]。压痕测试过程中，材料会产生弹塑性变形，而卸载后只有弹性变形能够恢复，因此卸载曲线可以反映材料的弹性恢复过程。Oliver - Pharr 法通过卸载曲线开始阶段材料回弹变形的响应，来计算压头和材料之间的弹性接触刚度 S。通过压头的"面积函数"来确定接触面积 A，再分别根据赫兹弹性接触理论和硬度的定义，计算得到材料的硬度 H 和弹性模量 E。

为了得到压头和材料之间的弹性接触刚度 S,假设在卸载曲线顶部区域(即刚开始卸载时),卸载曲线满足指数关系

$$P = \alpha(h - h_f)^m \tag{5.12}$$

式中,α 和 m 是拟合参数,通常采用最小二乘法拟合卸载曲线顶部 25%~50% 的范围。

在卸载曲线开始阶段进行求导,弹性接触刚度 S 可以表示为

$$S = \left(\frac{dP}{dh}\right)_{h=h_{max}} = \alpha m (h_{max} - h_f)^{m-1} \tag{5.13}$$

压头的接触面积 A 与接触深度 h_c 是相关的,二者存在一定的函数关系,即压头的"面积函数"

$$A = f(h_c) \tag{5.14}$$

对于不同类型的压头,该函数的形式是不同的。例如,理想玻氏压头,$A = 24.56 h_c^2$。但是,由于加工精度局限性和使用过程的磨损,需要对压头面积函数进行修正。目前校准面积函数的方法有两种:①直接法,直接用原子力显微镜测量,建立面积函数,但这种方法实施起来并不方便;②间接法,通过在已知弹性模量和泊松比的标准试件上进行一系列不同压入深度的测试,反推获得接触面积 A 和接触深度 h_c 的散点数据,并通过拟合式(5.15)函数形式的系数,作为压头面积函数的修正参数,

$$A = \sum_{n=0}^{8} C_n h_c^{2\frac{1}{n-1}} \tag{5.15}$$

而接触深度 h_c 与弹性接触刚度 S、压头形状、载荷大小及压入深度相关,可以由式(5.16)计算得出

$$h_c = h_{max} - \varepsilon \frac{P_{max}}{S} \tag{5.16}$$

式中,ε 是与压头形状有关的常数,对于圆柱压头,$\varepsilon = 1$;对于圆锥压头,$\varepsilon = 0.72$;对于球形、抛物形及棱锥形(玻氏、维氏)压头,$\varepsilon = 0.75$。

根据定义,可知被测材料的硬度为

$$H = \frac{P_{max}}{A} \tag{5.17}$$

式中,P_{max} 是最大载荷;A 是接触面积;纳米压痕硬度 H 反映的是材料对接触载荷的承受能力。

假设待测试的样本为各向同性材料,表面为无摩擦的弹性半空间;与刚性压头接触的试件材料产生凹陷变形,且变形与时间无关。根据弹性接触力学理论,压头和被测材料之间的弹性作用可以用约化模量 E_r 来描述

$$E_r = \frac{\sqrt{\pi}}{2\beta} \frac{S}{\sqrt{A}} \tag{5.18}$$

式中,S 是弹性接触刚度;β 是与压头几何形状相关的常数(接触面积形状为圆形的圆锥形和球形压头,$\beta = 1$;接触面积形状为方形的维氏压头,$\beta = 1.012$;接触面积形状为三角形的玻氏压头和立方角压头,$\beta = 1.034$)。

进而被测材料的弹性模量,可由约化模量 E_r、压头及被测材料弹性模量的关系得出

$$\frac{1}{E_r} = \frac{1-\mu^2}{E} + \frac{1-\mu_i^2}{E_i} \tag{5.19}$$

式中,E、μ 分别是被测样本的弹性模量和泊松比;E_i、μ_i 分别是压头的弹性模量和泊松比。

对于金刚石压头，$E_i=1\,141$ GPa，$\mu_i=0.07$。一般工程材料的泊松比 μ 为 $0.15\sim0.35$，分别代入式(5.19)，可分析得出被测样本的泊松比对其弹性模量的计算结果影响很小，所以在不知道样本泊松比的情况下，μ 一般可取 0.25。

综上所述，纳米压痕测试通过最大载荷 P_{max}、最大压入深度 h_{max}、卸载后的残余深度 h_f 及卸载曲线顶部的斜率(即弹性接触刚度 S)这几个关键物理参数，就可以求出测试样本的弹性模量和硬度。

(2) 连续刚度测量法

在上述基本理论介绍中，通过卸载曲线起始点的斜率来计算弹性接触刚度，对应了最大压入深度时的硬度和弹性模量。但是上述方法无法获得弹性模量和硬度随着压入深度的增加而产生的变化。而且对于某些黏弹塑性材料，其卸载曲线的斜率可能出现负值，即出现所谓的"负刚度"，这显然是不对的。

Oliver等人提出的连续刚度测量法(Continus Stiffness Measurement，CSM)最终解决了上述问题，实现了连续计算接触刚度的动态测量方法。其测试原理是在压头加载的输入信号上叠加相对较高频率(一般为 45 Hz)的简谐力(见图 5.15)，并测量压头的简谐位移响应[5]。施加的简谐力保持在较小的水平上，使得压入过程中压头产生的简谐位移的振幅保持在较小的范围($1\sim2$ nm)，从而避免压入过程中材料产生变形。

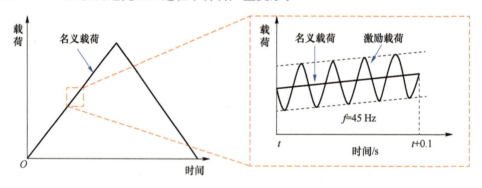

图 5.15　纳米压痕的连续刚度测量法的载荷-时间曲线

如图 5.16 所示，假设压头系统的质量为 m，压头被纳米压痕仪中刚度为 K_s 的弹性结构所支撑。由于纳米压痕仪中压头的运动被严格限制，只有上下方向上 1 个自由度，因此纳米压痕仪整个系统可以用一维简谐振子模型来描述，其动力学方程可以表示为

$$m\ddot{X}+D\dot{Z}+KZ=P(t) \tag{5.20}$$

式中，D 为等效阻尼，$D=D_i+D_s$，D_i 和 D_s 分别表示系统和样品的阻尼；K 为等效刚度，$K=\dfrac{1}{\dfrac{1}{S}+\dfrac{1}{K_f}}+K_s$，$K_f$ 和 S 分别是仪器框架和样品的刚度；$P(t)$ 是随时间变化的载荷函数。

假定载荷函数及其产生的位移可以表示为

$$P(t)=P_0\cdot e^{i\omega t} \tag{5.21}$$
$$Z(t)=Z_0\cdot e^{i(\omega t-\varphi)} \tag{5.22}$$

式中，P_0 为激励载荷的幅值；Z_0 为对应的位移幅值；ϕ 为位移相对于载荷的滞后相位角；$\omega=2\pi f$，为角频率。

将载荷函数和位移函数的表达式代入压头系统的动力学方程，可以得出式(5.23)和式(5.24)

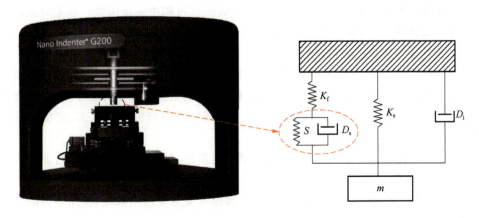

图 5.16 纳米压痕仪的动力学模型

$$\frac{P_0}{Z_0} = \sqrt{(K-m\omega^2)^2+(\omega D)^2} \tag{5.23}$$

$$\tan\varphi = \frac{\omega D}{K-m\omega^2} \tag{5.24}$$

从而可以分别求出等效刚度 K 和等效阻尼 D，进一步可以得出样品的接触刚度和接触阻尼系数，

$$S = \frac{1}{\dfrac{1}{\dfrac{P_0}{Z_0}\cos\varphi - (K_S - m\omega^2)} - \dfrac{1}{K_f}} \tag{5.25}$$

$$D_s\omega = \frac{P_0}{Z_0}\sin\varphi - D_i\omega \tag{5.26}$$

式中，K_f、K_S、m 和 D_i 是仪器自身的参数，而 ω 为测试设置的参数，P_0、Z_0 和 φ 是测试中获得的测量值。因此由式(5.25)、式(5.26)可以得出压入过程中任一时刻的接触刚度 S 和接触阻尼系数 $D_s\omega$，进一步可以得出压入过程中任一时刻的弹性模量和硬度。

5.1.2 样本处理

在生物固体材料力学测试中，样本制备是确保实验结果可靠性的核心环节，其规范性直接决定了测试数据的准确性和实验结果的重复性。以下是在进行生物固体材料力学测试过程中应该注意的一些关键问题。

样本选择。样本的选择应具有代表性，以确保测试结果反映测试对象整体的力学特性。样本应符合研究的目标和问题，例如，以骨材料为例，样本选择需考虑供体年龄、解剖位置及病理状态等内在因素对样本力学性能的显着影响，实验测试样本应该尽量确保这些内在因素的一致性。

样本存储。样本应储存在适当的条件下，避免湿度、温度等环境因素对其力学特性产生影响。对于需低温保存的样本，需通过预处理使样本达到目标测试环境参数（如温度、湿度及载荷条件），典型条件包括常温环境或生理温控环境。样本与测试环境的充分平衡可有效消除温度梯度或载荷波动引发的测试偏差[6]。

样本尺寸和几何形状。样本的尺寸和几何形状应该符合测试方法的要求，可参考国家标准、ASTM 标准和 ISO 标准等规定的样本尺寸和形状。样本的几何形状不合适可能会导致测试结果的不准确性和非一致性。较小的尺寸会导致测试过程中夹持困难。样本应该以一致的方式进行切割和制备，以确保相似性和可比性。应该确保在切割和加工过程中不会引入不均匀应力或损伤样本。应该尽可能避免损伤或改变样本原有的生理结构和性质。

样本编号和标记。为每个样本分配唯一的标签或编号，以便在测试期间进行跟踪和标识。

样本加工和测试过程中的保湿。生物固体材料，特别是组织样本容易干燥，这可能会影响其力学特性。在加工和测试过程中要采取措施来保持样本适当的湿润状态，避免因过度干燥或脱水而损伤到样本的结构以及性质。

样本的处理速度。样本的准备、加工及测试应在最短时限内完成，以减小可能的生物降解对其力学特性的影响。

安全注意事项。在样本制备和处理过程中，要遵守实验室安全规定，使用适当的个人防护装备，如手套、口罩、实验外套等。

在进行生物固体材料力学测试之前，确保充分掌握所需测试方法，并按照相关的标准操作程序准备样本，以确保获得可靠和可重复的测试结果。同时，记录所有相关信息以便进行数据分析。

针对不同的生物力学测试类型，样本处理中应该注意的事项如下。

1. 拉伸/压缩测试

实验试件的制作是材料测试中一个非常重要的步骤，试件制作的好坏对实验结果的影响很大。拉伸试验的测试结果准确可靠，但是试件的形状复杂，加工困难。推荐使用圆形截面试件，这样测试得到的精度比较高，但是试件加工难度也相应地提高了。图 5.17 所示为两种常用的横截面拉伸试件，分别是圆形截面和矩形截面。参照金属材料拉伸测试试件的国家标准 GB/T 22.1，标距 l_0 应该符合公式 $l_0 = k\sqrt{A_0}$，标距 l_0 是实验中试件中央用来测试的平行区段，A_0 是试样初始的横截面积，系数 k 为 5.63 或 11.3。对于直径为 d 的圆形截面，通常可以取 $l_0 = 5d$ 或 $l_0 = 10d$；对于圆形截面平行段，长度 l 应满足 $l \geq l_0 + d$；对于矩形截面平行段，长度 l 应满足 $l \geq l_0 + b/2$。通常试件的外直径 D 是标距段直径 d 的 2 倍。半径 R 应该尽量大，以减小应力集中。对于微观结构相对均匀的材料，实际的标距段直径 d 可以取得比较小，如 3 mm；而内部分布非均匀的多孔材料，为了满足材料的连续性假设，标距段直径必须大于 5 mm。

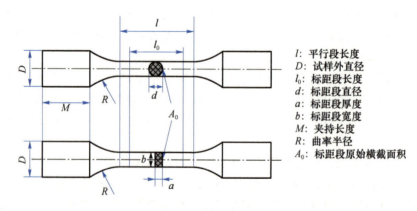

图 5.17 不同横截面的拉伸试件

相对而言，压缩实验操作容易，试件的加工也较简单，由于负重是很多生物固体材料的主要承担功能，且受压为常见工况，因此压缩测试的结果能够很好地反应出材料的性质。通常使用压缩实验来测试多孔生物固体材料的力学特性。

压缩试件通常为柱状,横截面分为圆形和方形两种,如图 5.8 所示。在试件压缩过程中,由于泊松效应,试件的横向的尺寸会增大,这就使得试件两端加载面与夹具之间产生摩擦作用,加载端面附近的材料处于三向应力状态,约束了试件的横向变形。试件越短影响越大,导致实验结果越不准确;但是试件太长又会产生纵向弯矩而失稳,因此压缩测试试件最优的几何形式是高度和直径之比为 2∶1 的圆柱体。另外,很多生物固体材料是具有微孔的多孔材料,为了满足材料的连续性假设,试件的尺寸不能太小,直径最好大于 5 mm。

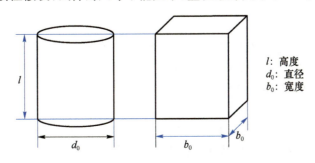

图 5.18　压缩测试试件常用的截面形式

制作出的试件可能还存在一些问题,例如,试件尺寸太小,不能很好地固定到材料力学试验机上;压缩试件上下两个加载面平行度不好,导致实验过程中产生局部应力集中;用于压缩测试的多孔材料试件,在加工过程中不可避免地破坏了端面部分微孔结构,使得实验中试件和加载面的接触面积减小,产生应力集中。对于这些问题,可以通过包埋试件的两端来解决(见图 5.19)。常用的包埋材料是有机玻璃、环氧树脂、低熔点合金(如伍德合金),也可以直接粘在铜帽上。

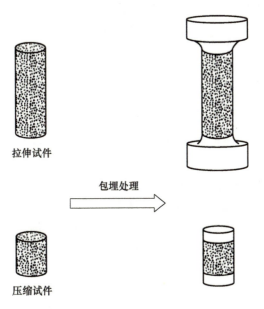

图 5.19　试件端部的包埋处理

对于压缩试件,为了提高测试精度,避免加载面不平行导致的应力集中,除了采用图 5.3 所示的自对准/球形底座压盘夹具,还可以通过图 5.20 所示的方式改进样本包埋端的形状。

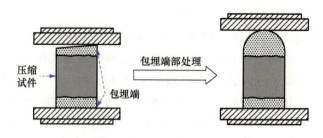

图 5.20　压缩试件包埋端的改进处理

2. 弯曲测试

弯曲测试对样本加工的要求相对较少，和拉伸试件制备时的注意事项是一样的。主要是注意样本的保湿，避免加工过程切削热的影响等。通常试件加工成圆柱体或者长方体，以便于计算横截面惯性矩。其长度最好大于直径（或宽度）的 16 倍，这是为了避免试件内剪切力成为主要应力。

在弯曲测试中，一个重要几何参数是惯性矩 I，它对于弹性模量、强度极限等的计算至关重要。惯性矩与试件横截面几何形状相关。图 5.21 所示为常用截面类型的惯性矩计算公式。图 5.21 中的中性层，表示在整个弯曲过程中其长度是不变的。中性轴是中性层与横截面的交线。

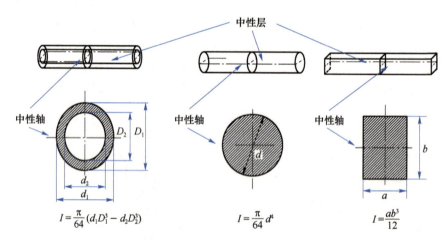

图 5.21　不同横截面惯性矩的计算公式

3. 扭转/剪切测试

扭转测试的试件一般加工成圆柱形状。对于其他截面的试件，如矩形截面，扭转过程中会导致垂直于扭转平面的正应力的产生，使测试结果不准确。扭转测试试件的制备过程应该注意的事项和拉压、弯曲测试的注意事项相同。为了保证样本两端能够牢固地夹持到力学试验机上，应尽量使样本的轴线和试验机扭转的轴线重合。图 5.22 所示为扭转测试的标准试件。对于圆形截面，一般标距 l_0 应该是直径 d 的 5～10 倍，平行段长度 l 应该等于标距 l_0 加上两倍的直径 d。

不规则的样本通常需要对两端进行包埋处理。图 5.23 所示为对骨干包埋后进行扭转测试的试件。常用的包埋材料包括有机玻璃、环氧树脂、低熔点合金（如伍德合金）。包埋的操作和拉伸、压缩试件的包埋操作一样。

扭转测试中，一个重要的几何参数是横截面的极惯性矩。对于圆形截面，极惯性矩 $J=$

$\pi d^4/32$;对于圆环截面,极惯性矩 $J=\pi(D^4-d^4)/32$。

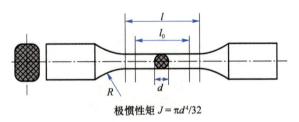

图 5.22　扭转测试标准试件

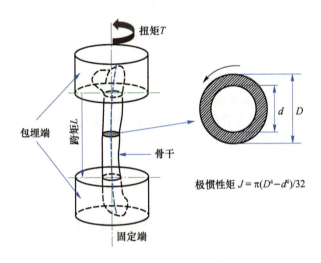

图 5.23　对骨干包埋后进行扭转测试的试件

纯剪切测试适用于小试件的测试。与扭转测试相比,纯剪切测试的结果精度要高,但是试件的制作也相对繁琐一些。试件加工过程要注意样本的保湿,避免加工过程切削热的影响等。常用的纯剪切测试方法很多,图 5.24 所示为 Iosipescu 纯剪切测试法的试件形状。

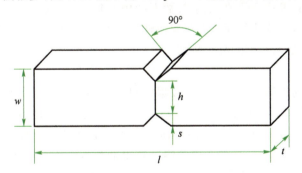

图 5.24　Iosipescu 纯剪切的试件

试件的长度 l 应该在宽度 w 的 4 倍以上。试件上下切口的角度为 90°,深度 s 为宽度 w 的 20%～25%,h 是标距长度。试件的厚度 t 应该小于宽度 w,且大于 2.5 mm。

4. 微纳力学测试

纳米压痕测试技术对于试件的形状、尺寸没有要求,但是对于试件测试面粗糙度及压入深度、压痕间距有一定要求。加工试件时,测试面应该尽量平整,必要时需要进行抛光处理。对于非规则的样本,通常还需要进行包埋处理如图 5.25 所示。包埋时应该注意样本是否对温度敏感,因为树脂包埋过程中会有放热现象,对于温度敏感的样本应该尽量采用低温固化树脂或者其他方式进行包埋固定。

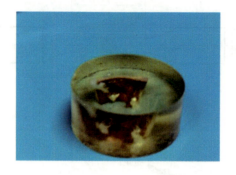

图 5.25 使用树脂包埋的纳米压痕测试试件

测试过程中,为了使得试件测试面的粗糙度对压入深度的影响小于 5%,压入深度应该在粗糙度的 20 倍以上。为了避免基底效应,试件压入方向上的厚度最好大于压入深度的 10 倍,或者大于压痕半径的 6 倍。试件安装时,应该使测试面尽量与压头压入的方向垂直,建议测试面倾斜小于 1°。由于压痕的面积很小,一个试件上可以打很多点,但是压痕点至少应该距离试件边缘 6 倍压痕半径。两个相邻压痕点的间距应该在压痕半径的 10 倍以上。

5.1.3 数据分析

生物固体测试中的数据分析涉及从实验中收集的数据中提取有用的信息,根据具体用途可以分为数据的统计处理和建模分析两个方向。

1. 统计处理

数据的统计处理方法有两大类:统计描述方法和统计判断方法。

(1) 统计描述方法

统计描述方法是用来整理数据和描述数据特征的方法。比如,计算测试数据的平均值、中位数、标准差、相关系数等特征数值,以了解数据的中心趋势、分散程度及相关关系,进而可以揭示测试对象在材料力学特性方面的内在规律性;将测试获得的数据用统计表或者统计图的形式表示出来,以直观展示数据的分布特征。

(2) 统计判断方法

统计判断方法是利用测试对象的样本数据资料对总体的性能进行推论的方法。比如,测试数据的分布规律检验、差异显著性检验(t 检验、卡方检验、秩和检验、方差分析等)、因素分析(一元相关回归分析、多元相关回归、Logistics 回归分析、主成分分析、聚类分析等)。

在数据的分布规律检验中,通常会检验测试获得的数据是否具有正态性。数据正态性检验是确定一个给定数据集是否符合正态分布的统计分析方法。正态性检验通常有两个目的:了解数据的分布特征,如是否接近正态分布;在进行一些统计分析之前,检验数据是否满足正态分布的假设,这是因为很多统计方法都基于这个假设。表 5.1 所示为常用的数据正态性检验方法的假设、适用性和敏感性对比。

表 5.1 常用的数据正态性检验方法的假设、适用性和敏感性对比

检验方法	假设	适用性	敏感性
Shapiro-Wilk 算法	假设数据来自正态分布	小样本数据（通常小于 50 个观测值）	对数据正态性的敏感性较高，适合用于小样本数据
Kolmogorov-Smirnov 算法	不需要假设数据来自特定分布	不限定于正态性检验，适用于各种大小的样本，包括大样本数据	对于正态性检验来说，通常比 Shapiro-Wilk 算法检验更不敏感
Lilliefors 算法	假设数据来自正态分布	与 Kolmogorov-Smirnov 算法类似，但常用于小样本数据的正态性检验	对数据正态性的敏感性较高，适合用于小样本数据
Anderson-Darling 算法	不需要假设数据来自特定分布	适用于各种大小的样本，可以提供较好的综合性评估	相对较敏感
Chen-Shapiro 算法	假设数据来自正态分布	特别适用于小样本数据的正态性检验	对数据正态性的敏感性较高，适合用于小样本数据

测试数据分析中，通常还涉及两组数据之间差异性的比较，其中 t 检验是检测两组数据的均值是否有显著差异且最常用的方法。其一般步骤如下。

1) 确定假设。

零假设（H_0）：两组数据的均值相等，即没有显著差异。

备择假设（H_1）：两组数据的均值不相等，即存在显著差异。

2) 收集数据。

收集两组数据，确保数据满足 t 检验的前提条件，包括以下内容。

独立性——两个样本是相互独立的，一个样本的观测值不会影响另一个样本。

正态性——每个样本的数据应该近似服从正态分布。如果样本较大（通常大于 30），则正态性假设不是那么重要；但对于小样本，正态性假设更为关键。

方差齐性——两个样本的方差应该大致相等。如果方差不齐性（Heteroscedasticity）存在，可能需要使用修正后的 t 检验方法。

3) 计算样本统计量。

分别计算两个样本的均值（$\bar{x}_1$ 和 $\bar{x}_2$）、标准差（s_1 和 s_2）及样本大小（n_1 和 n_2）。

4) 计算 t 值。

使用式(5.27)计算 t 值，即

$$t = \frac{\bar{x}_1 - \bar{x}_2}{\sqrt{\frac{s_1^2}{n_1} + \frac{s_2^2}{n_2}}} \tag{5.27}$$

5) 查找 t 临界值。

根据所选择的显著性水平（通常为 0.05、0.01 或 0.001）和自由度（$df = n_1 + n_2 - 2$）查找 t 分布表，找到 t 临界值。

6) 比较 t 值和 t 临界值。

将计算得到的 t 值与 t 临界值进行比较。如果 t 值大于 t 临界值,那么可以拒绝零假设,认为两组数据之间存在显著差异。如果 t 值小于 t 临界值,那么不拒绝零假设,认为没有足够的证据表明两组数据之间存在显著差异。

7) 计算 p 值。

可以计算 t 统计量的 p 值,该值表示观察到的差异在零假设下出现的概率。如果 p 值小于所选的显著性水平(通常为 0.05、0.01 或 0.001),那么拒绝零假设。

8) 得出结论。

根据统计分析的结果,得出关于两组数据之间差异性的结论。

(3) 异常数据的处理

在一组测试获得的实验数据中,会出现个别测量值与其他大多数测量数据存在较大差异的情况,这些差异较大的个别数据就是可疑测量值。对于可疑测量值的处理,目前科学上存在争议,既不能按照主观判断随意舍弃,也不能不加分析地一概保留。现在已经有一些异常数据的处理准则,如拉依达准则、肖维勒准则、格拉布斯准则、极差法等。下面介绍比较常用的两种处理准则。

1) 拉依达准则。

拉依达准则又称3S准则,不需要查表,使用简便。该准则认为随机误差服从正态分布,数据与平均值的偏差大于3倍标准差 S 的概率只有 0.03%,可以将其剔除。其计算流程如下。①计算数据的平均值、标准差及各数据与平均值之间的偏差;②如果存在偏差大于3倍标准差的数据,则将其剔除;③对余下数据继续计算平均值、标准差及各数据与平均值之间的偏差;④继续审查数据,直到所有数据偏差都小于3倍标准差。拉依达准则舍弃数据较少,结果精度不高,它以测试数据量充分为前提。在样本量较小的情况($n<10$),不建议使用该准则。

2) 肖维勒准则。

肖维勒准则以正态分布为前提,假设多次重复测量所得 n 个测量值中,误差不小于某值 δ 可能出现的概率等于或小于 $1/2n$ 时,该数据应该舍弃,即

$$[1-P(\delta)] \leqslant \frac{1}{2n} \tag{5.28}$$

$$P(\delta) \geqslant \frac{2n-1}{2n} \tag{5.29}$$

肖维勒准则又称半次准则,它表明误差不小于某值 δ 的次数不能超过半次。计算流程如下。①计算数据的平均值、标准差及各数据与平均值之间的偏差 δ;②根据测量次数 n,查肖维勒准则数值表(见表 5.2)获得偏差 δ 与标准差 S 之比的最大值;③根据 δ/S 的最大值计算得出偏差 δ 的最大值;④在偏差 δ 大于 δ_{max} 的数据中,剔除与 δ_{max} 相差最大的一个数据;⑤对余下数据重复步骤①~④,直到满足准则为止。

表 5.2 肖维勒准则数值表

n	δ/S	n	δ/S	n	δ/S
3	1.38	14	2.10	25	2.33
4	1.54	15	2.13	26	2.34

续表 5.2

n	δ/S	n	δ/S	n	δ/S
5	1.65	16	2.16	27	2.35
6	1.73	17	2.18	28	2.37
7	1.80	18	2.20	29	2.38
8	1.86	19	2.22	30	2.39
9	1.92	20	2.24	31	2.50
10	1.96	21	2.26	32	2.58
11	2.00	22	2.28	33	2.64
12	2.04	23	2.30	34	2.69
13	2.07	24	2.32	35	5.74

肖维勒准则在一定程度上弥补了拉依达准则的不足,还考虑了测量次数的因素,在一定程度上比拉依达准则更合理。应该注意的是,对可疑测量值的处理必须非常小心,不恰当地剔除数据会导致测量结果失真,并且会抛弃有价值的数据。

2. 建模分析

建模分析主要有两类。

① 基于数据拟合的模型分析,建立输入数据和输出结果之间的经验性拟合关系,如一次线性关系、多项式拟合等。例如,骨组织弹性模量和 CT 影像灰度之间的经验公式。这种方法一般不清楚或者不关注输入数据和输出结果之间的内在机制,而仅关注数据之间的定量关联。

② 基于理论的模型分析。这种方法一般基于力学和其他专业理论,提出输入数据和输出结果之间的发生过程与机制,建立定量分析的力学模型,并求解分析,如通过测试数据来拟合关节软骨黏弹性的双相力学模型。

5.1.4 实验技术的新进展

生物固体材料力学测试领域正不断受益于新兴技术的进展,这些技术使得研究者能够更深入地了解生物材料的力学特性,以下是一些相关实验技术的新进展和新趋势。

1. 微观力学测试技术

微观力学测试技术允许研究者在微观尺度下探索生物固体材料的性质。这些技术使研究人员能够了解材料在纳米尺度下的弹性、硬度、黏附、摩擦等性质。

原子力显微镜技术是一种基于探针尖端原子与样品表面原子间极微弱的范德尔瓦斯力来实现显微成像的技术,除了用纳米级别的形貌图像采集,还可以用来测量材料表面的力学特性。通过在探针尖端施加微小的力,原子力显微镜可以检测材料表面的力学特性,包括硬度、弹性模量和黏度[7],如图 5.26 所示。近些年通过对测量模式与探针的改进,原子力显微镜已成为研究细胞生物力学的利器,可以实现在生理条件下亚细胞、细胞、组织等多尺度生命物质的力学测量[8]。使用原子力显微镜可以观察和测量细胞表面的形貌和力学特性,如细胞膜的弹性、刚度、黏附力等。这些研究有助于理解细胞的结构和功能。原子力显微镜可以用于研究细胞之间的相互作用,如细胞黏附力和细胞间力的传递。这些研究有助于揭示细胞间相互作用的机制和重要性。

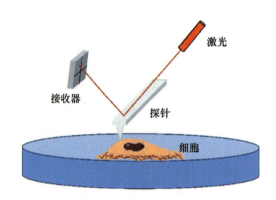

图 5.26　原子力显微镜在细胞生物学中的应用

微观原位力学测试技术通过显微成像仪器（如光学显微镜、扫描电子显微镜、透射电镜、微型 CT（Micro CT）等），在被测试件进行力学特性测试的同时，对被测试件进行连续的实时观测，从而将试件的力学特性参数与显微成像仪器收集的微观形貌结果相结合，有助于研究材料力学特性参数与微观形貌之间的关系，如观测材料微观裂纹的产生与扩展、加载过程中多孔结构的变形等。

2. 在体实时测试技术

传统的材料测试通常需要在实验室中进行，并且可能需要分离并制备出特殊形状的试件，这可能会改变生物固体材料的性质。现在越来越倾向于使用非侵入性的在体实时测试方法，来观察和测量生物材料的力学行为。这些方法可以在生物材料服役的自然环境中进行测试。

生物传感器和微机电系统（Microelectromechanical System，MEMS）是一类微型化的传感器和装置，可以嵌入到生物组织中，以实时监测各种生物力学参数，如压力、应变、温度等。

细胞牵引力显微镜技术（Traction Force Microscopy，TFM）是将细胞培养在软的水凝胶或高分子聚合物等弹性基底表面，通过计算分析弹性基底因细胞产生的变形信息，进而反演求得细胞牵引力场的一种力学生物学定量表征技术。细胞内骨架产生的收缩力可以经由黏着斑传递到弹性基底，细胞与基底之间的作用力称为细胞牵引力（见图 5.27）。细胞牵引力本身并不可见，使用荧光颗粒在基底表面进行标记，通过检测荧光颗粒的位移得出基底的应变场，再反推出细胞对基底的牵引力，可进一步计算得出细胞在弹性基底上运动过程（如细胞黏附、收缩和迁移）中各个时刻牵引力的变化分布。该技术可以实时获取细胞的运动和力学响应，对于研究微环境对细胞的黏壁、迁移、生长分化等生理学功能的影响有极大帮助。

光学相干弹性成像技术（Optical Coherence Elastography，OCE）是一种非侵入性的成像技术，以软组织的弹性模量、切变模量、应力与应变等弹性参量为成像对象，具有微米级别的分辨率和实时成像的特征。光学相干弹性成像技术通过观测软组织在静态或动态载荷激励下光散射的变化，得到软组织的弹性力学特性。

总的来说，新兴的测试技术改善了生物固体材料力学测试的精度和效率，也拓展了测试的广度和深度。这些进展有助于推动生物材料的设计、开发和应用，从而在医学、生物工程和材料科学等领域产生广泛影响。

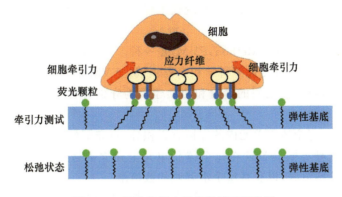

图 5.27 细胞牵引力显微镜原理示意图

5.2 生物固体力学中的数值模拟

生物固体力学中的数值模拟是一种重要的研究方法,用于模拟和分析生物组织、细胞和生物体在受力条件下的力学行为。通过数值模拟,研究人员可以在虚拟环境中调整各种参数,模拟不同工况情景,从而更深入、更全面地获取生物体内部的力学响应,预测不同情况下组织的应力、变形分布和损伤情况[3-4,9]。

5.2.1 常用计算方法

1. 多体动力学法

多体动力学法在生物力学仿真中扮演着重要的角色,它是一种用于研究多体系统中物体的运动和相互作用的数学和计算工具。多刚体动力学数值模拟用于模拟和分析多个刚体在受力条件下的运动和力学行为。这种模拟方法在研究人体运动、生物机械系统和生物体内部相互作用等方面具有广泛应用。这些方法基于牛顿力学的基本原理,包括质点运动定律和动量守恒定律等。

多体动力学法用于研究多个刚体或柔性体的相对运动和相互作用,广泛应用于机械系统、机器人、车辆和航天器的仿真。该方法通过建立刚体之间的几何和物理关系,以及受力和力矩的平衡来模拟系统的动态行为。多体动力学通常涉及非线性动力学、关节、驱动装置和碰撞等复杂问题的数值求解。

生物力学仿真中,多刚体动力学常应用于步态分析、关节力学、运动生物力学等领域,是生物力学研究中的重要工具,可以揭示生物体内部刚体间的相互作用和运动规律,为理解生物力学现象和优化生物系统设计提供有力支持。

2. 有限元法

有限元法是一种数值仿真技术,用于解决复杂的工程和科学问题,特别是在结构力学、固体力学和热传导领域。它将复杂的实体分割成许多小的有限元单元,每个单元都可以近似描述为简单的几何形状,如三角形或四边形。

在有限元分析中,通过将物体的行为建模为每个有限元内的方程,然后将所有有限元的方程组合在一起,可以模拟物体的应力分布、变形和运动。这些方程通常基于物质的力学特性和边界条件。

有限元分析广泛用于设计优化、材料性能分析、结构强度评估、热分析、流体流动和电磁场分析等各种工程和科学领域,能够帮助工程师和研究人员预测和理解实际系统的行为,从而优化设计、减少成本和提高性能。有限元法是现代工程分析和设计的重要工具之一。

3. 有限体积法

有限体积法(Finite Volume Method，FVM)是一种求解偏微分方程的数值计算方法,广泛应用于流体力学、热传导、质量传递等科学和工程领域。FVM 的核心思想是将求解域划分成离散的体积单元,然后将它们之间的通量和源项建模为守恒方程,以描述守恒量(如质量、动量、能量)的变化。

在有限体积法中,每个体积单元内的守恒方程积分,将守恒量的平均值与相邻单元之间的通量相关联。通过这种方式,FVM 在每个体积单元上建立离散的方程,然后使用数值技巧(如迭代方法)求解这些方程,以获得整个求解域的数值解。

有限体积法的优点包括自然的守恒性质、适应性网格能力及对不规则几何形状的适应性,在流体流动、热传导、化学反应、电磁场等各种多物理过程的数值模拟中都有广泛应用。由于其灵活性和可扩展性,FVM 已成为工程仿真和科学研究的强大工具,用于模拟和分析复杂的物理现象。

4. 离散元法

离散元法(Discrete Element Method，DEM)是一种数值模拟方法,用于研究颗粒系统中的力学行为和相互作用。它将颗粒系统视为由一组离散颗粒(如颗粒、颗粒堆或颗粒群)组成的集合,这些颗粒之间通过接触、碰撞和摩擦等相互作用。

在离散元法中,每个颗粒都具有一些基本属性,如质量、形状、尺寸和力学特性。通过模拟颗粒之间的相互作用及它们在时间上的运动,DEM 能够提供颗粒系统的动态行为信息,包括颗粒的位置、速度、加速度和受力情况。

离散元法广泛应用于颗粒材料、岩土工程、颗粒流动、颗粒堆积、颗粒相互作用、粉末冶金和颗粒力学研究等领域。它对于模拟颗粒系统的微观行为、粒子流动、堆积和颗粒间的碰撞具有独特的优势,能够帮助工程师和研究人员理解和优化颗粒系统的性能。DEM 模拟通常需要大规模计算和高性能计算资源,以处理复杂的颗粒系统。

5. 无网格法

无网格法(Meshless Methods)是一类数值计算方法,与传统的有限元法等有网格方法不同,它不需要事先构建网格或剖分网格,而是通过直接在离散数据点上进行计算来近似解决偏微分方程。无网格法的核心思想是通过插值技术或径向基函数来表示解的近似,而不依赖于离散网格。

无网格法在多个领域中得到广泛应用,包括计算流体动力学、结构力学、热传导、生物力学和地质力学等。它具有以下优点。

适用性广泛。无网格法可用于各种复杂几何形状和不规则域的问题,因此在模拟多尺度和复杂系统时非常有用。

灵活性。无网格法允许动态添加或移除节点,适应问题的演化,减少了网格生成和重建的开销。

自适应性。无网格法能够根据问题的特性自适应地改变节点密度,以提高解的精确度。

并行化。由于不需要处理复杂的网格,无网格方法通常更容易进行并行计算。

适用于大变形问题。无网格法能够更自然地处理大变形和断裂等问题。

然而,无网格法也面临着数值稳定性、计算效率和插值误差等挑战,因此在选择数值方法时需要根据具体问题的性质和要求来权衡利弊。

6. 分子动力学法

分子动力学法(Mocecular Dynamic，MD)是一种用于模拟原子和分子之间相互作用的数值方法,以研究物质的宏观性质。在分子动力学模拟中,系统中的每个粒子都受到牛顿力学定律的影响,该方法通过数值积分来模拟其运动。这种方法在材料科学、生物化学和纳米技术等领域用于研究分子结构、材料性质和生物分子的行为。

5.2.2 有限元法简介

有限元法是一种广泛应用于工程和科学领域的数值分析技术,它的原理基于差分方法和变分原理。在生物力学仿真中,有限元法已经成为一种重要的工具,用于研究生物体组织和器官的力学行为、应力分布、变形损伤情况等。

有限元法的基本思想是将连续的物体或区域离散化成有限数量的单元,然后通过数值方法来近似解决这些单元上的方程,最终得到整体系统的行为。以下是有限元法的关键步骤和原理。

问题建模。将要研究的生物体或组织建模为一个有限元模型。这通常涉及将物体离散化为有限数量的单元,如三角形、四边形、立方体等,以便进行数值计算。

离散化。生物体或组织被分割成有限数量的单元,每个单元可以用来近似描述局部行为。这些单元之间通过节点连接起来,形成一个离散的网格。

形函数。每个单元内的位移和变形通常由形函数表示,这些形函数是基于局部坐标系的多项式函数,用于描述单元内的位移分布。

弹性力学原理。有限元法基于弹性力学原理,使用胡克定律来描述材料的弹性行为,包括材料的弹性模量、泊松比和材料特性等参数。

平衡方程。用拉格朗日乘子法或变分原理建立系统的平衡方程,这些方程通常包括力平衡和位移协调等方程。

边界条件。确定适当的边界条件,包括位移边界条件和加载边界条件。

数值求解。通过解离散化的平衡方程,使用数值方法来计算所有单元上的未知位移,最终得到整个系统的解。

有限元法是一种强大的数值分析技术,已成为生物力学仿真中的重要工具。它的基本原理包括问题建模、离散化、形函数、弹性力学原理、平衡方程、边界条件和数值求解。有限元法在生物力学领域的应用涵盖了生物体内力学分析、生物体内变形模拟、人工器官设计和生物体内流体力学等多个方面。通过有限元法,研究人员能够更好地理解生物体内的力学行为,为生物医学工程和临床应用提供了有力支持。

5.2.3 数值模拟的应用

数值模拟在生物力学领域得到了广泛应用,针对不同问题需要采用特定的仿真方法。本节将以脊柱植入物的力学分析为例,介绍有限元仿真在生物力学研究中的应用。

1. 研究背景

以腰背痛及颈痛为代表的脊柱疼痛已成为全球性、社会性健康问题。绝大部分的脊柱疼痛为机械性疼痛,椎间盘退变是最重要的病因。椎间盘退变在人群中具有极高的普遍性,全球每年新增患者人数达到570万。髓核组织位于椎间盘内部,对维持椎间盘高度起到关键作用。髓核组织退变造成的椎间盘高度下降是椎间盘退变的关键机制[10]。

脊柱融合手术是临床治疗椎间盘退变的传统方法,通过刚性固定器械恢复正常椎间高度[11]。然而脊柱融合手术的创伤较大,且易造成相邻节段病变、融合器下沉及异常骨生长等并发症。微创化的治疗方式正成为椎间盘髓核退变治疗的主流,它能够最大程度避免脊柱融合手术治疗给椎间盘带来的不可逆创伤。当前临床及研究中多集中于通过可微创注射的方式将水化材料植入体内,以模拟自体髓核外基质的吸水性,达到恢复椎间盘高度及节段活动度的目的[12]。然而水凝胶等水化材料本身与髓核组织在体力学特性相差较大,无法提供有效支撑,此外,材料植入后受力挤压容易被挤出针孔,导致泄漏,从而引发潜在的安全性问题。新型形状记忆聚合物(如聚十二烷二酸甘油酯,PGD)在力学特性上与髓核相近,而且可以通过温度转变(室温到体温)驱动 PGD 材料几何形状的改变,在理论上可以实现微创植入[13]。并且由 PGD 材料制成的髓核修复支架具有良好的力学适配性,理论上应该能够实现维持椎间盘高度的功能。由于无法直接在人体进行实验,且动物实验无法检测到内部的压力和微创植入伤口处的受力情况,因此可使用数值仿真技术验证上述设想[13]。

2. 研究方法

由于结构及受力与人体腰椎的相似性,新西兰白兔广泛用于腰椎相关的动物实验,本节也以新西兰白兔的 L4～L5 腰椎段作为有限元分析对象,如图 5.28 所示。首先建立 L4～L5 腰椎段的几何模型。将新西兰白兔腰椎部位的 MicroCT 影像数据导入 Mimics 或 Simpleware 软件,根据灰度值对 CT 图像进行分割,并基于分割后的图像重建三维的几何模型。然后将几何模型导入 Geomagic Warp 或者 Rapid Form 等逆向工程软件,对几何模型进行简化和清理,并采用 NURBS 曲面对几何模型拟合腰椎的精确曲面外形。

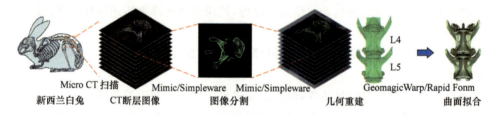

图 5.28　几何模型建立流程

先后使用 Hypermesh 和 Abaqus 软件,将建立的腰椎几何模型分别进行网格划分、材料属性赋予及边界和加载条件的设置,建立如图 5.29 所示的三维有限元模型。模型包括了 L4 和 L5 两个椎体的皮质骨、松质骨、软骨终板及椎体之间的椎间盘。椎间盘由髓核、纤维环及纤维环基质构成。模型各部位的单元类型及其材料参数如表 5.3 所示。图 5.29 展示了模型的冠状面及横切面网格划分情况。

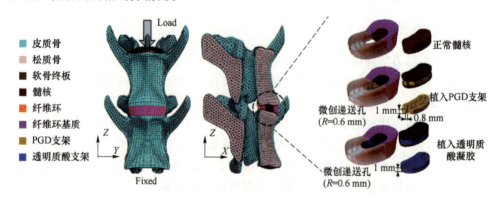

图 5.29　正常及植入不同材料支架的椎间盘有限元模型

表 5.3 腰椎有限元模型各部分的材料参数和单元类型

组成成分	弹性模量/MPa	泊松比	单元类型
密质骨	10 000	0.3	C3D8R
松质骨	200	0.315	C3D8R
软骨终板	23.8	0.4	C3D8H
髓核	1	0.499	C3D8H
纤维环	500	0.35	SFM3D4
纤维环基质	3.4	0.4	C3D8H
PGD	1.163	0.47	C3D8H
透明质酸	0.006 97	0.48	C3D8H

加载条件为在 L4 上端的终板位置施加向下的 10 N 压缩载荷，模拟日常活动对椎间盘部位的压缩工况，在 L5 下端的终板位置完全固定。压缩载荷数值是根据对正常椎间盘的预先模拟加载得到的数据，以便于比较各种椎间盘手术处理组别同正常椎间盘的差异。如图 5.29 所示，设置 3 个椎间盘组，分别为拥有正常髓核的完整椎间盘组（简称正常组），含有 1.2 mm 穿刺孔并植入 PGD 支架的椎间盘（简称 PGD 组），含有直径 1.2 mm 穿刺孔并注入透明质酸凝胶的椎间盘（简称 HA 组）。PGD 组和 HA 组椎间盘纤维环上穿刺孔的直径为 1.2 mm，即为植入/注入支架操作中所需空心针头的尺寸。模拟中 PGD 支架和透明质酸凝胶的弹性模量及泊松比数据如表 5.3 所示。根据如上所述有限元模型进行不同组别椎间盘的模拟加载，得到加载过程中椎间盘纤维环、髓核腔部位的应力分布、压力及材料变形数据。

3. 结果分析

图 5.30 所示为沿着椎体方向施加载荷情况下，新西兰白兔正常的椎间盘和植入髓核支架的椎间盘米塞斯应力分布情况。正常完整的椎间盘，高应力区域出现在纤维环基底前部的内层，靠近髓核的位置。而植入支架的椎间盘，高应力区域后移，出现在纤维环基底后部的内层和外层。从截面图也可以发现，穿刺孔的周围也分布较高的应力。从应力的数值来看，PGD 组的最大米塞斯应力比 HA 组小 12.9%，比正常组高 8%。

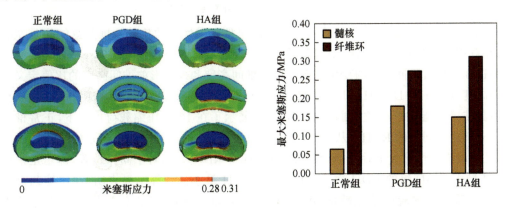

图 5.30 椎间盘的髓核和纤维环基底中的米塞斯应力分布

图 5.31 所示为加载后椎间盘内部的压力分布。髓核富含水分，近似不可压缩，在正常的

椎间盘中,髓核可以承受较高的压力,并将力均匀地传递到周围的纤维环,所以在正常的椎间盘中,受压状态下,高压力区域出现在髓核上。而对于植入支架的椎间盘,高压力区域转移到了纤维环上。从图5.31可以发现,纤维环的后部出现高压力区域,且HA组纤维环上的压力最大。

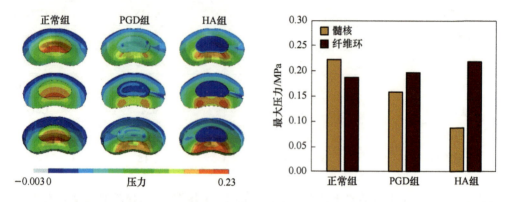

图5.31　椎间盘的髓核和纤维环基底中压力的分布

图5.32所示为加载后椎间盘内部的变形情况。可以看出HA组在植入创口区域产生了较大的变形,比PGD组和正常组相同区域的变形大了2倍以上。而PGD组和正常组在创口区域的变形差不多,都维持在较低水平。手术初期,穿刺孔尚未完全闭合。从图5.32可以看出,髓核腔中的HA被挤压会沿着穿刺孔往外溢出,而PGD支架没有沿孔向外溢出,这更利于手术初期穿刺孔的愈合,以及提升支撑性能。

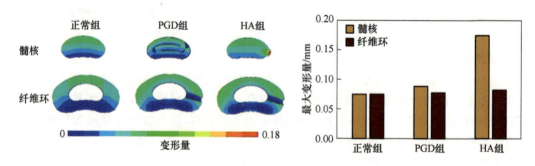

图5.32　椎间盘的髓核和纤维环基底中变形的分布

图5.33所示为正常椎间盘和植入支架的椎间盘支撑性能的比较。椎间盘结构是左右对称的,在对称轴上分别选择前端、中间和后端3个位置(图5.33中的a,b和c),分别检测压缩过程中这3个位置椎间高度的变化。将变形后椎间高度和未变形前椎间高度的比值定义为相对椎间高度(Relative Disc Height,RDH)。当脊柱受到相同的压缩载荷时,RDH越趋向于1,则表明其支撑性能越好,反之,则越差。图5.33展示了在10 N压缩载荷作用下,正常椎间盘及植入支架后椎间盘的RDH。从图5.33中可以发现,不论正常椎间盘还是植入支架的椎间盘,都是前端支撑性能大于后端,即$RDH_a > RDH_b > RDH_c$。而对于同一位置,都是正常模型的RDH最大,PGD组的RDH次之,HA组的RDH最小。计算结果表明,在压缩载荷作用下,相对于透明质酸凝胶填充髓核,用PGD支架来填充髓核,可以使腰椎具有更好的支撑性能。

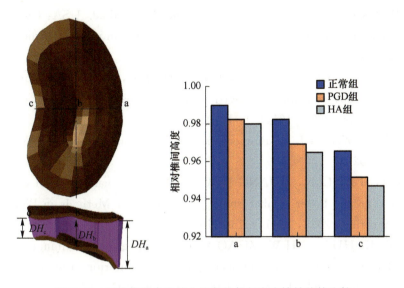

图 5.33 正常椎间盘和植入支架的椎间盘支撑性能的比较

综合上述仿真结果,从生物力学角度来看,在植入初期采用 PGD 支架比注入透明质酸凝胶更具优势。

思 考 题

1. 提高拉伸和压缩实验测试精度的方法有哪些?
2. 基于体积不变假设,推导真应力、真应变与工程应力、工程应变的换算关系。
3. 分别计算图 5.8 所示三点弯曲测试和四点弯曲测试中试件中间位置的弯矩和剪力的大小,并分别画出各自的弯矩图和剪力图。试对比三点弯曲测试和四点弯曲测试的优劣。
4. 为什么纳米压痕测试中试件的泊松比取值的大小对弹性模量的测试结果影响很小?
5. 通过 t 检验比较两组测试数据是否具有显著差异,当测试数据较少时,是否应该对每组数据进行正态性检验?进行正态性检验时,不宜采用哪种检验算法?
6. 对某一物理量测量 10 次的结果是 $x_1=40.8$,$x_2=42.2$,$x_3=42.1$,$x_4=43.9$,$x_5=40.1$,$x_6=41.9$,$x_7=40.7$,$x_8=41.3$,$x_9=41.7$,$x_{10}=40.3$,分别用拉依达准则和肖维勒准则,剔除可疑测量值。

参 考 文 献

[1] 姜宗来,樊瑜波. 生物力学:从基础到前沿[M]. 北京:科学出版社,2010.

[2] 樊瑜波. 生物医用材料力学[M]. 北京:科学出版社,2023.

[3] 樊瑜波,王丽珍. 骨肌系统生物力学建模与仿真[M]. 北京:人民卫生出版社,2018.

[4] FAN Y B, WANG L Z. Biomechanical modelling and simulation on musculoskeletal system[M]. Singapore:Springer Nature, 2022.

[5] 张泰华. 微/纳米力学测试技术及其应用[M]. 北京:机械工业出版社,2005.

[6] STEPHEN C C. Bone mechanics handbook [M]. 2nd ed. USA: CRC Press, 2001.

[7] WHARRY J P, CORDILL M J. New developments in nanomechanical methods[J]. JOM, 2019, 71(10): 3340-3342.

[8] MÜLLER D J, DUMITRU A C, LO GIUDICE C, et al. Atomic force microscopy-based force spectroscopy and multiparametric imaging of biomolecular and cellular systems [J]. Chemical Reviews, 2020, 121(19): 11701-11725.

[9] FAN Y B, WANG L Z. Biomechanics of Injury and Prevention[M]. Singapore: Springer Nature, 2022.

[10] WANG H K, LI N, HUANG H W, et al. Biomechanical effect of intervertebral disc degeneration on the lower lumbar spine [J]. Computer Methods in Biomechanics and Biomedical Engineering, 2023, 26(14):1669-1677.

[11] ZHOU E, HUANG H W, ZHAO Y, et al. The effects of titanium mesh cage size on the biomechanical responses of cervical spine after anterior cervical corpectomy and fusion: A finite element study[J]. Clinical Biomechanics, 2022, 91: 105547.

[12] CLOYD J M, MALHOTRA N R, WENG L, et al. Material properties in unconfined compression of human nucleus pulposus, injectable hyaluronic acid-based hydrogels and tissue engineering scaffolds[J]. European spine journal, 2007, 16(11): 1892-1898.

[13] WANG L Z, JIN K X, LI N, et al. Innovative design of minimal invasive biodegradable poly (glycerol-dodecanoate) nucleus pulposus scaffold with function regeneration[J]. Nature Communications, 2023, 14(1): 3865.

第6章　流体力学基本原理

通常来说,所有能够流动的物质都可以称为流体。若按力学术语来定义,流体是指在任何微小剪切力作用下都能发生连续变形的物质,日常生活中的流体主要指液体和气体。流体力学是力学的一个分支,是研究流体的平衡、运动现象及相关力学行为的科学。按照研究对象的运动方式可分为流体静力学和流体动力学,前者研究静止或者相对静止的流体,后者研究流体运动规律及力对流体运动的影响。按照应用范围,流体力学大致可分为水力学、空气动力学和生物流体力学(Biofluid Mechanics)等类别。

流体力学是人类在认识自然、改造自然的过程中逐步发展起来的。早在古希腊时期,阿基米德就建立了包括物体的浮力定理和浮体稳定性在内的液体平衡理论,奠定了流体静力学的基础。15世纪,意大利画家达·芬奇在著作中谈到水波、管流、水力机械、鸟类飞翔的原理等与流体力学相关的问题。进入17世纪,流体力学迎来蓬勃发展:物理学家、力学奠基人牛顿,研究了在液体中运动的物体所受到的阻力,提出了牛顿剪切力公式和牛顿内摩擦定理;法国科学家帕斯卡,阐明了静止流体中压力的概念;法国工程师皮托,发明了测量流速的皮托管;法国物理学家达朗贝尔,对运河中船只的阻力进行许多实验工作,证实了阻力与物体运动速度之间的平方关系;瑞士数学家欧拉,采用连续介质的概念把静力学中压力的概念推广到运动流体中,建立了欧拉方程,实现了无黏流体运动的微分描述;瑞士物理学家伯努利,从经典力学的能量守恒出发,研究供水管道中水的流动,得到了流体定常运动下的流速、压力、管道高程之间的关系——伯努利方程。欧拉方程和伯努利方程的建立,是流体动力学作为一个分支学科建立的标志,从此开始了用微分方程和实验测量进行流体运动定量研究的阶段。18世纪,法国数学家拉格朗日研究了流体的无旋运动;德国物理学家亥姆霍兹研究了流体的涡旋运动。在上述研究中,流体黏性不起重要作用,即所考虑的是无黏流体。之后,法国科学家纳维和英国科学家斯托克斯,分别于19世纪20年代和19世纪40年代,建立了考虑黏性的流体运动方程,后命名为 Navier-Stokes(NS)方程,奠定了流体动力学的理论基础。

随着飞机和火箭的发明,空气动力学在20世纪迎来蓬勃发展。相比于水力学和空气动力学,生物流体力学的发展相对较晚,但都遵循基本的流体力学规律。总体来说,流体力学的研究内容主要包括4个方面:①建立描述流体平衡和运动规律的基本方程;②确定流体流经各种通道时速度、压强的分布规律;③探求流体运动中的能量转换及各种能量损失的计算方法;④求解流体与限制其流动的固体壁面间的相互作用力。

生物流体力学作为生物力学的重要分支学科,是近50年发展起来的。生物流体力学是生物学、医学、生理学、生物工程、生物医学工程等学科的综合和交叉,尤其与临床医学及人类心血管疾病的预防、诊治等关系密切。流体广泛存在于生物体内,如人和动物心血管中的血液、呼吸道和肺部的空气、泌尿系统中的尿液、淋巴系统中的淋巴液等都是典型的流体。生物流体力学主要研究动物和人体循环、呼吸等生理系统内流体(如血液、气体、尿液、淋巴液和其他体液)的流体力学问题,生物流体的平衡和运动遵循流体力学的基本规律和基本方程,同时又在黏度等关键物理属性上表现出自身独特的特点。

因生物医学工程领域的本科生和研究生大多没有学习流体力学相关的课程,本章简要介绍流体力学的基本概念和基本方程[1-3]，以方便缺少流体力学基础的学生学习本教材的后续内容。

6.1 流体的基本概念和主要物理属性

作为物质的一种形态，流体继承了物质的物理属性（如密度、导热性、可压缩性等），同时又具有流体特有的属性（如黏度等）。流体的主要特征包括①只能承受压力，不能承受拉力，这是流体与固体的典型差异；②即使是在很小的剪切力作用下也会产生流动，直到剪切力消失为止；③没有固定的形状，其形状取决于容器；④流体具有可压缩性；液体可压缩性小，水受压从 1 atm* 增加至 100 atm 时，体积仅减小 0.5%；气体可压缩性大。

根据流体的主要特征，本节将简要介绍流体力学的基本概念，以及与流体运动有关的几个主要固有属性，如密度、黏度、可压缩性等。

6.1.1 流体的基本概念

在流体和流体力学概念的基础上，本节主要介绍流体质点和流体的连续介质模型两个基本概念，这两个概念是定量化地构建流体力学理论的基础概念。

1. 流体质点

从微观上看，由于构成流体的无数分子之间存在间隙，流体是不连续的。但流体力学并不研究流体的微观分子运动，而只研究流体的宏观运动。当所讨论问题的特征尺寸远大于流体的分子平均自由行程时，可将流体视为在时间和空间连续分布的函数，即从宏观上看流体是连续的。例如，1 mm³ 空间内 0℃ 的水包含约 3.4×10^{19} 个水分子，同样体积和温度的空气里包含约 2.7×10^{16} 个分子，如此大量的分子完全可以使用平均参数来描述其运动和动力学特征。

由上述宏微观两种视角，可引出流体质点的定义：流体质点是体积无限小但又包含大量分子的流体微团。从宏观上看，该微团与流动所涉及物体的特征长度相比，尺度充分小，在数学上可以作为一个点来处理。从微观上看，该微团和分子的平均自由行程相比又充分大，包含足够多的分子，使得这些分子共同物理属性的统计平均值有意义。

流体质点是研究流体的机械运动所取的最小流体微元。

2. 流体的连续介质模型

流体的连续介质模型，是指在研究流体时不必去研究流体的微观分子运动，而只研究描述流体运动的宏观物理属性（如密度、压强、速度、温度、黏度等），因此将不考虑分子间存在的间隙，而把流体视为由无数连续分布的流体微团组成的连续介质。

按照连续介质模型，流体的密度、压强、速度和温度等物理量在时间和空间上都是连续分布的，是空间坐标和时间的单值连续可微函数，这样可以用解析函数的诸多数学工具去研究流体的平衡和运动规律，为流体力学的研究提供了很大的便利。

在流体力学问题中，也有不满足连续介质模型的情况，例如：①超声速气流中可能出现的激波，会使解析函数不适用；②稀薄大气中的飞行器，其分子自由行程和飞行器的尺寸可比拟；③毛细血管中流动的血液，其中红细胞尺寸大、数量多，在毛细血管中会挤压变形并隔断血浆，因此无法视作连续介质。

---

* 标准大气压，1 atm=101.325 kPa。

6.1.2 流体常用物理属性

1. 密度

密度是所有物质的基本属性,流体的密度(ρ)是指流体的质量在空间的密集程度,单位为 kg/m³。

对于均质流体,

$$\rho = \frac{m}{V} \tag{6.1}$$

式中,m 是流体的质量,kg;V 是流体体积,m³。

对于非均质流体,可用极限的概念来定义流体密度,

$$\rho = \lim_{dV \to 0} \frac{dm}{dV} \tag{6.2}$$

2. 黏性

流体的黏性是流体抵抗变形的能力,是流体运动时产生机械能损失的根源,是流体区别于其他类型物质的主要属性之一。

力学奠基人牛顿最先完成了关于流体黏性的定量描述和实验。牛顿黏性应力实验的设计如图 6.1 所示,在水平实验台上放置一块光滑平板,其面积为 A,该光滑平板与实验台之间存在高度为 h 的缝隙,缝隙中填满液体。然后,以速度 U 水平拉动光滑平板,测得所需的拉力是 F。实验结果表明,拉力 F 与光滑平板的面积 A 和拉动光滑平板的速度 U 成正比,与间隙 h 成反比。对实验数据进行简单处理,可获得拉力 F 与其他几个变量之间的关系,满足牛顿剪切应力公式,

$$F = \mu A \frac{U}{h} \tag{6.3}$$

式中,μ 为流体的动力黏度,Pa·s,是流体的固有属性,与流体的种类、温度、压强有关,在一定的温度和压强下是常数;U/h 是速度梯度,s⁻¹,表示在速度的垂直方向上单位长度的速度增量;A 为玻璃板与实验台之间的接触面积,m²。

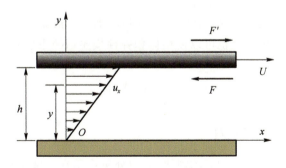

图 6.1 牛顿黏性应力实验

将式(6.3)中方程两侧同时除以接触面积 A,方程左侧 F/A 代表流体的剪切应力,用希腊字母 τ 表示,单位为 N·m⁻²。流体剪切力 τ 是指流层间单位面积上的内摩擦力,

$$\tau = \frac{F}{A} = \mu \frac{U}{h} \tag{6.4}$$

式(6.4)是假设图 6.1 所示速度梯度 U/h 为常值的情况;当速度梯度为非线性速度分布时(见图 6.2),牛顿黏性应力公式可采用微分形式,

$$\tau = \mu \frac{\delta u_x}{\mathrm{d}y} \tag{6.5}$$

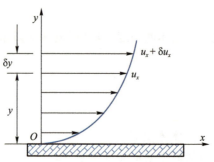

图 6.2　速度梯度的非线性分布

上述牛顿黏性应力公式里的黏度是动力黏度,除此之外,运动黏度也是一个的常用物理量,运动黏度 ν 是动力黏度与密度的比值,即 $\nu = \mu/\rho$,单位为 m^2/s。

流体黏性的形成原因主要有两个:①流体分子间的引力在流体微团相对运动时形成黏性;②流体的分子热运动在不同流速流层之间的动量交换形成黏性。对液体来说通常是前者,对气体来说通常是后者,因此随着温度的升高,液体黏性会降低,而气体黏性会增加。

综上可知,当流体黏度为常值时,各流层间的剪切应力和速度梯度成正比。这种剪切应力和流体的速度梯度成正比的流体,即满足牛顿黏性应力公式的流体称为牛顿流体。不满足牛顿流体定义的流体,通常称为非牛顿流体。

3. 可压缩性

在一定的温度下,压强增高时流体体积缩小的性质称为可压缩性。流体的可压缩性可以用体积压缩率或者体积弹性模量来度量。体积压缩率(κ)是指在一定温度下单位压强增量引起的体积变化率,单位为 Pa^{-1},即

$$\kappa = -\frac{\delta V}{V \delta p} \tag{6.6}$$

式中,δp 为压强增量;δV 为体积的变化量。

κ 值大的流体,容易压缩;κ 值小的流体,不容易压缩。一般来说,气体的可压缩性高于液体的可压缩性。流体的可压缩性也可以使用体积弹性模量(K)来度量,体积弹性模量是体积压缩率的倒数,即

$$K = \frac{1}{\kappa} = -\frac{V \delta p}{\delta V} \tag{6.7}$$

6.1.3　作用在流体上的力

为了研究流场中流体的平衡和运动规律,必须分析作用在流体上的力。作用在流体上的力按其作用方式的不同,可分为表面力和体积力。

表面力是指在流体区域任取截面以获得一个流体分离体时,分离体以外的物体作用在分离体截面上的作用力,又称面积力。典型表面力包括表面压力、剪切力等。

体积力是指某种力场作用在全部流体质点上的力,常见的体积力有重力、惯性力(根据达朗贝尔原理虚加在加速运动体上的力)等。

6.2 流体静力学简介

流体静力学研究的是流体平衡的规律,包括①流体平衡的条件及压强分布规律;②研究流体与固体间的相互作用及其工程作用。在研究流体平衡时,通常将地球选作惯性坐标系,相对于惯性坐标系没有运动的状态,称为静止或者平衡状态。相对于非惯性坐标系(如加速运动的车辆上附着的坐标系)没有运动的流体,处于相对静止或者相对平衡状态。

6.2.1 静压强与流体静平衡

1. 流体静压强及特性

根据流体的力学定义,即使存在微小的剪切应力,流体也会运动。所以,当流体处于静止或相对静止状态时,作用在流体上的力只有法向应力,没有切向应力。此时的法向应力就是沿作用面内法线方向的静压强,用符号 p 表示,单位为 Pa。流体的静压强具有两个典型的特性:①流体静压强的方向沿作用面的内法线方向,如图 6.3 所示;②静止流体中任一点流体静压强的大小与作用面在空间的方位无关,是点坐标的连续可微函数。

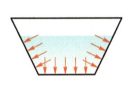

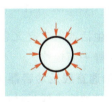

图 6.3 流体静压强的方向沿作用面的内法线方向

2. 流体平衡方程式

在静止流体中取一边长分别为 δx、δy、δz 的微元,中心点为 $a(x,y,z)$,该点的密度为 ρ,静压强为 p,作用在该流体微元上的 x 轴向体积力为 f_x,如图 6.4 所示。该流体微元在 x 轴向的受力平衡方程可表示为

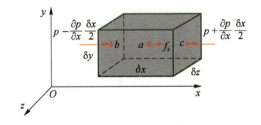

图 6.4 处于静平衡状态的流体微元 x 轴向受力图

$$\left(p-\frac{\partial p}{\partial x}\frac{\delta x}{2}\right)\delta y\delta z-\left(p+\frac{\partial p}{\partial x}\frac{\delta x}{2}\right)\delta y\delta z+f_x\rho\delta x\delta y\delta z=0 \tag{6.8}$$

整理后可得

$$f_x-\frac{1}{\rho}\frac{\partial p}{\partial x}=0 \tag{6.9}$$

同理可得

$$f_y - \frac{1}{\rho}\frac{\partial p}{\partial y} = 0, f_z - \frac{1}{\rho}\frac{\partial p}{\partial z} = 0 \quad (6.10)$$

式(6.9)和式(6.10)共同构成了流体平衡方程式,其矢量形式可表达为

$$\boldsymbol{f} - \frac{1}{\rho}\nabla \boldsymbol{p} = 0 \quad (6.11)$$

式中,∇是 Nabla 算子,表达了梯度向量的几何含义。

3. 压强差公式和等压面

利用流体平衡方程式,可推导出流体区域内任意两点之间的压强差公式

$$\mathrm{d}p = \rho(f_x\mathrm{d}x + f_y\mathrm{d}y + f_z\mathrm{d}z) = \rho \boldsymbol{f} \cdot \mathrm{d}\boldsymbol{r} \quad (6.12)$$

式中,d**r** 是流体区域内任意两点之间的位移矢量。

静止或相对静止的流体中,由压强差为 0 的点所构成的面(平面或曲面),称为等压面,即等压面上所有流体质点所具有的压强相等,由此可得

$$\boldsymbol{f} \cdot \mathrm{d}\boldsymbol{r} = 0 \quad (6.13)$$

式(6.13)所表达的物理意义是,在静止流体中,作用于任一点的质量力垂直于经过该点的等压面。

6.2.2 流体相对静平衡

本节以日常生活或医工交叉领域中常见的水平等加速直线运动和等角速旋转运动为例,介绍流体的相对静平衡规律。

1. 水平等加速直线运动容器中液体的相对平衡

考虑一个做匀加速直线运动的容器,其中存储一定量的液体,容器顶端有孔与大气连通,如图 6.5 所示。在水平等加速直线运动中,作用在容器中液体上的质量力包括重力和依据达朗贝尔原理施加在流体上的惯性力。将质量力代入等压面方程,即代入式(6.13),并进行积分,可获得水平等加速直线运动容器中液体的等压面方程,即

$$ay + gz = C \quad (6.14)$$

即水平等加速直线运动容器中液体的等压面是一个平面,该平面与水平面的夹角是 $\arctan(a/g)$。

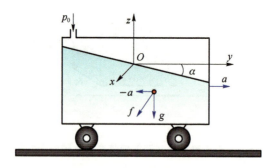

图 6.5 水平等加速直线运动容器中的液体相对静平衡

结合等压面公式(6.14)和压强差公式(6.12),可获得水平等加速直线运动容器中液体内任一点的压强

$$p = p_0 + \rho g h \quad (6.15)$$

其物理含义是,水平等加速直线运动容器中液体内任一点的压强,等于容器内大气压力 p_0 与

该点至自由液面竖直距离(h)的液体静压强($\rho g h$)之和。

2. 等角速旋转容器中液体的相对平衡

与水平等加速直线运动相比,等角速旋转容器在医工交叉领域更为常见,典型的如细胞实验用的离心机。考虑一个做等角速旋转的容器,其中盛有一定量的液体,容器上端开口并与大气相连,如图 6.6 所示。类似地,在这个等角速旋转容器中作用在液体上的质量力也包括重力和依据达朗贝尔原理施加在流体上的惯性力(离心力)。将质量力代入等压面方程式(6.14)并进行积分,可获得等角速旋转容器中液体的等压面方程,即

$$\frac{\omega^2 r^2}{2} - gz = C \tag{6.16}$$

由此可见等角速旋转容器中液体的等压面方程为一个抛物面方程。

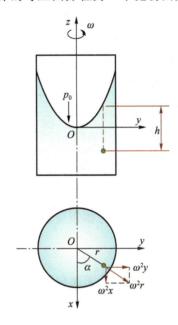

图 6.6　等角速运动容器中的液体相对静平衡

结合等压面公式(6.14)和压强差公式(6.12),可获得等角速旋转容器液体中任一点的压强与式(6.15)相同。其物理含义也是类似的,即等角速旋转容器液体中任一点的压强,等于容器内大气压力 p_0 与该点至自由液面竖直距离(h)的液体静压强($\rho g h$)之和。

6.3　流体动力学简介

流体动力学的主要任务,是描述流体运动参数在流场中各个不同空间位置上随时间连续变化的规律。与流体静力学的研究对象相比,流体动力学关注的主要参数还包括速度和黏度。描述流体运动的方法主要有两种:一种是以流体质点的运动作为研究对象的拉格朗日法,另一种是以空间位置上的流体运动规律为研究对象的欧拉法。由于拉格朗日法在描述流体运动时存在一系列难题,故在工程应用上主要采用欧拉法。

6.3.1　流体动力学的一些基本概念

在介绍流体动力学的主要方程之前,先介绍流体动力学中的几个基本概念。

1. 定常和非定常流动

若流场中流体的运动参数不随时间而变化，而仅是位置坐标的函数，则这种流动称为定常流动；若流场中流体的运动参数不仅是位置坐标的函数，还随时间变化，则这种流动称为非定常流动。

2. 一维、二维和三维流动

流场中流体的运动参数仅是一个坐标的函数的流动称为一维流动，流体运动参数是两个坐标的函数的流动称为二维流动，流体运动参数依赖于三个坐标的流动称为三维流动。

3. 迹线和流线

迹线是一个流体质点在空间中运动时所描绘出的曲线，这是基于拉格朗日法的定义。流线则是基于欧拉法，一条流线上的不同点对应的是流场中同一时刻的不同质点，流线上任意一点的切线方向恰为该点的瞬时速度方向。

4. 有效截面

流场中处处与流线相垂直的截面称为有效截面，如图 6.7 所示。

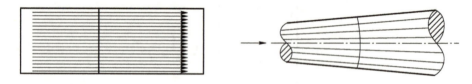

图 6.7 直圆管和锥形管中的有效截面

5. 体积流量和质量流量

单位时间内通过有效截面的流体体积称为体积流量。类似地，单位时间内通过有效截面的流体质量称为质量流量。

6. 平均流速

通过某一有效截面的体积流量除以有效截面面积得到的流速称为平均流速。

6.3.2 连续性方程

连续性方程是从质量守恒定律中推导出来的，常用的连续性方程有积分形式和微分形式两种。对于无分叉管道内的不可压缩流动，如图 6.8 所示。积分形式的连续性方程通常表达为

$$vA = C \tag{6.17}$$

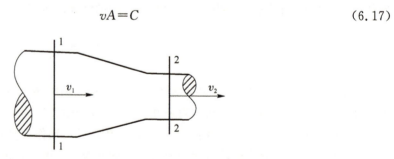

图 6.8 无分叉管道内不可压缩流体的连续性方程示意图

式中，v 为有效截面处的平均流速；A 为有效截面的面积。

式(6.17)的物理意义是，对于无分叉的管道内流，流速与面积的乘积是定值，即流速和面

积成反比。对于有多个流入截面和多个流出截面的内部不可压缩流动,积分形式的连续性方程可表达为

$$\sum_i v_{\text{in},i} A_{\text{in},i} = \sum_j v_{\text{out},j} A_{\text{out},j} \tag{6.18}$$

积分形式的连续性方程适合于不可压缩流体管内流的工程估算,而流体运动中质量守恒定律的更精确描述是连续性方程的微分形式

$$\frac{\partial \rho}{\partial t} + \left[\frac{\partial(\rho u_x)}{\partial x} + \frac{\partial(\rho u_y)}{\partial y} + \frac{\partial(\rho u_z)}{\partial z}\right] = 0 \tag{6.19}$$

式中,u_x, u_y, u_z 分别代表 x, y, z 三个轴向的速度。

对不可压缩流体的定常流动来说,式(6.19)可简化为

$$\frac{\partial u_x}{\partial x} + \frac{\partial u_y}{\partial y} + \frac{\partial u_z}{\partial z} = 0 \tag{6.20}$$

6.3.3 伯努利方程

动能定理是自然界中物质运动的普遍规律,伯努利方程是这一定律在流体力学中的应用。考虑做一段管道内有不可压缩流体在做定常流动,在流动的上下游分别有 1 和 2 两个有效截面,两个截面的水平高度分别为 z_1 和 z_2,平均流速分别为 v_1 和 v_2,压强分别为 p_1 和 p_2,如图 6.9 所示,则伯努利方程可表达为

$$z_1 + \frac{u_1^2}{2g} + \frac{p_1}{\rho g} = z_2 + \frac{u_2^2}{2g} + \frac{p_2}{\rho g} + h_w \tag{6.21}$$

式中,每一项都表示单位质量流体所具备的机械能,单位是 m,即长度或者距离的量纲。

式(6.21)中 z_1 和 z_2 分别代表有效截面 1 和有效截面 2 处单位质量流体所具有的位置势能,$\frac{u_1^2}{2g}$ 和 $\frac{u_2^2}{2g}$ 分别代表有效截面 1 和有效截面 2 处单位流体所具有的动能,$\frac{p_1}{\rho g}$ 和 $\frac{p_2}{\rho g}$ 分别代表有效截面 1 和有效截面 2 处单位流体所具有的压力势能,h_w 代表单位质量流体克服摩擦阻力所消耗的机械能。

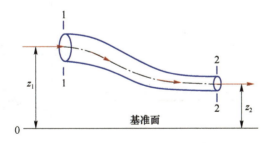

图 6.9 不可压缩流体的伯努利方程示意图

实际流体伯努利方程的物理含义是,流体沿管道从一个断面流到另外一个断面时,位置势能、压力势能与动能可以相互转化,在流经前一个断面时流体所具有的单位质量流体的总机械能,应等于它流经后一个断面时所具有的单位质量流体的机械能,与流经两个断面时的阻力损失之和。若流体黏度为零,即理想流体,则流体流经两断面时的阻力损失 h_w 为零,此时总机械能守恒。

6.3.4 动量守恒方程

在需要确定流体与外界的相互作用力时,连续性方程和能量方程都无法解决,需要引入动

量方程。动量方程是自然界的动量定理在流体力学中的应用。工程流体力学中的动量守恒方程可分为积分形式和微分形式两种,分别如式(6.22)和式(6.23)所示。

$$\sum \boldsymbol{F} = \rho q_v \cdot \left(\sum \beta_{out} \boldsymbol{v}_{out} - \sum \beta_{in} \boldsymbol{v}_{in} \right) \tag{6.22}$$

式中,q_v 是体积流量,m^3/s;v_{in},v_{out} 分别是管道入口和出口的平均流速矢量,m/s;β_{in},β_{out} 分别是管道入口和出口的形状系数。

$$\frac{\partial \boldsymbol{u}}{\partial t} + (\boldsymbol{u} \cdot \nabla)\boldsymbol{u} = \boldsymbol{f} - \frac{1}{\rho}\nabla p + \frac{\mu}{\rho}\nabla^2 \boldsymbol{u} \tag{6.23}$$

式中,$\boldsymbol{u}$ 是速度矢量,m/s;$\boldsymbol{f}$ 是体积力矢量,N/m^3;ρ,μ 分别是流体的密度和黏度。

式(6.23)所示 NS 方程中的各项具有明确的物理意义,其中 $\frac{\partial \boldsymbol{u}}{\partial t}$ 是速度矢量的时变项,$(\boldsymbol{u} \cdot \nabla)\boldsymbol{u}$ 是对流项,$\boldsymbol{f}$ 是体积力,$\frac{1}{\rho}\nabla p$ 是压力梯度项,$\frac{\mu}{\rho}\nabla^2 \boldsymbol{u}$ 是黏性扩散项。

动量守恒方程的积分形式在工程应用中,对于定常流动,当已知控制体界面上的流动参数后,就能求出总力的分量和平均速度,而不必深究控制体内各处流动的详细情况,给一些工程问题的求解带来便利。但是积分形式的动量守恒方程不能用于得到流动区域控制体内各处流动的细节,而这些细节对深入研究流体运动是非常重要的。当需要流动细节时,就需要使用微分形式的动量守恒方程,这一方程分别由流体力学家 Navier 和 Stokes 分别独立推导,因此也称 Navier – Stokes 方程或 NS 方程。

6.3.5 流体的运动状态与流动阻力

流体运动的典型状态包括层流、湍流和介于二者之间的过渡态,可通过经典的雷诺实验进行观测,如图 6.10 所示。在雷诺实验中,层流表现为流线相互平行,着色流束为明晰细小的直线;在过渡态时,流体质点的运动处于不稳定状态,而着色流束开始出现明显的震荡;处于湍流状态时,流体质点做复杂的无规则运动,着色流束与周围流体质点混合,颜色扩散至整个管道。

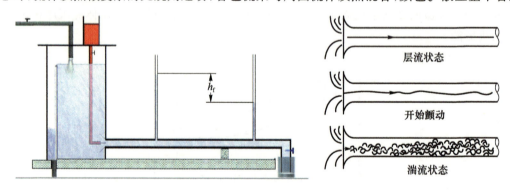

图 6.10 雷诺实验装置和典型流体运动状态示意图

流体的运动状态与流体本身的流速和物理属性,以及流动区域的几何特征直接相关,可用雷诺数进行大致的区分。雷诺数的定义式为

$$Re = \frac{\rho v d}{\mu} = \frac{v d}{\upsilon} \tag{6.24}$$

式中,d 是管道直径;v 是流体的平均流速。

当雷诺数小于下临界雷诺数时,流体处于层流状态;当雷诺数高于上临界雷诺数时,流体处于湍流状态;当雷诺数位于下临界雷诺数和上临界雷诺数之间时,流体处于过渡态。对于光滑圆管的管内流来说，下临界雷诺数和上临界雷诺数分别约为 2 320 和 13 800。在工程上，一般以 2 000 作为层流和湍流的分界线，即当雷诺数小于 2 000 时，流体处于层流状态；当雷诺数高于 2 000 时，流体处于湍流状态。

流动阻力是实际流体在流动过程中产生的阻力。在一个流体区域中，当流线为直线且相互平行时，这种流动称为均匀流动，否则称为非均匀流动。在均匀流动中，流体所受到的阻力只有因流体黏性形成阻碍流体运动的摩擦阻力，这种阻力导致的单位质量流体的能量损失，称为沿程损失（h_f）。沿程损失可用式(6.25)来计算，

$$h_f = \lambda \frac{l}{d} \frac{v^2}{2g} \tag{6.25}$$

式中，λ 是沿程阻力系数，与雷诺数和管道表面的粗糙度有关，是一个无量纲数。

类似地，在一个流体区域中，当过流断面的流动方向改变、速度重新分布，由此导致流体质点间动量交换而产生的阻力称为局部阻力。单位质量流体的局部能量损失称为局部损失（h_r）。局部损失可以用式(6.26)来计算，

$$h_r = \zeta \frac{v^2}{2g} \tag{6.26}$$

式中，ζ 是局部阻力系数，与雷诺数、流体属性和流动区域的几何特征有关。

著名的泊肃叶流，即无限长直圆管内的层流流动，是典型的均匀流动。泊肃叶流的体积流量和上下游截面之间的压差成正比，即满足如下关系，

$$q_v = \frac{\Delta p}{R} = \frac{\Delta p \cdot \pi r_0^4}{8\mu l} \Rightarrow R = \frac{8\mu l}{\pi r_0^4} \tag{6.27}$$

式中，Δp 是上下游过流断面之间的压降，l 是上下游过流断面间的长度，R 是上下游过流断面之间管道的总流阻，r_0 是管道半径。对照式(6.25)和式(6.27)可以得出，泊肃叶流的沿程阻力系数

$$\lambda = \frac{64}{Re} \tag{6.28}$$

6.3.6 流动分离

流动分离是指主流与壁面之间出现明显脱离的现象，流动分离区域的几何特征可由分离点和分离区域的大小来定义，如图 6.11 所示的血管分叉处的流动分离区域。流动分离区域的判别可采用壁面上沿主流方向（假设为 x 方向）的压力梯度来判断：当壁面附近的 $\mathrm{d}p/\mathrm{d}x<0$ 时，未发生流动分离；当 $\mathrm{d}p/\mathrm{d}x\approx 0$ 时，即将发生流动分离；而当 $\mathrm{d}p/\mathrm{d}x>0$ 时，已出现流动分离。流动分离是常见的流动现象，尤其在血流动力学中具有丰富的生理学意义。

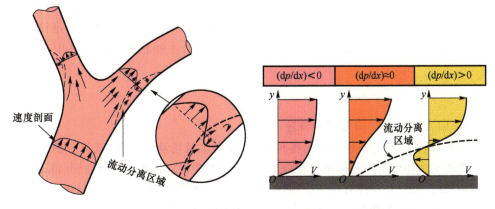

图 6.11　血管分叉处的流动分离区域及判断方法示意图

6.4 量纲分析简介

相似原理和量纲分析是工程流体力学中重要的原理和方法,本节简要介绍量纲分析的基本概念和原理,供有需求的学生选修。

6.4.1 流动的力学相似

当两个流场在流动空间的各对应点和各对应时刻,表征流动过程的所有物理量各自互成比例时,可称这两个流场是力学相似的。流动的力学相似需同时满足几何相似、运动相似和动力相似3个基本条件,分别指描述几何形状的物理量(如长度、面积、体积等)、描述运动状态的物理量(如速度、加速度、体积流量等)和描述动力特征的物理量(如质量力、表面力、动量等)各自互成比例。

几何相似是指模型和原型的全部对应线性长度的比值为定常数,即

$$\begin{cases} \dfrac{L'}{L} = \dfrac{l'}{l} = \dfrac{h'}{h} = C_l \\ C_A = \dfrac{A'}{A} = \dfrac{l'^2}{l^2} = C_l^2 \\ C_V = \dfrac{V'}{V} = \dfrac{l'^3}{l^3} = C_l^3 \end{cases} \quad (6.29)$$

式中,C_l、C_A 和 C_V 分别是长度比例尺(相似比例常数)、面积比例尺和体积比例尺。

运动相似是指满足几何相似的流场中,对应时刻、对应点流速和加速度的方向一致,大小比例相等,即它们的速度场和加速度场相似。相应也有时间比例尺、速度比例尺、加速度比例尺、体积流量比例尺、运动黏度比例尺的定义,其中长度比例尺和速度比例尺可以确定所有运动学量的比例尺,具体定义方式可参考相关专业书籍。

动力相似是指两个运动相似的流场中,对应空间点上、对应瞬时,作用在两个相似几何微团上的力的作用方向一致、大小互成比例。相应也有力比例尺、力矩比例尺、压强比例尺、功率比例尺和动力黏度比例尺等定义,具体定义方式可参考相关专业书籍。模型与原型的密度比例尺、长度比例尺和速度比例尺是动力相似的3个基本比例尺,可用于确定所有动力学量的比例尺。

6.4.2 动力相似准则

动力相似准则是指在几何相似的条件下,两种物理力保证相似的条件或者准则。当模型与原型的动力相似,其牛顿数必然相等,反之亦然,这就是牛顿相似准则。其中牛顿数的定义为

$$Ne = \dfrac{F}{\rho l^2 v^2} \quad (6.30)$$

式中,F 是作用力;l 是长度;v 是平均流速。

流场中有各种性质的力,但不论是哪种力,只要两个流场动力相似,就都要服从牛顿相似准则。常用的动力相似准则包括重力相似准则(弗劳德准则)、黏性力相似准则(雷诺准则)、压力相似准则(欧拉准则)、弹性力相似准则(柯西准则)、表面张力相似准则(韦伯准则)和非定常性相似准则(斯特劳哈尔准则)等,具体内容可参考流体力学专业书籍。

6.4.3 流动相似条件

流动相似是指在两个流场的对应点上、对应瞬时,所有物理量都成比例,因此相似流动必然满足以下条件:①任何相似的流动都属于同一类的流动,相似流场对应点上的各种物理量,都应描述为相同的微分方程;②相似流场对应点上的各种物理量都有唯一确定的解,即流动满足单值条件;③由单值条件中的物理量所确定的相似准则数相等。

思 考 题

1. 简述你对流体质点这一概念的理解。
2. 论述牛顿黏性应力实验和公式的本质及各主要物理量的含义。
3. 一个身高约为 1.8 m 的男性,假设其心脏水平的动脉血压约为 100 mmHg*,估算其足部动脉血压。
4. 一个半径 $r=10$ cm 的圆柱形腔,水从中心处缓慢流入,入口压强 $P_0=1\,000$ Pa,出口位于圆柱形腔的外周处。当此圆柱形腔分别以 20 rad/s 和 40 rad/s 绕中心轴旋转,求出口处的流体静压各是多少?
5. 论述你对欧拉法和拉格朗日法的理解。
6. 一段长 0.3 m,锥缩度为 0.5°的直圆血管,中间无任何分支,已知入口血流速度为 0.3 m/s,求出口流速。
7. 图 6.12 所示的水箱,上端水面直通大气(即压力为 1 个大气压),出水口 B 连接抽真空环境(即压力为 0 Pa),水面 A 距出水口的距离 h 维持在 0.5 m。水面 A 截面面积为 10.0 m²,出水口 B 截面面积为 0.001 m²。求出水口 B 处的水流速度。

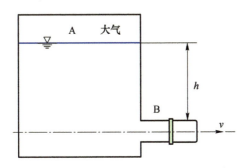

图 6.12 思考题 7 补充示意图

8. 论述你对雷诺实验、层流和湍流的理解。
9. 已知血液的密度=1 035 kg/m³,动力黏度=0.035 Pa·s。考虑直径为 1 cm 的血管内是流量为 1.0 mL/s 的定常血流,计算:
(1) 雷诺数 Re,并以此判断血管内的流动是层流还是湍流;
(2) 血管内的最大流速;
(3) 血管内的壁面剪切力。
10. 列写三维不可压缩流体 NS 方程的矢量形式,并解释各项的物理含义。

---

* 1 mmHg=133.32 Pa。

参 考 文 献

[1] 韩占忠,王国玉. 工程流体力学基础[M]. 2版.北京:北京理工大学出版社,2016.
[2] 武桂芝. 工程流体力学[M]. 北京:中国电力出版社,2020.
[3] 高殿荣,张伟. 工程流体力学[M]. 北京:化学工业出版社,2014.

第 7 章　生物中的流体动力学

第 6 章阐述了流体力学的基本原理及规律,本章内容将针对生物体内心血管循环系统,研究其运动、发展规律,以及这些运动、发展对生物体新陈代谢、生命活动的作用。

7.1　循环系统概述

7.1.1　体循环与肺循环概要

本节以心血管循环系统为整体,介绍心血管循环系统的主要组成部分、体循环与肺循环的区别和联系、心血管循环系统的主要功能、心血管循环系统各主要节段的血流动力学参数基本变化规律、心血管循环系统血压的控制与调节等重要生理基础知识,为后续章节中关于心血管系统动脉、静脉、微循环等部分的生物力学理论学习打好基础。

人体心血管循环系统下属两个子系统:肺循环系统和体循环系统,如图 7.1 所示。其中,血液由右心室进入肺循环系统,流过肺部,在肺泡等结构中进行物质交换从而获取氧,并排出二氧化碳等代谢废物。流过肺循环后,血液重新富氧,进入左心房并泵入体循环系统,将氧带到体循环各个部分。经动-静脉系统后,血液脱氧并经过上腔静脉和下腔静脉返回右心房。循环系统为身体各部位持续供给氧和营养,还将热量持续传递到肝、肾、脑、肌肉等重要组织中,维持恒温。

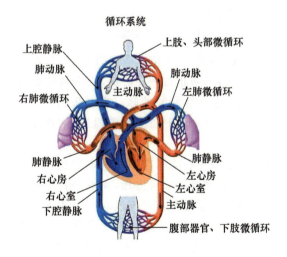

图 7.1　体循环与肺循环主要部件及血流路径示意图

7.1.2　体循环重要结构与功能

1. 心脏

心脏是连接肺循环系统和体循环系统的血泵枢纽,提供血压驱动血液流动。心脏主要解剖生理结构如图 7.2 所示,包含 4 个腔室,其中左心房和左心室串联,右心房和右心室串联,与体循环和肺循环共同实现血液的闭环流动。左心室驱动体循环,右心室驱动肺循环。心脏的运动主要包含 2 个时期:收缩期和舒张期。收缩期内,血液从心脏(左右心室)挤压出来,进入主动脉和肺动脉。舒张期内,血液通过静脉系统回流入心脏(左右心房)。心脏内血液由压力差作为驱动动力,而心脏瓣膜则防止血液在压力差不足时回流。一个收缩期和一个舒张期结合,成为一个心动周期。心肌由肌原纤维组成,是心脏制造血压、驱动血液流动的结构。

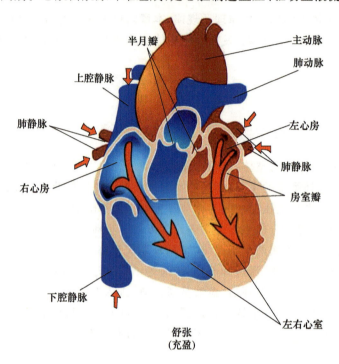

注:蓝色代表右心结构,红色代表左心结构。
图 7.2　心脏主要解剖生理结构及血液流向

每个心动周期都由心肌收缩、瓣膜开闭等一系列行为组成,确保血液单向流动。收缩期内,三尖瓣和二尖瓣作为房室瓣关闭,防止血液在心房、心室间流动,而主动脉瓣和肺动脉瓣打开,使血液在心室压力作用下射入主动脉和肺动脉。在舒张期内则相反。左心室向主动脉射血所需要的血压远远高于右心室向肺动脉射血需要的血压,因此左心室的壁厚和心肌强度要远高于右心室。

图 7.3 所示为左心室血压-容积在心动周期中的基本变化规律曲线,需要注意心肌收缩、瓣膜开闭的时间点。左心房心肌收缩提高心房血压,血液经打开的二尖瓣流入左心室。左心室心肌收缩提高心室压,当压力提高至与左心房等压时二尖瓣关闭。当左心室压力超过主动脉压力时,左动脉瓣开启,血液射入主动脉,主动脉压力升高。当左心室压力回落至低于主动脉压力时,主动脉瓣关闭;当左心室压力回落至低于左心房压力时,二尖瓣再次开启,开始新一轮心动周期。

例题 7.1
① 舒张末期容积、收缩末期容积、每搏输出量三者之间的数学关系是什么?
② 心脏中血液流动的直接动力源是什么?房室瓣(三尖瓣和二尖瓣)存在的价值是什么?
答:① 每搏输出量=舒张末期容积-收缩末期容积。
② 心脏中血液流动的直接动力源是血压。房室瓣用以调控同侧心房与心室间压力差。

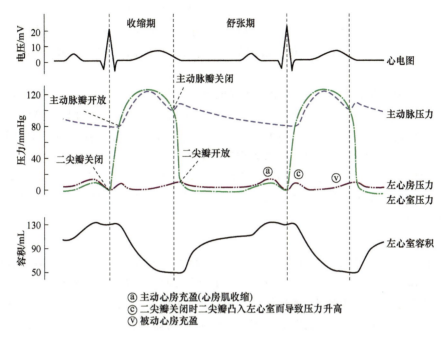

ⓐ 主动心房充盈(心房肌收缩)
ⓒ 二尖瓣关闭时二尖瓣凸入左心室而导致压力升高
ⓥ 被动心房充盈

图 7.3　两轮心动周期中的左心室血压-容积时域图

2. 血管

血管是体循环中血液的流道,是循环系统的基本组成要素。如图 7.4 所示,血管尤其是动脉血管的管壁常由 3 层膜结构组成。

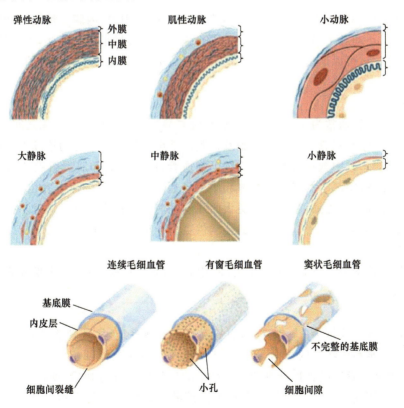

图 7.4　血管壁主要组成部分

外膜：主要由呈螺旋状排列的胶原纤维组成的最外层血管组织。

中膜：主要由平滑肌、周向分层的弹性纤维和胶原纤维组成，位于血管组织中层。

内膜：由单层内皮细胞组成的血管组织最内层，内皮细胞沿管腔的血液流动方向纵向排列，与血流直接接触。

对血管生物力学特性起决定性作用的两种成分是弹性纤维与胶原纤维。简而言之，弹性纤维的变形能力强，而胶原纤维具有显著的非线性力学特性，在大变形时具有高弹性模量、高强度，在小变形时弹性模量极低。动脉血管在小变形时会呈现较好的弹性以确保血管在血压变化时的良好顺应性，而在大变形时会增大刚度，预防血管管壁在血压升高时破裂。

血管壁的结构、成分是与其功能相互联系的。处于循环系统不同部位的血管，其结构与成分有所差异。体循环中的血液，由左心室出发，经过动脉、小动脉、毛细血管、小静脉、静脉并返回心脏。下面分别简要介绍这几种血管的力学特征。

(1) 动脉

动脉血管的管径通常为 $1\sim30$ mm。血液在体循环首先注入动脉。由于射血血压较高，动脉管壁承受血压较高，因此动脉管壁较厚。动脉还可细分为弹性动脉和肌性动脉。弹性动脉以主动脉及其主要分支为代表，弹性纤维含量高（因此弹性好）、流阻低，可通过扩张临时储存从心脏射入的大量血液；在心脏射血结束后再将储存的血液释放至体循环下游。肌性动脉则在体循环中位于弹性动脉下游，负责肢体、脏器等组织的血液分配。肌性动脉的中膜弹性纤维含量低，平滑肌含量高。弹性动脉主要由血压被动调控管径，肌性动脉主要由平滑肌主动调节管径。

(2) 小动脉

小动脉的管径一般为 $10\sim100$ μm。小动脉包含外膜、中膜、内膜3种结构，但相比于动脉血管管壁更薄。小动脉中膜主要成分是平滑肌，弹性纤维含量很低。因此，小动脉具有很强的管径自主调节能力，可以通过收缩扩张来调节自身流量，以调控位于其下游的毛细血管的流量分布。

(3) 毛细血管

毛细血管的管径通常为 $4\sim40$ μm，动脉系统与静脉系统是血液和组织之间的物质交换枢纽。管壁非常薄，通常只有一层内皮细胞及被膜。毛细血管还可细分为连续毛细血管、有孔毛细血管、血窦三类。其中数量最多的是连续毛细血管，位于皮肤和肌肉组织，其管壁内皮细胞相互之间连接紧密，中间有小缝隙供液体和小分子通过。有孔毛细血管多位于肠道、肾脏，通透性相比连续毛细血管更强，管壁具有更大的孔洞供液体和特定小分子通过。血窦位于肝脏、脾脏及内分泌腺体等处，其管壁有更大的孔洞供更多种类物质交换。

(4) 小静脉

小静脉的管径常为 $10\sim200$ μm，有外膜、中膜、内膜3层膜结构，但中膜很薄，且整体壁厚远低于动脉血管。

(5) 静脉

静脉血管的管径通常为 $1\sim25$ mm，血压远低于动脉系统，故其管壁厚度也远小于动脉系统。静脉瓣是静脉系统特有的结构，起到防止低血压环境中血液回流的作用。静脉的外膜比中膜更厚，且静脉血管壁的弹性纤维和胶原纤维的比值低于动脉血管，所以，静脉血管在充足血液灌注状态下刚度大，不易变形，但在缺少血液灌注的低血压甚至负压状态下可能会出现塌陷。

例题 7.2

① 动脉血管三层膜结构中,厚度最薄的膜是哪层?其主要功能是什么?

② 简述弹性动脉和肌性动脉血管管径变化的调节规律。

答:① 动脉血管三层膜结构厚度最薄的是内膜,其主要功能是血液与血管组织间的物质交换,并维持光滑的外形以减小血液流经的黏性阻力。

② 弹性动脉中弹性纤维含量高,主要随血压的变化产生管径变化;肌性动脉中平滑肌含量高,其管径主要受神经系统支配和平滑肌收缩舒张调节。

7.1.3 心血管循环系统功能

心血管循环系统的功能主要包括 4 个方面:物质输运、免疫与修复、体温调节和稳定内环境。

1. 物质输运

血液输送多种物质分子至身体各处。氧是血液物质运输的重要分子之一,从肺循环的血管壁进入循环系统,从体循环的毛细血管离开循环系统,为身体各组织的新陈代谢供氧。二氧化碳是人体组织主要的代谢废物,从身体各处的毛细血管进入循环系统,通过肺循环进入肺泡排出体外。分子进出循环系统的过程主要发生在毛细血管壁面。葡萄糖、氨基酸、矿物质等分子也从肠胃进入循环系统,补充血液中的养分。

2. 免疫与修复

心血管系统有两个守卫人体健康的系统:免疫系统与组织修复系统。这两个系统的功能由循环系统中输运的白细胞、血小板,以及纤维蛋白原等大分子完成。

3. 体温调节

人体组织需要尽量维持 37℃ 的恒定体温。循环系统中血液流经身体各个部位,通过恒温的血液维持身体各部位体温。身体可调节流经皮肤表面的血液流量,以针对外界温度条件调节体表的散热和供热。在正常的外界温度条件下,人体约 4% 的血流量流过皮肤周围;在炎热的外界温度条件下,流过皮肤周围的血流量可能上升至人体血液总流量的 50%,加上出汗等行为促进体表散热;在寒冷的外界温度条件下,流过皮肤周围的血流量会下降,减少体表散热,维持体内核心组织的体温。

4. 稳定内环境

体内的液体分别存在于细胞内基质和细胞外基质之中。细胞外基质中的液体又分为间质液、血液、淋巴液。循环系统的一个重要功能就是将它们的体积和电解质含量都控制在正常范围内。

7.2 血液的流变特性

血液是心血管循环系统中的流动介质。血液是一种流固混合物,在液体中有多种悬浮的固形物,包括细胞、大分子等。血液的流变特性是描述血液流动规律的特性,是血流动力学和心血管循环系统生物力学研究的基础理论。由于血液是流固体混合物,其流变特性也相对复杂。

7.2.1 血液的成分及特征

血液成分包括血浆、红细胞、白细胞、血小板、蛋白质大分子及其他分子。下面主要介绍血浆、红细胞、血小板3种成分。白细胞、蛋白质等分子成分对血液的流变特性影响较小。

1. 血浆

血浆是血液的液体部分，它并非红色而是淡黄色的，由90％的水、1％的电解质及另外9％的各类分子（多为大分子）组成，这些分子主要是蛋白质，也包括激素、代谢废物（如尿素）、二氧化碳及氧分子。

2. 红细胞

红细胞是血液中占比最大的固形物，使血液呈现红色。红细胞在血液中的容积占比称为血细胞比容（Hematocrit，HCT），正常情况下在36％～52％内波动。红细胞没有细胞核，呈双凹碟盘形，直径约为8.5 μm，中心厚度为1 μm，边缘最大厚度为2.5 μm，表面积约为163 μm^2，体积为87 μm^3，参与氧的输运。血细胞比容对维持血液功能很重要，失血或多种血液疾病都可导致血细胞比容下降；血细胞比容升高虽然可以提高血液携氧的能力，但也会造成血液高黏性，使血管流阻升高，更易造成心脏病、中风等。双凹碟盘形的几何形态使红细胞表面积与体积的比值较高，从而增加变形量、携氧量，以及通过毛细血管时增加物质交换的有效面积。同样体积的细胞内液，如果充满一个球形体，其表面积将减小40％。

3. 血小板

血小板在血液中占比很小，约0.3％体积比，分为两种状态：激活状态与未激活状态。大多数处于心血管循环系统中的血小板处于未激活状态，其形态为盘状，直径为2～3 μm。一旦血小板进入激活状态，将变为球状。当血管内皮损伤时，血小板与胶原纤维直接接触，被激活并黏附于胶原纤维表面，修复损伤。当血液中血小板浓度高于正常值时，可能会形成血栓，增加心脏病、中风的风险，故维持正常的血小板含量对心血管系统健康具有重要意义。

7.2.2 血液的黏性

黏性是流体流变的特有属性。由于血液是固液混合物，因此其黏性行为与液体有所不同，主要受红细胞的影响。下面讲述红细胞的力学行为，以及这些力学行为与血液剪切率和血管管径的相关性规律。

1. 血细胞的黏性与变形

血细胞的主要结构包括外层的磷脂双分子层细胞膜、细胞质、细胞骨架和细胞器。细胞骨架保证了细胞具有一定的变形刚度。磷脂双分子层细胞膜可视为不可压缩但可以在细胞表面流动的一层液体。当血细胞在血液中受到剪切力时，细胞膜沿着剪切力施加的方向流动。

对红细胞来说，细胞骨架位于磷脂双分子层下方，与双分子层紧密联结，维持红细胞的双凹碟盘形构型，并在变形后可自主恢复形态。双凹碟盘形构型使红细胞能在表面积不变的情况下改变形态，且变形能力强，变形不易破裂。在血液剪切率低于 3 s^{-1} 时，红细胞发生褶皱，但还保持构型；剪切率升高至 6 s^{-1} 时，红细胞细胞膜发生坦克履带运动；剪切率进一步升高，红细胞沿流向拉长。

在不同管径的微循环血管中，红细胞形态也有所不同。在小管径低雷诺数血管中（4～7 μm 管径），红细胞呈子弹形直线顺序通过（见图 7.5(a)）；在7～10 μm 管径血管中，红细胞呈降落伞形直线顺序通过（见图 7.5(b)）；在更大管径的微循环血管中，红细胞不再只沿一条直线通过。在较为极端的条件下，红细胞可挤压通过 3 μm 管径的小管道，使红细胞可通过管径很小的微循环体系。

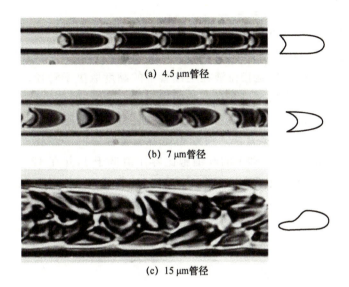

图 7.5　不同管径下红细胞形态与运动方式

2. 全血的黏性

由于红细胞在不同剪切率、不同管径中表现出不同的流变特性，全血的黏性与血液的剪切率、血液所处的管径密切相关。下面探讨全血的黏性行为与这两者的关系。

（1）全血黏性行为与剪切率的关系

全血是血细胞、血浆、蛋白等各种分子的混合物，因此是非牛顿流体，其黏度与剪切率相关。剪切率越高黏度越低，而当剪切率提升到一定高度时，血液黏度基本趋于稳定。

这种现象主要是因为红细胞在不同剪切率情况下的聚集和变形行为影响全血黏性行为。在低剪切率情况下，血液中的红细胞聚集，血液表现高黏性。在血液基本处于静止（极低剪切率）的情况下，红细胞相互之间紧密联结，需要启动摩擦力才能驱动血液开始流动。当剪切率高于 $1\ \text{s}^{-1}$，红细胞在流动中变形。当剪切率提高到约 $10\ \text{s}^{-1}$，红细胞不再聚集。当剪切率持续提升，红细胞沿流向拉长，血液黏度随之下降。剪切率非常高时，红细胞产生血浆内的分层现象，黏性进一步降低（见图 7.6）。红细胞聚集行为主要决定低剪切率的血液黏度，红细胞变形行为主要决定高剪切率的血液黏度。

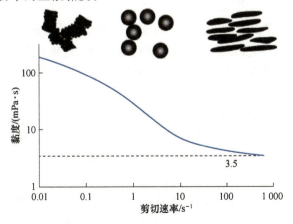

图 7.6　全血黏度-剪切率关系及各剪切率情况下的红细胞形态示意图

（2）全血黏性行为与管径的关系

20世纪科学家Fahraeus和Lindqvist关于小管径流道中的实验,发现了多个血液流变学规律。Fahraeus效应是指在毛细管中流动的血液血细胞比容低于大管径流道的血液血细胞比容。Fahraeus-Lindqvist效应是指血液在毛细管中的黏度取决于管径,并在7 μm管径的情况下达到最低值,临近管壁会出现不含红细胞的边界层。此时,处于边界层内的血浆以低速流动,而处于管道中心位置的红细胞随流道中心的血浆一起高速流动,这也合理地解释了Fahraeus效应。其他实验进一步完善了血细胞比容与管径之间的量化关系,如图7.7所示。毛细血管红细胞比容和大管径流动中的红细胞比容比值低于1,并在12~13 μm管径情况下达到最低值;全血相对黏度取决于流道管径,并于7 μm管径情况下达到最低值。全血黏度和剪切率及管径的关系,将作为本章后续分析微循环流动的理论基础。

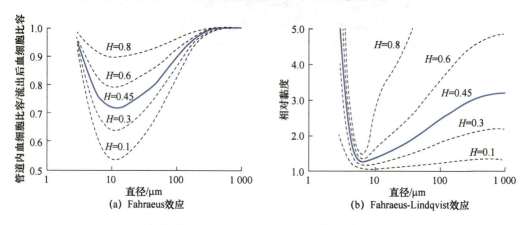

图7.7 不同血细胞比容下的管道内血流特性

7.3 动脉流生物力学

本节将讲述动脉系统内血流流动分析的生物力学基础理论。动脉流的生物力学分析既要考虑血液流场的压力、流速等参数,也要考虑血管壁的结构和生物力学特性。

7.3.1 动脉血管壁组成与力学特性

7.1.2节已简要介绍了血管的三层膜结构及主要成分。对动脉系统来说,内皮、被膜和弹性纤维板组成内膜结构,供内皮细胞黏附。中膜内含的弹性纤维提供变形能力,胶原纤维提供保护血管必要的强度,并且含平滑肌系统。外膜结构主要由胶原纤维组成,提供强度保护血管。

弹性纤维和胶原纤维对血管壁生物力学特性起决定性作用。它们的蛋白分子呈螺旋线状排布在动脉血管壁的中膜和外膜。胶原纤维分子在外膜呈松散、卷曲排布。动脉扩张到一定程度时,胶原纤维的刚度才陡然提高,确保动脉血管扩张时的强度,避免平滑肌等组织损伤。

动脉血管壁的力学特性可通过管径-壁面压力的曲线来刻画。离体动脉的管径扩张-壁面压力曲线如图7.8(a)所示,可见其非线性关系,但在动脉正常血压范围(80~120 mmHg)的一定阈值内(动脉管壁的管径波动约为10%)基本呈现线性关系。

三种动脉血管的拉力-管径关系如图7.8(b)所示。其中,左侧曲线对应动脉去除了弹性纤维,血管壁刚度较大,变形所需拉力较大;右侧曲线对应动脉去除了胶原纤维,血管壁刚度较小,变形能力强;中间曲线对应动脉未经过处理,其力学特性是弹性纤维和胶原纤维共同作用的结果,在应变较小的情况下,胶原纤维依然处于松散、卷曲排列状态,此时刚度低的弹性纤维决定血管壁的力学特性,血管壁刚度小,方便顺应血压改变管径;随着应变加大,刚度高的胶原纤维被拉直,开始决定血管壁的力学特性,血管壁刚度陡升,防止管径过度扩张,保护血管壁。

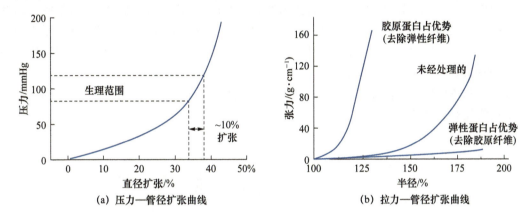

图 7.8 弹性纤维和胶原纤维对动脉血管壁的力学特性影响

通过生物力学试验,测量弹性纤维、胶原纤维和动脉血管的弹性模量可知,弹性纤维的弹性模量为 0.4~0.6 MPa,胶原纤维的弹性模量则高得多,约为 100 MPa。动脉血管壁的整体弹性模量位于两者之间,为 1~5 MPa。结合弹性纤维、胶原纤维各自的力学特性和排布方式,就容易理解动脉血管壁整体的力学特性。在弹性纤维和胶原纤维共同作用下,动脉血管壁在正常血压 80~120 mmHg 区间内弹性模量相对较低;而当血压范围超出正常阈值时,为了避免血管壁组织因为变形过大而遭破坏,动脉血管壁展现出高得多的刚度。动脉血管壁这种力学特性对于其顺应性具有重要作用。

7.3.2 动脉流的黏性行为

动脉血管的管径为 1~30 mm,最大的升主动脉的管径为 25~30 mm,小动脉的管径约为 1 mm。血液在心脏结构内被充分混匀,所以血液射入升主动脉时可以视为均质流体。动脉中的雷诺数一般低于 2 000,升主动脉处心脏射血时雷诺数可能达到 4 000~5 000。所以,健康动脉系统中的流动一般为层流,但不一定呈现清晰有序的流线分布,在研究动脉流动时也要充分考虑流层之间的物质交换。前文已述当血管管径较大时,血液流动会形成没有红细胞的边界层;此边界层外的血流流层中,红细胞基本是均匀分布的。此外,由于动脉系统并非平直管道,弯曲的管道结构会导致动脉系统中多发旋动流,而旋动流具有很强的流层间物质交换作用,有利于在动脉流动中使红细胞等血细胞在血液中均匀混合。

全血的黏性行为与其流动剪切率密切相关,黏度会随着流动剪切率的上升而下降,直至约 200 s^{-1} 时进入平台期。经测量,人体动脉系统中的剪切率通常为 200~300 s^{-1},而最高值为 800~1 000 s^{-1}。所以,为了方便和可操作性,在动脉系统生物力学的数值仿真和体外实验中,血液通常简化为牛顿流体,其黏度在 3~4 mPa·s。

1. 动脉流的流动特性

在体循环的各个部位,流动具有不同的特性,其血压、流量、流速、黏度、湍流/层流属性、流动形态均会有所差别。本节集中介绍体循环动脉系统中的血流流动特性。

(1) 压力与流速波形

动脉系统中,压力—时间波形在各个位点有所不同,可以反映动脉流动基本状态。体循环不同部位的压力—时间波形和流速—时间波形如图 7.9 所示。心脏舒张压定为 80 mmHg,也是大动脉各处压力波形的谷值。而压力波形的峰值在动脉系统的各处有所不同:主动脉出口处压力峰值为 110 mmHg,随着血液前行到远离心脏的地方,其压力峰值会上升,至胫骨动脉上升至 160 mmHg。压力峰值上升现象是由于动脉血管壁的刚度随着与心脏距离的增大而升高,这种现象会延续到小动脉。流速—时间波形可看出动脉系统各处都存在流速的峰值及回流,距离心脏越远,流速峰值越低。

理解动脉各处压力与流速波形的特点和规律,对理解心血管系统运行规律、尽早筛查心血管系统疾病具有重要意义。

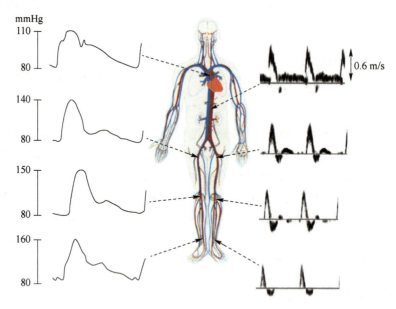

图 7.9 体循环动脉系统典型位点的压力—时间曲线和流速—时间曲线

(2) 扰动流

流动分为湍流状态和层流状态,可依据雷诺数对流动状态进行判定。前文已述,动脉中的雷诺数一般低于 2 000,故动脉系统中除主动脉处以外多为层流,主动脉处会在心脏收缩期出现湍流。除了层流、湍流状态,在动脉系统中还需要特别关注"扰动流"这一流动状态,即流场中是否有旋涡存在。旋涡是流场中的环形流动,常出现在流体受到阻碍后产生的低剪切率的下游区域。在动脉系统中,扰动流可作为血管疾病检测标志。健康动脉系统中,扰动流也会在颈动脉窦等特定部位出现,但若其余部位出现扰动流,通常会有动脉瘤等心血管疾病的发病风险。

(3) 旋动流

在体外圆管实验中,无论入口处流量是否分布均匀,血流在经过一段平直圆管后会充分发展并呈轴对称流线。然而,体内动脉系统的流动不存在足够长的平直段,因此旋动流是一种常见的动脉血流状态,常见于血管转弯处和血管分叉处,呈现双涡旋动流态。此外,动脉系统中还存在主动制造旋动流的案例,如左心室在收缩运动的同时会伴扭曲,使射入主动脉的血液呈现旋动流状态。动脉系统中的旋动流流场示意如图 7.10 所示。生物力学研究中有假设认为,动脉中的旋动流使流场中的切应力平均化,从而稳定动脉流场。旋动流还有使血细胞均匀混合的作用。在一些肢体远端动脉,血管形态相对平直,旋动流现象会有所减弱。

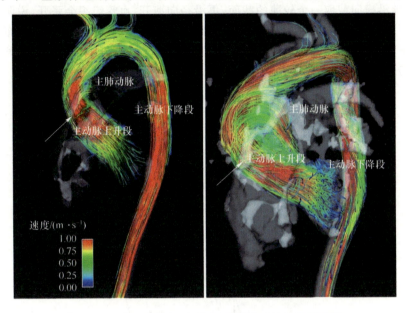

图 7.10　动脉血管中(主动脉)典型旋动流流场示意图

2. 动脉顺应性

顺应性是动脉的重要属性,是动脉随自身受力而产生舒张运动的能力。心脏收缩期内大量血液射入动脉,而舒张期内并无血液进入动脉,故动脉需要扩张自身并在收缩期内储存一定量的血液,然后在舒张期释放到下游血管。动脉具有适宜的顺应性才能满足循环系统的正常运行。

首先分析动脉壁面受力情况。动脉管壁受到来自血液的压力及剪切力(见图 7.11(a))。血压沿径向作用在血管壁上,并由血管壁扩张后的内部周向应力平衡(见图 7.11(b))。以升主动脉为例,其所受的压力约为 90 mmHg,所受壁面剪切应力约为 1 Pa,血管壁周向应力约为 12 000 Pa。

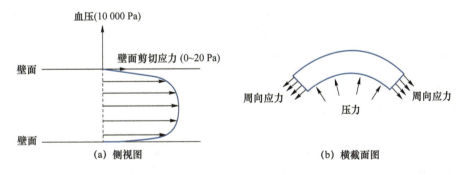

图 7.11　动脉血管壁受力分析

在心动周期中周期性变化的血压使动脉管径发生周期性变化,导致血管周向应力发生周期性变化。正常情况下,动脉血管在一个心动周期内的管径变化约为 10%。管径增大的同时管壁会变薄。血管壁受到因血液流动而作用在壁面上的剪切力,其幅值同样按心动周期周期性变化。

在较为复杂的三维形态流道中,壁面剪切力可能会在局部壁面出现幅值很高的峰值区。

动脉血管在体和离体状态的形状不同。例如,将动脉血管从体内截取至体外,其长度会缩小约 40%。体外状态的动脉血管处于零载荷状态,说明在体的动脉血管处于预应力状态。此外,将在体动脉沿横向截取一个较薄的截面,再沿径向剪开,血管组织会张开,说明在体动脉周向同样存在预应力。在体外零应力状态下,血管受血压作用,扩张时周向应力分布呈外低内高的不均匀分布;而在体内的轴向拉伸预应力状态下,血管受内部压力的作用,扩张时周向应力分布更加均匀(见图 7.12),这是动脉血管在体预应力存在的意义。

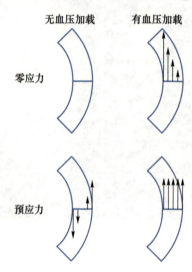

图 7.12 处于零应力状态和预应力状态时分别加压的血管周向应力分布示意图

在上述分析中,血管壁被简化为均质物质,而实际上,血管壁的三层膜结构导致其具有非线性、非均质力学特性,每层膜结构所受的预应力是不相同的。这里由于篇幅所限不展开讨论。

7.4 静脉流生物力学

静脉系统的作用是将流过动脉、毛细血管的血液以比动脉低得多的血压输送回心脏。本节将讲述静脉系统内血流流动分析的生物力学基础理论,讲解静脉的塌陷、顺应性、血液储存等功能及生物力学原理。同动脉相似,静脉流的生物力学分析也需要考虑血管壁的成分、结构,并掌握静脉内血压、血流量等流场信息。

7.4.1 静脉力学特性与基本力学现象

1. 静脉血管壁组成及基本力学特性

静脉系统在循环系统中扮演血液储存器的作用。循环系统中总体积 60%~80% 的血液储存于静脉系统中,数值根据姿势和活动状态而波动。静脉血管也具有顺应性,其管径也随血压的变化而变化。静脉的顺应性越大,储存血液能力就越强,其顺应性与几何形态、管壁力学特性、周围组织力学特性及静脉跨壁压力相关。跨壁压力的定义为血管内部压力与外部压力之差。

从血管壁的成分和结构来看,静脉比动脉管壁更薄,平滑肌含量更低。静脉血管的弹性模量与其在静脉系统中所处的位置密切相关。与动脉类似,静脉刚度也会随着所受压力的增大

而增大。对单位长度的静脉血管来说,其顺应性可以表达为

$$C = \frac{\mathrm{d}A}{\mathrm{d}P} = \frac{2\pi R \mathrm{d}r}{\frac{Eh\mathrm{d}r}{R^2}} = \frac{2\pi R^3}{Eh} \qquad (7.1)$$

式中,R 表示血管直径;h 表示壁厚;E 表示血管壁弹性模量。

可见,在相同内压作用下,静脉血管由于比动脉血管具有更薄的管壁和更大的管径,一般会比动脉血管具有更高的壁面周向应力,从而表现出更高的顺应性。需要注意的是,静脉血管的顺应性并不仅仅由其所受的压力决定,也会由新陈代谢等因素调控。

2. 静脉塌陷

静脉有一个显著特点,就是跨壁压力可能为负值(即血管内压低于外部压力)。此时,血管横截面形状将发生塌陷,此时基于圆截面假设的静脉顺应性公式将不再适用,静脉形成椭圆形或哑铃形的横截面,具体形态与此处静脉周围的组织密切相关。

在研究静脉塌陷效应时,可将静脉考虑为一个薄壁弹性圆筒,其初始横截面形状为圆形。若作用在静脉壁面的跨壁负压幅值一致,则静脉横截面形态会随负压幅值增大而转变为特定的形态,先变为椭圆形,然后呈哑铃形,再出现两侧血管内壁的贴合情况,并继续增大血管内壁贴合的面积。

静脉初始圆形截面在均匀压力负载作用下,由于系统弹性不稳定而变成非圆形。通过对管道的小变形和线性方法来分析这种情况下的压力信息,分析方程为

$$P_e - P = \frac{Eh^3}{4R^3(1-\nu^2)} \qquad (7.2)$$

式中,P_e 代表血管外压力;P 代表血管内压力;ν 代表血管壁泊松比。

通过这种分析方法可知,圆柱体的自接触以及随着压力增加,在初始屈曲反应后横截面积的变化。图 7.13 所示为通过有限元数值仿真方法模拟的薄壁圆管受均匀压力时的塌陷过程,展现了静脉塌陷期间其截面形态的变化。

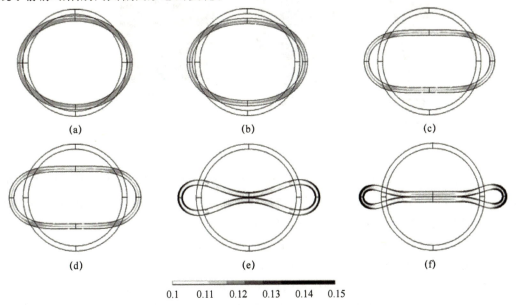

注:(a)为圆柱体初始屈曲,随后发展到的(e)为塌陷效应导致血管壁内壁自接触,以及随着压力进一步增加,接触面积也随之增加。

图 7.13 均匀压力加载下薄壁圆柱体的有限元模型

静脉塌陷变形过程与血管壁的非线性效应密切相关,在整个变形过程中,圆柱体内的应变相对较低。与正透壁压情况中动脉和静脉的压力/面积关系所表现的非线性有所不同,这种非线性效应是由于血管壁成分引起的血管对负载的非线性力学响应。

3. 静脉回流概述

静脉流动是从循环系统的静脉部分循环返回右心房的血液流动。保持静脉的回流正常可确保血液不断地激活肺循环,从而为左心室提供富含氧的新鲜血液。静脉系统的储存能力及静脉顺应性使静脉系统能够调节静脉内总体的回流水平。

总静脉回流由多个因素决定,包括外周静脉和右心房之间的压力梯度、静脉血管壁流阻、肌肉泵的作用(特别是小腿肌肉泵)、呼吸泵的作用。如前文所述,静脉存在塌陷行为,此时静脉血管段的阻力会增加,静脉阻力可能表现出很强的非线性特征,这种现象在腹部的腔静脉受到来自腹部压力的变化而塌陷时尤其明显。肌肉泵和呼吸泵的作用都依赖于静脉瓣。

4. 小腿肌肉泵

在运动锻炼的过程中,心脏的输出血流量大幅增加,这需要相应的静脉回流对应增加。静脉系统通过脚、小腿和大腿肌肉泵的作用,促进腿部静脉回流,使静脉回流动力能够超过腿部和心脏间的压力梯度。其中,小腿肌肉泵在这一过程中起到最重要的作用,其解剖结构如图 7.14 所示。小腿肌肉泵由股二头肌和跖骨肌的收缩产生效果,它们推动血液流出小腿的深静脉,并汇入腘静脉。

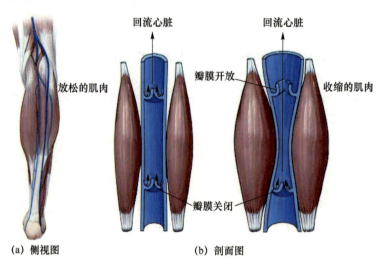

图 7.14 小腿肌肉泵的解剖结构

正常工作的小腿肌肉泵可以确保肌肉收缩时从小腿排出的血液,在肌肉放松时不会在重力的影响下回到小腿。通过动脉系统的入流和浅静脉系统与深静脉系统之间由穿孔静脉促进的流动,深静脉实现灌注。这些静脉血管延伸到筋膜,连接深部和浅表静脉循环。其中,浅表静脉通过穿孔静脉内的静脉瓣控制向深部静脉的单向流动。

基于小腿肌肉泵的生理功能,可以了解如何在手术后预防深静脉血栓的形成。为了预防深静脉血栓,应使用外部袖套对小腿施加间歇性的压缩,以模仿小腿肌肉的收缩和松弛。也就是说,想要预测深静脉血管塌陷的程度,要先了解从小腿表面到静脉的压力传递效应。数值分析结合磁共振成像(Magnetic Resonance Imaging,MRI)的解剖特征化技术,是一种详细研究深静脉血管塌陷行为的技术方法。

5. 呼吸泵

呼吸泵与呼吸系统相互配合,通过腹部和胸部内部压力的变化增强静脉回流量。在吸气期间,胸部内压力降低,腹部内压力增大,压缩了腹部的静脉主干。由于静脉主干无静脉瓣,血液从腹部被排出到胸部和四肢。腿部的静脉瓣和胸部压力降低都会辅助血液向心脏回流。在呼气期间,腹部内压力降低,胸部内压力增大,对静脉主干的压力减小。腹部下方的静脉瓣膜打开,补充血液,为进一步吸气做好准备。由于呼吸周期内胸部内压力始终低于大气压,静脉主干在此期间不被压缩。尽管腹部和周围区域之间也存在瓣膜结构,但呼吸对下肢静脉流动的影响已由多普勒超声波测量的股静脉流速瞬态变化频率所证实。

7.4.2 静脉瓣的构成和作用

1. 静脉瓣构成

静脉瓣是在心血管系统的发育过程中形成的,最初的形态为静脉壁内皮层凸起所覆盖的瓣膜表面。静脉瓣膜的纵向剖面如图 7.15 所示。发育成熟的静脉瓣由腔内表面的薄壁弹性层和下方的胶原组织构成,结缔组织含量少。平滑肌细胞仅存在于瓣膜与静脉壁相接处。

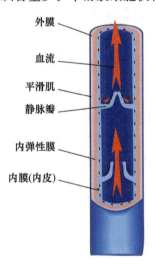

图 7.15 静脉瓣膜的纵向剖面(静脉纵向横切面)

静脉瓣与主动脉瓣不同,大多数静脉瓣是由两个瓣膜组成的(双瓣),偶尔也有三个瓣膜。瓣膜通常还有类似于主动脉窦的窦区。瓣膜窦可以通过对比 MRI 影像或 X 射线静脉造影等方法观测到。瓣膜窦的形态由该区域血管壁的非压力几何形状和窦区的膨胀程度决定。

静脉系统(浅静脉、深静脉和穿通静脉)的所有部分均存在静脉瓣。中心躯干循环系统的静脉瓣数量较少,静脉瓣多位于臂部和腿部的外周循环。瓣膜常见于髂外静脉和髂内静脉,一般不存在于大静脉。股静脉中通常存在瓣膜,膝静脉也包含一个或多个瓣膜。上肢静脉系统中也有较多静脉瓣。静脉瓣多分布于外周静脉,这一现象与周围循环中骨骼肌泵相关。

2. 静脉瓣功能

静脉瓣厚度小、尺寸小,且深静脉深埋于皮肤组织内部,其动态力学及变形过程很难以医学影像技术观察,但通过超声成像可以观察瓣膜的动态功能及其导致的静脉血流动力学变化。超声显示,当通过瓣膜区域的体积流量恒定时,瓣膜叶片在非开非闭的"休息阶段"会进行振荡,与稳态流流经光滑圆管的自激振荡现象类似,这是因为在圆管系统中的强流固耦合相互作用。若瓣膜片不能向血管壁完全张开，则会导致血管通血直径减小。这种由静脉瓣功能障碍引发的静脉血管局部狭窄会导致静脉瓣内流速增加，以及瓣膜窦内的低速返流。瓣膜开启时，在瓣膜窦内形成的涡流会导致血液局部返流，这会引发瓣膜血栓。

3. 人体姿势对静脉流的影响

由于静脉系统具有顺应性，静水压力变化，静脉体积也会变化。静脉中血液静水压力的计算公式为

$$\mathrm{d}P = \rho g h \tag{7.3}$$

式中，h 表示距离参考位置的垂直距离；g 表示重力系数；ρ 表示血液密度。

例如，手部静脉血管会由于手所处高度不同而处于不同的静压力，从而发生较大幅度的收缩/舒张。当手处于心脏同一水平面时，手部静脉血管没有坍塌，因为静脉压力高于右心房压力，这是为了维持从外周静脉传回的静脉回流所需的压力梯度。以此类推，当腿部高度改变时，深静脉也有类似的效应。

当人体姿势改变时，静水压并不会立即发生变化，这是由于静水压力的变化需要流体转移来实现，但这种转移会因为静脉瓣关闭而受到阻碍。因此，上述静脉由于静水压变化引起的收缩/舒张是静水压梯度稳定之后的稳态条件。从坐姿到站立，静水压稳定时间尺度大约为 20 s。

7.4.3 典型静脉系统疾病的生物力学原理

1. 深静脉倒流

深静脉倒流是指位于下肢的深静脉在锻炼运动中回流压力不足的情况，主要表现为下肢静脉回流不良及多种相关临床症状。目前临床仍缺乏对静脉回流不良根本原因的评估方法。慢性的深静脉倒流可导致溃疡、水肿和纤维化等并发症。超声成像是目前广泛应用的分析诊断深静脉倒流原因的技术手段。

B 超可用于观察静脉的解剖结构并构建下肢静脉模型，以分析深静脉倒流的可能原因，如先天性静脉瓣缺失、静脉瓣功能障碍等。多普勒超声在临床测试中用于评估血流方向，并可提供血流动力学信息的定量测量，评估静脉系统倒流流量，有助于识别引发倒流的特定静脉瓣位置，以协助临床干预工作。

2. 静脉曲张

静脉曲张是由于血液淤滞、静脉管壁薄弱等因素所导致的静脉迂曲、扩张。其病因尚不明确，多种机制都可能导致浅静脉循环的病理性扭曲，包括由静脉瓣缺失或功能障碍导致的静脉壁膨胀、由血管壁成分变化导致的静脉壁力学特性改变等。

3. 深静脉血栓

深静脉血栓通常发生在小腿或大腿。深静脉血栓通常是无症状的，在有症状的情况下可能出现肢体肿胀或皮肤变红。若静脉血栓从静脉中脱落并在血液循环中自由移动，则会出现相当严重的后果。因为如果移动的血栓堵塞肺动脉循环，使血液无法顺利到达肺部，则会导致致命的肺栓塞。

相关尸体实验研究表明，深静脉血栓更可能在静脉瓣处形成。当静脉瓣处于打开状态时，瓣膜窦内形成涡流，引发血小板聚集，从而使瓣膜叶的后方形成血栓。若人体处于长时间不活动的状态，如长途飞行或手术后的卧床休息，都会增加深静脉血栓形成的可能性，因为肌肉泵和呼吸泵的短暂作用可能不足以打开和关闭静脉瓣。

7.5 微循环生物力学

微循环是指心血管循环系统中位于动脉和静脉之间的血管,包括微动脉、毛细血管和微静脉,其分布示意如图 7.16 所示。

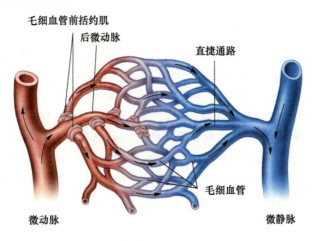

图 7.16 微循环分布示意

7.5.1 微循环的构成和作用

本节首先简要描述微循环各个组成部分的主要特点。

小动脉(直径 10~100 μm):位于微循环系统靠近动脉的一侧,连接小口径肌性动脉与毛细血管,呈现多个血管分叉结构。小动脉由 3 层被膜组成:内膜、中膜、外膜,其中中膜的占比最大。中膜主要由平滑肌细胞组成(通常较大的动脉血管壁中有一到两层,而通向毛细血管的小动脉血管仅有单层)。这些细胞的残余应力,即在体环境静态张力,起到允许小动脉的直径发生改变以响应神经刺激或局部化学变化的作用,这对于毛细血管流量的控制及血管流阻、血压控制有重要意义。

后微动脉(直径 10~20 μm):直接与静脉相连的小动脉。后微动脉提供了一种绕过毛细血管床的微循环分流。尽管后微动脉在血管壁结构中没有连续的中膜,但在其末端进入毛细血管床的入口处存在平滑肌细胞。平滑肌细胞可以收缩以减少流入特定毛细血管床的血流量。

毛细血管前括约肌:一组平滑肌细胞,控制流入毛细血管的血流量。

通血毛细血管:连接后微动脉和小静脉之间的血管。毛细血管前括约肌的收缩导致大部分流量穿过通血毛细血管而非毛细血管床。

毛细血管(直径 4~10 μm,在窦状血管中最大可达 40 μm):心血管系统中口径最小的血管,由内皮细胞层和基膜组成,依据结构分为 3 种类型:连续型、窗孔型和窦状型。连续型毛细血管具有不间断的内皮层,是 3 种类型中最为常见的;窗孔型毛细血管管壁具有开孔,允许一些分子通过,常见于内分泌腺、胃肠道和肾脏的肾小球;窦状型毛细血管管壁有尺寸较大的开孔,内皮层不连续,允许流体和大分子通过血管进入组织间隙,主要分布在肝脏。

小静脉(直径 10~200 μm):位于微循环靠近静脉的一侧,存在多个血管分叉结构。其血管壁结构包含3层被膜(内膜、中膜、外膜),但这些被膜层的厚度比小动脉要薄得多。

结合图7.16,可以看出毛细血管床包括分支毛细血管网络通路及通血毛细血管旁路通路。如果毛细血管前括约肌收缩,可以使几乎全部血流量通过旁路而不通过毛细血管床。所以,通过毛细血管前括约肌可调节血液及红细胞在流经毛细血管床的具体通道。

微循环的主要作用包括调控流阻、物质交换、毛细血管流量调控及储存血液。

7.5.2 微循环血流动力学

在心血管循环系统中,血液自心主动脉流至毛细血管床,在血压及流速上均有大幅度下降。在流经动脉系统尤其是小动脉时,血流的流速因为血管流阻而持续降低;在流经毛细血管床时,流速进一步降低,有利于毛细血管床中的物质交换过程。

血液中悬浮的血细胞主要是红细胞,其尺寸为 $2\sim7.5~\mu m$。与直径 $1\sim30~mm$ 的大动脉和静脉相比,红细胞尺寸很小,所以血液在直径较大的动脉和静脉中可以视为连续介质,忽略单个红细胞的影响。然而在微循环中,血管管径尺寸为 $4\sim10~\mu m$,接近于红细胞($7.5~\mu m$),红细胞需要变形并排队通过毛细血管。因此,微循环中的血流动力学分析比大口径动静脉更加复杂,必须考虑单个红细胞固形物的影响。

细胞分布。以圆柱形管道中的颗粒流动为例,颗粒会在流动中受到多种力学作用,这些力将决定颗粒在管道中的什么位置发生聚集效应。相比于圆管流动中的颗粒受力,微循环流动更加复杂。血细胞中,红细胞相对可变形,而血小板和白细胞刚度较大,不易变形。三者在流动中存在相互作用,红细胞有远离管壁的倾向,近壁面的流层中红细胞数量较少,而血小板和白细胞则在红细胞的推动下更靠近管壁(见图7.17)。

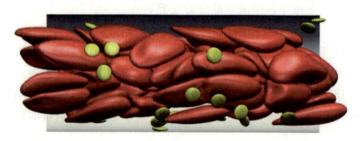

注:红细胞呈长条形,与轴线流动方向一致,集中于靠近中轴线的流层;黄色的血小板集中于近壁面流层。[2]

图7.17 数值模拟直径为 $20~\mu m$ 圆管中红细胞和血小板的流动

流道的直径对血流黏度的影响。由于红细胞在近壁面流层较少,当流管直径等于多个红细胞直径之和时,血流的有效黏度降低。近壁面流层的黏度主要取决于血浆(血液中的流体部分)的黏度。由于血流的黏性力主要源于近壁面附近高流动剪切区域的流动,因此血液的有效黏度与血浆黏度比较接近,即 Fahraeus-Linqvist 效应。在 $7\sim9~\mu m$ 直径的流道中,血液黏度最小。在直径更小的流道中,红细胞产生变形,黏度也会更高。

血细胞比容与流道直径的关系。Fahraeus 首先在研究中发现,血管中的血细胞比容要低于储血罐中的血细胞比容,这称为 Fahraeus 效应,其原理与 Fahraeus-Lindqvist 效应类似。因为流道中心的血流流速比流道边缘快,而红细胞主要集中于靠近流道中心的流层,所以红细胞的速度较流道边缘的流体流速更快。参照图7.7,可知流道直径为 $12\sim13~\mu m$ 时,血细胞比容降低到最低水平。在低剪切率下,红细胞发生聚集,血液黏度增加,并导致近壁面流层的红细胞数量进一步减少。

微循环中存在数量较多的血管分叉。由于近流道壁面的流层中红细胞数量少,当血液从主干道血管流经小直径的分叉时,很少有红细胞流入该分叉。在微循环系统中,毛细血管床内的局部红细胞密度会根据分叉、管径、血细胞比容、局部流速等多种因素变化。

微循环血液的黏度取决于红细胞密度、血管直径、血细胞比容、流速及红细胞通过微循环的支路路径,所以血液黏度随血管直径改变。与此同时,在直径相似的微循环血管中,血液黏度也可能存在较大不同。毛细血管内血液的最高黏度为 15 mPa·s(大动脉为 3.5~4 mPa·s),而小动脉和小静脉的黏度为 2.8~2.9 mPa·s。

血细胞比容的变化。血细胞比容在大动脉和静脉中为 0.4~0.5,变化幅度较小。在微循环中,血细胞比容减小,且在不同血管段中会有很大的差异。小动脉血细胞比容为 0.29±0.12,毛细血管血细胞比容为 0.23±0.14,小静脉血细胞比容为 0.31±0.13。

由于红细胞尺寸在微循环血管中不可忽略,单个红细胞通过血管的行为会引起微循环内血流动力学参数(如壁面剪切力)在时间尺度呈现显著的非定常性。这种情况在毛细血管中最为明显,即红细胞排成单行穿过毛细血管。

7.5.3 微循环血管壁生物力学

血管的压力—直径关系可以通过体外实验测量。在较大的血管中,如动脉,血压比周围组织的压力高得多,因此周围组织压力对血管的影响在很大程度上可以忽略不计。但在血压较低的微循环中,需要关注血管壁上的总压力,即"透壁压力"。一般来说,透壁压力与直径之间呈非线性的关系。图 7.18 所示为毛细血管的内腔面积与透壁压力间的非线性关系。血管内腔面积的膨胀率随透壁压力的增大而减小。图 7.19 所示为该实验数据对应的血管壁应力应变关系,也呈现非线性的特征。

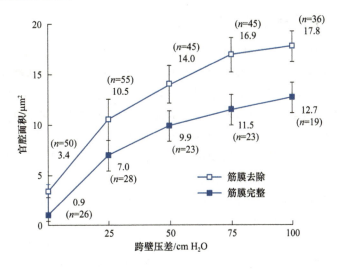

注:毛细血管的平均腔面积是毛细血管透壁压力的函数。数字表示平均值(μm^2)和观测次数(n)。标准差用竖条表示[3]。

图 7.18 血管内腔面积—透壁压力关系(大鼠骨骼肌毛细血管)

---

* 1 cmH$_2$O=98.068 38 Pa。

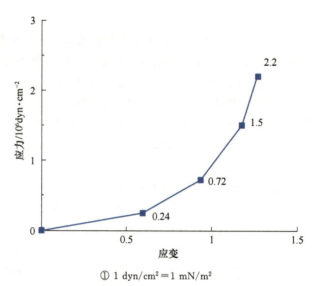

① $1 \text{ dyn/cm}^2 = 1 \text{ mN/m}^2$

图7.19 平均应力—应变关系(大鼠骨骼肌毛细血管,无周围骨骼肌纤维壁支撑的孤立毛细血管)[3]

微循环血管具有可以在血管壁施加肌张力的平滑肌细胞,因此其压力—管径的关系并不只由被动的力学属性决定,还受主动调节功能的影响,可分为被动和主动两部分综合分析。其中,被动部分对应于平滑肌细胞处于最大放松状态时的血管状态;主动部分依赖于平滑肌施加的血管张力,即平滑肌收缩力。

在动脉系统中,血管壁的弹性导致了脉搏波的传播。脉搏波是一种压力波,对微循环血管来说,其顺应性也导致了压力波的传播。在直径为 12~43 μm 的小动脉中,脉搏波速为 3.5~134 cm·s^{-1}。脉搏波速随着直径的增加而增加,在毛细血管中波速约为 10 cm·s^{-1}。

7.5.4 微循环中的脉动性、剪切力与重塑

微循环系统中的血流也存在脉动性,它的来源主要包括动脉脉动、平滑肌收缩、周围组织按压。第一,动脉脉动来源于动脉系统中血流的高度脉动性。这种脉动性在小动脉系统中被抑制,传统观点认为这种脉动性不会传递到毛细血管,即血流通过小动脉后,心脏产生的脉动性已被抑制,并在毛细血管床中可以产生稳定的流动。然而,近期研究表明,在远端小动脉中,血流可能是具有脉动性的,部分来自上游动脉的脉搏波。第二,平滑肌收缩,即小动脉直径变化引起的血流流速脉动。第三,周围组织按压,是指组织内压力变化导致的透壁压力变化,将影响微循环血管的横截面积,从而影响血流速度。

壁面剪切应力即血液对血管壁的黏性应力,取决于血管直径、血流流速、近壁面血液特征等因素。在许多微循环血管中,近壁面的红细胞减少,因此血管壁附近的血细胞比容和黏度降低。其中,壁面黏度降低导致壁面剪切应力降低,而壁面血细胞比容减小会导致壁面剪切应力增大。若考虑单个红细胞通过血管的情况,则壁面剪切应力呈现显著的非定常特征。微循环靠近动脉侧的壁面剪切应力显著高于靠近静脉侧的壁面剪切力。壁面剪切应力是涉及内皮组织调控机制的一个关键性指标。血管通过调节直径来维持壁面剪切力保持相对稳定。

微循环血管应力也会影响其组织重塑。在大动脉中的应力—重塑原理也适用于微循环血管,但有一些区别。动脉中关注三对重塑关系:壁面剪切力与直径、周向应力(血压相关)与壁厚、轴向应力与长度。此外,代谢需求是微循环中血管结构的关键决定因素。

除血管壁组织重塑,微循环的适应机制还包括血管的新生。由于人体组织处于不断变化之中,血管的新生是一个每天都在发生的持续过程。例如,锻炼会增加骨骼肌质量,需要产生新的血管。同样,在体重增加的同时,脂肪组织的增加也将产生新的血管,损伤之后的修复和新组织的形成也会构建新的微循环血管。微循环的血管生成与许多疾病的机制相关,如癌症,肿瘤的生长会建立自己的微循环血液供应系统。

7.5.5 微循环的物质输运

动脉和静脉系统的主要任务是血液的输运,而微循环的主要任务是血液和组织间的物质输运。对物质输运机制来说,大多数分子的输运涉及分子的扩散,包括最关键的向组织供氧。氧是代谢过程所必需的关键分子,其在体内的扩散距离为 $20\sim200~\mu m$。这个范围与人体代谢的需求密切相关:当人体运动时,骨骼肌等代谢活性高的组织需要较短的氧扩散距离;一些代谢活动低的组织则需要较长的氧扩散距离。人体大多数组织与毛细血管之间的距离约为 $100~\mu m$,以保证氧向组织的扩散和输运。

分子在毛细血管壁的吸收和过滤过程可由 Starling 方程描述。水分子通过内皮中的小间隙从毛细血管进入组织,其净流速取决于毛细血管内静水压力和胶体渗透压之间的平衡(见图7.20)。由于微循环内血压很低,净静水压力是血压与周围组织压力之间的差值。胶体渗透压来源于血液中的蛋白质成分,主要是白蛋白。水分子在多孔膜结构会从高浓度向低浓度流动扩散。由于血液中水的体积百分比小于周围组织中水的百分比,因此水有向毛细血管扩散的净趋势。为了阻止血液扩散,需要施加的额外血管内压力称为"胶体渗透压"。因此,影响水从毛细血管扩散到周围组织的两个相关压力是净静水压力和净胶体渗透压。

净静水压力是血液中压力 p_c 与间质液中压力 p_i 之间的差值;净胶体渗透压是血液中渗透压 π_c 与间质液中渗透压 π_i 之差。

用 Starling 方程描述毛细管流量 Q,即

$$Q = k_f([p_c - p_i] - [\pi_c - \pi_i]) \tag{7.4}$$

式中,k_f 为过滤系数(与可交换面积和毛细管壁渗透性有关的常数)。

当净静水压力超过净胶体渗透压时,水将从毛细血管流入周围组织。相反,当净静水压力小于净胶体渗透压时,水将从周围组织流入毛细血管。液体流入或流出毛细血管要求毛细血管水平的血压保持在一个稳定的水平。所以,肌性效应在维持毛细血管血压恒定方面起着重要作用。

除水分子外,血液中穿过毛细血管壁的分子主要还包括二氧化碳、氧气和一氧化氮等气体,钠离子、钾离子等电解质,各种大分子如葡萄糖、氨基酸和激素。分子在毛细管壁上运动的三种主要方法简要介绍如下。

扩散。扩散是分子沿浓度梯度由高到低的运动。二氧化碳和氧气分子都是脂溶性的,因此可以通过内皮的脂质双分子层从血液扩散到细胞外空间。较大的分子,如类固醇激素,也可以通过这种方法扩散。相反,水溶性分子如葡萄糖和氨基酸,可通过毛细血管壁的缝隙(开窗或较大的孔)扩散。

囊泡运输。囊泡是由细胞膜(脂质双分子层)形成的充满液体的结构。囊泡在内皮细胞的一侧形成(如近血液的腔内侧),移动到另一侧(如近基底膜的一侧)。囊泡及其内容物通过内皮转运。这种转运方式对于较大的分子很重要,如抗体由于分子太大或缺乏脂溶性而不能轻易扩散。

整体流。整体流通过血管壁的孔隙和裂隙发生,在开孔毛细血管和窦状毛细血管中尤其重要。

7.5.6 微循环的流动调控

循环系统中血流的变化常常通过血管直径的改变来完成,如通过平滑肌调节小动脉直径,从而调节小动脉阻力,实现局部流量调控。小动脉的平滑肌收缩时,血管直径减小;而平滑肌松弛时,血管直径扩大。有的小动脉可以收缩到完全阻止血流前行的程度。例如,在剧烈运动状态的骨骼肌,或者在紧扎的止血带释放之后,血流速率可能会增加约20倍。

在入口压力变化很大的情况下,微循环需要维持恒定灌注,这种能力称为微循环的自动调节能力。图7.20所示为平均动脉压改变对于微循环灌注流量的影响。在低压下,小动脉完全扩张,以尽量提高血流速率。反之,在高压下,小动脉会最大限度地收缩,以保持低流量。在两者之间,小动脉可以根据需要收缩/扩张,以将灌注维持在一个狭窄的范围内。影响局部血流灌注量的因素有代谢控制、剪应力控制等。下面对这两种控制因素做简要描述。

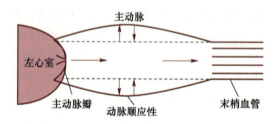

图 7.20 弹性腔模型示意图

代谢控制。微循环的主要作用是确保组织代谢所需的供氧充足,并清除二氧化碳等代谢废物。组织中氧气和二氧化碳浓度的变化会引起小动脉收缩的变化,从而在循环系统局部实现组织血流量的控制。氧浓度降低(如运动中的骨骼肌等)会导致小动脉平滑肌松弛和局部灌注增加。二氧化碳也有类似的作用,二氧化碳浓度的增加导致局部灌注增加。至于循环系统何处感知氧浓度并实现调节,目前尚不清楚。有证据表明,氧浓度的变化可能是在微循环下游被感知和监测的,即可能是在小静脉处,生物信息沿着血管壁的细胞间信号传递通路传递至小动脉,实现微循环灌注量的调节。

剪切力控制。血管壁面的高剪切力与一氧化氮的释放有关,而一氧化氮是一种有效的血管扩张剂,会引发平滑肌松弛和血管直径扩张,以尽量使壁面剪切力幅值降低至正常水平。与代谢控制相似的是,壁面剪切应力的感知可能也在微循环下游进行,并通过细胞间信号传递通路传导至小动脉。

7.6 体循环系统生物力学

动脉、静脉、微循环这三类血管之间并非相互孤立,而是形成体循环的整体,完成从左心室出发为全身供血再返回右心房的循环过程。经过前文学习,已了解到在主动脉瓣的作用下,由左心房进入升主动脉的血流并非连续性的,而是类似阶跃性的流动。然而,在微循环血管中,血流却表现出连续平稳的特征。血流经过动脉系统的波形变化是怎样产生的?血流在体循环中流动的数学模型如何建立?怎样预测体循环中特定位置的血流波形?本节针对这些问题进行科学讲解。

早在 Harvey 首次提出血液循环学说并通过解剖证实后，许多科学家致力于了解体循环运行的机理，并建立其运行的数学模型。1733 年，Hales 提出动脉系统的水库模型，将动脉描述为一个蓄水池，在一个心动周期内发挥类似水库的关闸储存血液和开闸释放血液的作用。水库模型反映了动脉系统的顺应性行为，但只是一个定性模型，无法完成定量化分析。直到 1899 年，Frank 提出体循环系统的弹性腔模型(Windkessel Model)，如图 7.20 所示，首次实现体循环系统的量化分析。由于弹性腔模型不包含血管的三维形态信息，也称零维模型(或集中参数模型)。

体循环数学模型的集中参数模型基于循环系统和电路之间存在相似性和类比性。集中参数模型的基本原理为借助电路物理模型和分析方法来类比心血管循环系统以建立循环系统数学模型。这一类比称为"力-电比拟"，其具体变量的类比如下：电压 U 类比血压 Δp、电流 I 类比血流的体积流量 q、电阻 R 类比血管对血液的黏性流阻、电容 C 类比血管的顺应性(也就是其跟随血压变化的变形能力)。对于更为精准的循环系统生物力学建模，还要以电感 L 类比血液流动惯性。基于这些类比原则，可以通过电路元件描述体循环集中参数模型。

在建立弹性腔模型之前，先回顾在电路数学模型中各参数之间的关系。

电压、电阻、电流关系式为

$$U = IR \tag{7.5}$$

电流、电容关系式为

$$I = C \cdot \frac{\mathrm{d}U}{\mathrm{d}t} \tag{7.6}$$

由于静脉系统中的血压相比于动脉低得多，在体循环简易弹性腔模型中，将静脉内的血压忽略不计，视为零。因此，通过描述动脉系统整体顺应性的电容元件及描述动脉系统(尤其是小动脉和微循环系统)黏性阻力的电阻元件为动脉系统建模，以零压力出口为静脉系统建模，将体循环系统等效简化为一套电路元件模型，如图 7.21 所示。

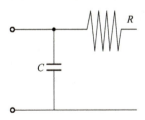

图 7.21 弹性腔类比电路模型示意图

该基本弹性腔模型突出动脉血管的储存特性，把血管比拟为一个简单的弹性腔室，假定在动脉血管中，压力将同步动脉，脉搏波以无限速度传播。该线性弹性腔理论的三个基本方程为

$$\frac{C\mathrm{d}p}{\mathrm{d}t} + \frac{P - P_\mathrm{v}}{R} = Q_\mathrm{in} \tag{7.7}$$

$$\frac{C\mathrm{d}p}{\mathrm{d}t} + \frac{P - P_\mathrm{v}}{R} = 0 \tag{7.8}$$

$$C = \frac{\frac{\Delta V}{V}}{\Delta P} \tag{7.9}$$

式中，P 代表动脉血管内压力；Q_in 代表流入弹性腔的体积流量；P_v 代表静脉压力；R 代表外周

血管阻力；C 代表动脉血管顺应性（压力—容积）；V 代表弹性腔容积。

这里假定 C 为与 P 无关的常数。血流经过心室间歇性泵血进入到弹性 Windkessel 腔体中，其流量为时间的函数 $Q_H(t)$，弹性腔的体积为 $V(t)$，压力为 $p(t)$，顺应性为 C（恒定值），血管外周阻力为 R。以弹性腔为研究对象，根据质量守恒定律，单位时间流进弹性腔的血流减去流出的血流，等于储存在弹性腔中的血流，即

$$Q_H(t) - Q(t) = \frac{dV(t)}{dt} = \left(\frac{dV(t)}{dp(t)}\right)\frac{dp(t)}{dt} = C\frac{dp(t)}{dt} = CR\frac{dQ(t)}{dt} \tag{7.10}$$

为了讨论式（7.10）的生理意义，对入口流量做最简单的假设，即

$$Q_H(t) = Q_0, \quad 0 \leqslant t \leqslant t_s \tag{7.11}$$

$$Q_H(t) = 0, \quad t_s \leqslant t \leqslant T \tag{7.12}$$

式中，t_s 代表收缩末期的时间；T 表示心动周期的持续时间；Q_0 是一个常数。

那么收缩期的方程可表示为

$$Q_H(t) - Q(t) = \frac{dV(t)}{dt} = \left(\frac{dV(t)}{dp(t)}\right)\frac{dp(t)}{dt} = C\frac{dp(t)}{dt} = CR\frac{dQ(t)}{dt} \tag{7.13}$$

可以转化为

$$CR\frac{dQ(t)}{dt} + Q(t) = Q_0 \tag{7.14}$$

其中初始条件为 $t=0, Q=0$，求解式（7.14）得

$$Q(t) = Q_0 - Q_0 \, e^{-\left(\frac{t}{RC}\right)} \tag{7.15}$$

舒张期间，式（7.15）可简化为

$$\frac{dQ}{dt} = -\frac{Q}{RC} \tag{7.16}$$

对应条件为 $t=T, Q=Q_T$，求解可得

$$Q(t) = Q_T \, e^{-\frac{(t-T)}{RC}} \tag{7.17}$$

从弹性腔理论建立以来，不断有学者对它进行修改、发展。例如，增加表征流体惯性的液感（对比电模拟电路中的电感），如图 7.22 所示。其控制方程如下。

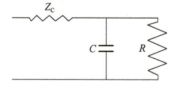

图 7.22　加入电感的弹性腔类比电路模型示意图

$$C\frac{dP_1}{dt} = Q_1 - Q_2 \tag{7.18}$$

$$L\frac{dQ_2}{dt} = P_1 - P_2 - Q_2 R \tag{7.19}$$

此外，通过弹性腔模型的组合，可以形成更精细的模拟循环系统的集中参数模型。利用集中参数模型分析心血管系统的优点是，在将复杂的三维网格模拟流动过程转化成有限个集中参数模型单元所构成的集中参数网络的同时，将三维求解偏微分方程组的过程转化成求解常微分方程组，大大降低了仿真的计算量。

下面以一段管长为 $L=80 \text{ cm}$，管径为 $D=1.8 \text{ cm}$ 动脉血管的弹性腔模型建模为例，说明

弹性腔模型的仿真作用。

设血管壁厚 $h=0.2$ cm，弹性模量 $E=4.17\times10^3$ mmHg，血液密度 $\rho=1.06$ g/cm³，血液黏度 $\mu=0.04$ g/s，末端电阻 $R=0.086\ 5$ mmHg cm⁻³s，则该段血管类比对应的电路参数 $R=\dfrac{128\mu l}{\pi D^4}\cdot\dfrac{\text{L}}{\text{n}}=1.165\times10^{-4}\cdot\dfrac{\text{L}}{\text{n}}$，$C=\dfrac{3\pi D^2}{16Eh}\cdot\dfrac{\text{L}}{\text{n}}=0.041\ 2\cdot\dfrac{\text{L}}{\text{n}}$，$L=\dfrac{4\rho}{\pi D^2}\cdot\dfrac{\text{L}}{\text{n}}=3.126\times10^{-5}\cdot\dfrac{\text{L}}{\text{n}}$。当把该段血管作为一个弹性腔模型进行建模时，入口和出口血压波动如图 7.23(a)所示。可见，经过动脉顺应性导致的"水库效应"后，尽管输入的血压在相当一段时间内为零，但在出口处的血压曲线却呈现平缓的变化趋势，其搏动性大为降低，取而代之的是更平稳的流动。因此，心脏在收缩期的血压可促进大动脉血管的膨胀，然后在舒张期，动脉收缩，挤压血流到动脉和毛细血管。整个动脉系统保证了在心脏输入端不连续的情况下，动脉输出到微循环网络的血流呈现平缓、连续的流动特征，以便于微循环系统中的物质交换。

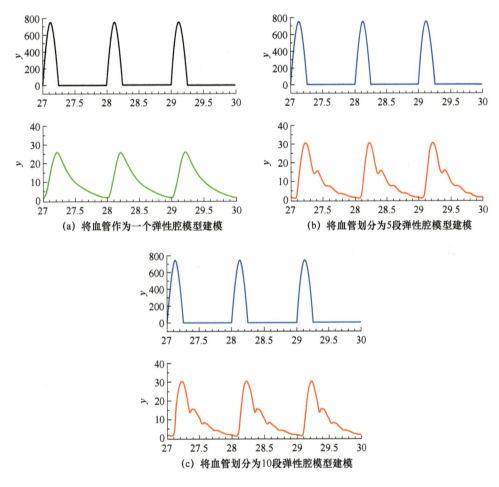

图 7.23　弹性腔模型入口出口压力波动图

当把该段血管划分为 5 个串联的弹性腔模型进行建模时，入口和出口血压波动如图 7.23(b)所示。当把该段血管划分为 10 个串联的弹性腔模型进行建模时，入口和出口血压波动如图 7.23(c)所示。可见，对比将整段血管作为单一弹性腔模型的仿真结果，划分单元越多，出口压力波形信息越丰富。但当弹性腔模型数量多到一定程度时，再增加弹性腔模型数量则对于出口压力波形无明显影响,如该实例将血管段划分为 5 个和 10 个弹性腔模型,其出口压力波形无明显区别。当然,划分的弹性腔模型数量越多,求解计算的压力越大,耗时越长,因此在体循环建模和仿真过程中应适度选取划分弹性腔模型的数量。

思 考 题

1. 一个心动周期的血流总流量在体循环与肺循环哪个循环更高?
2. 心脏内引发血液定向流动的主要动力是什么?其产生的根本原因是什么?
3. 从左心室出发,动脉的弹性呈现升高还是降低的变化趋势?这是因为血管结构中哪种成分的含量发生了什么变化?
4. 分析大动脉血管和毛细血管中血液流动规律,是否可将血液简化为牛顿流体?为什么?
5. 红细胞的聚集和变形行为与剪切率的关系是什么?
6. 动脉系统旋动流具有什么生理意义?可避免哪种动脉常见疾病的发生?
7. 静脉回流的动力来自哪些方面?简述静脉瓣的作用。
8. 简述力-电比拟原则,血压、血液体积流量、血管黏性阻力分别类比为什么参数?

参 考 文 献

[1] ROACH M R,BURTON A C, The reason for the shape of the distensibility curves of arteries[J]. Canadian Journal of Biochemistry and Physiology,1957,35(8):681-690.

[2] KRUGER T, Effect of tube diameter and capillary number on platelet margination and near-wall dynamics[J]. Rheologica Acta,2016,55(6):511-526.

[3] LEE J,SCHMID-SCHONBEIN G W , Biomechanics of skeletal muscle capillaries: Hemodynamic resistance, endothelial distensibility, and pseudopod formation[J]. Annals of Biomedical Engineering,1995,23(3):226-246.

[4] TUMA RF, DURAN WN, LEY K. Handbook of physiology microcirculation[M]. Amesterdam:Academic Press,2008.

[5] HOSKINS P R,LAWFORD P V,DOYLE B J,Cardiovascular biomechanics[M]. Switzerland,2017.

第 8 章 生物流体力学实验与数值模拟

理论分析、实验和数值模拟是目前流体力学的主要研究方法。当流体力学应用到生命体之后,又形成了具有特色的生物流体力学。尽管经典流体力学的基本理论和方法适用于生物流体力学,但由于研究对象的特殊性,生物流体力学又面临一些新的问题和机遇,如人体复杂动脉网络系统中的脉动流、毛细血管内非牛顿流体的非连续性流动等。本章将简要介绍生物流体力学实验和数值模拟方面的理论和方法。

实验是研究科学技术问题的主要手段之一。由于流体运动的复杂性,实验在流体力学中占有尤其重要的地位,实验流体力学是流体力学学科的一个重要分支,具有独立的研究体系和方法。在流体力学和生物流体力学发展史上,科学家们通过一系列经典实验发现流体力学的基本现象和规律,如阿基米德的浮力实验、伽利略的空气阻力实验、托里拆利的大气压力测量实验、牛顿的流体黏度实验、毕托的测速实验、雷诺实验、尼古拉兹实验、普朗特圆柱绕流实验等。实验不仅是定性观察和探索流体力学现象的主要手段,也是获得定量规律的可靠手段。定量的流体力学实验研究主要是通过测量流动过程与物质输运相关的物理量,如静压强、总压强、平均血压、脉动压、流速、流量等,研究物理量之间的定量关系。因此,如何精确地测量物理量,就成为决定流体力学实验成败的关键因素。本章将对生物流体中常用物理量的测量方法进行简要介绍。

生物流体力学的数值模拟基于日益成熟的计算流体力学。计算流体力学(Computational Fluid Dynamics,CFD)是 20 世纪 60 年代发展起来的流体力学分支学科。计算流体力学通过数值方法求解流体力学的基本控制方程,从而得到流场在时空上的定量描述,并以此预测流体运动规律。相比流体力学实验技术,计算流体力学提供了更低成本、更高效率的模拟、设计和优化手段,同时可以更全面地展示流场全部区域的详细信息。目前计算流体力学已广泛应用于航空航天、交通运输、化学化工等多个工程领域,生物医学工程领域的生物流体力学、血流动力学、呼吸力学等交叉学科方向都有大量计算流体力学的应用空间。本章将对计算流体力学中的一些基本概念和基本流程进行简要介绍。

8.1 生物流体的压强测量

根据伯努利方程,可将流体的压强分为静压(p)、动压($\rho v^2/2$)和总压($p+\rho v^2/2$),这三种压强在工程应用中都有使用。本节主要介绍生物流体中常用的压强测量方法。

8.1.1 流体静压的测量

按照流体静压的概念和伯努利方程,在测量流体静压时,不能对流体的流动造成任何干扰,否则测量位置处流速的变化将引起流体静压变化,从而影响测量精度。理想的方法是测压管与流体以相同速度运动,但这在实际使用中难以做到。在实际工程应用中一般采用壁面静压孔和静压探头(静压管)两种方法来测量流体静压强。

1. 壁面测压孔

壁面测压孔的适用条件是流线平直且与壁面平行,当直管内的流动充分发展时,壁面静压近似等于流体静压;对于弯管内的流动,壁面静压则不等于流体静压,如图 8.1 所示。壁面测压孔的优点是简单方便、对流体干扰小,设计合理时精度较高。缺点是只能测量平直流线简单、稳定的流动,流线弯曲越严重,测量误差越大。同时,测压孔孔径对测量精度也有很大影响,孔径太小,则难以加工、易堵塞、测量反应迟缓;孔径太大,则对流动干扰大,测量误差大。

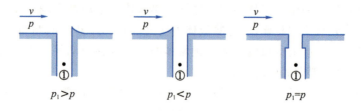

图 8.1 静压孔设计及其对测量值的影响

2. 静压探头(静压管)

此方法通过使用传压管的方式,将流体从测压孔引到测量点进行静压测量,如图 8.2 所示是工程上常用的一种 L 形静压探头。在设计和使用静压探头时,需要考虑静压管尺寸、形状、测压孔位置等因素对流场的影响。

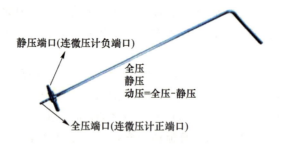

图 8.2 典型的 L 形静压探头

8.1.2 流体总压的测量

根据伯努利方程,流场中某一位置处的总压强是流体静压强与动压强之和,因此总压强通常是通过测量停滞压力获得的。任何一个固定物体放置于流场中,固体与流体接触的表面都有一个驻点,如图 8.3 所示。驻点上的流线终止于驻点,相邻的流线从物体的侧面绕过,此时驻点对应的流线为停滞流线。根据伯努利方程,驻点的压力为停滞压力,它对应的就是流体动压全部转化为静压时的总压。

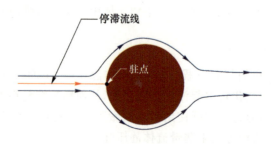

图 8.3 流场中固定物体上的驻点

根据上述原理,可设计 L 形总压皮托管来测量流体的总压强,其原理如图 8.4 所示。图中①和②分别是两个孔,①点流体压强是静压强,②点压强包含流体静压强和动压强。将两个同心圆管连接在两个压力传感器上,以测量位置③和位置④处的压强 p_3 和 p_4,其中 p_4 是流体静压,p_3 是流体总压(停滞压力),p_3 与 p_4 的差值是流体的动压,因此根据式(8.1)可以计算出流体的流速,即

$$v=\sqrt{2(p_3-p_4)/\rho} \tag{8.1}$$

式中,p 是流体压强,v 是流体速度,ρ 是流体密度。

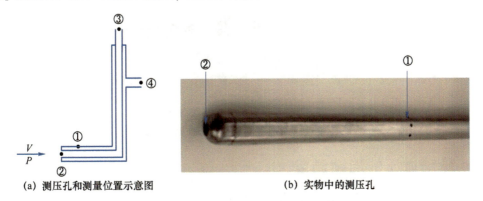

(a) 测压孔和测量位置示意图　　(b) 实物中的测压孔

图 8.4　L 形总压皮托管

皮托管提供了一种简单有效的测量流体总压和流体速度的方法,其测量精度取决于静压和停滞压力的测量精度。例如,对流体静压的精确测量要求流体的动能在测量点附近不能转化为压力,这需要一个光滑、没有毛刺或曲线的采样孔,因为毛刺或缺陷可能导致测量的静压大于或小于实际静压,如图 8.1 所示。

8.1.3　人体动脉压的测量

人体动脉压具有周期性,即在每个心动周期内都在收缩压(Systolic Pressure)和舒张压(Diastoic Pressure)之间波动。人体收缩压和舒张压的测量是日常健康监测和临床诊断的重要指标之一。人体动脉收缩压和舒张压的测量主要基于一种被称为柯氏音的听诊技术,其基本原理如图 8.5 所示:在上臂绑上充气袖带,并保证袖带位置基本与心脏处于同一水平面上,然后袖带充气至高于动脉收缩压,当袖带内压力超过动脉收缩压时,袖带压迫部位的动脉完全塌陷,血流停止;打开针形阀,使袖带以 2~3 mmHg/s 的速度缓慢放气,当收缩压高于袖带内压力时,动脉血管打开,血液喷射形成涡流或湍流,由此产生的振动音传到体表后可由听诊器接收,即柯氏音[1]。

平均动脉压(P_A)也是一个关键的心血管参数,决定了体循环器官的平均灌注压,平均动脉压可由总外周阻力(Total Peripheral Resistance,TPR)和心排血量(Cardiac Output,CO)计算而得,即

$$P_A = CO \cdot TPR \tag{8.2}$$

平均动脉压也可以根据动脉收缩压和舒张压进行计算,即

$$P_A = P_D + \frac{1}{3}(P_S - P_D) \tag{8.3}$$

式中,P_S 和 P_D 分别是动脉收缩压和动脉舒张压。

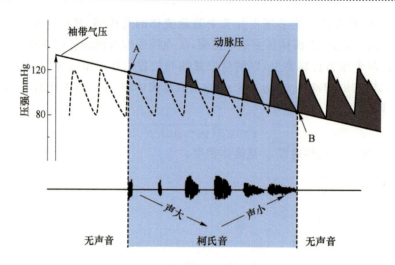

图 8.5 利用听诊技术测量血压
注：图中点 A 对应收缩压，点 B 对应舒张压。

8.1.4 脉动血压的连续测量

在很多应用场景中，还需要监测实时的脉动血压。

脉动血压的动态连续测量可以采取有创的动脉穿刺法，其测量原理与本节所介绍的流体静压测量原理基本一致。有创的动脉血压监测，是经体表插入各种导管或监测探头到心脏或血管腔内直接测定血压的方法。有创血压可以提供连续、可靠、准确的监测数据。桡动脉、尺动脉、肱动脉、股动脉、足背动脉为常见的动脉置管穿刺部位。目前桡动脉为有创血流动力学监测的首选部位，血压监测值精准可靠。有创动脉血压监测技术可直接获得动脉压力的实时变化过程，准确可靠、随时取值，适用于危重病人。

脉动血压的动态连续测量还可以采取无创的血压监测方法。一般来说，无创的血压动态连续测量是结合脉搏波信号和血流动力学算法获得的。目前实现无创血压动态连续测量的技术途径主要有以下几种。

① 用柯氏音法监测基准的收缩压和舒张压，用指端脉搏波（Photoplethysmographic，PPG）信号来获得与血压相关的动态变化，通过血流动力学算法将基准收缩压、舒张压和 PPG 信号合成连续的无创动态血压信号。

② 在人体两个或两个以上位置测量 PPG 信号，获得脉搏波传播速度（Pluse Wave Velocity，PWV）和脉搏波的波形变化，通过血流动力学算法来合成连续的无创动态血压信号。

③ 在人体单一位置（如手腕）测量多种脉搏波，通过多种脉搏波波形及其相位差，结合血流动力学算法来合成连续的无创动态血压信号。

与适用于重症患者的有创血压连续测量技术相比，无创血压连续监测技术更适合非重症人员的日常健康管理，其核心技术更多体现在血流动力学算法上，但需要进行准确度校准。

8.2 生物流体的流速和流量测量

在健康管理、临床治疗、医疗器械研发等应用场景或研发环节中，经常需要测量体内生理系统或医疗器械中的流体流速和流量,本节简要介绍生物体或医疗器械中常用的流速和流量测量方法。

8.2.1 流量计原理

根据原理的不同,可以将流量计分为多种不同的类型。皮托管是基于伯努利方程、最简单的流量计,其原理如图 8.6 所示(与图 8.4 基本一致)。将两个同心圆管连接在两个压力传感器上以测量 p_3 和 p_4 的值,其中 p_4 是流体静压,p_3 是流体总压(停滞压力),p_3 与 p_4 的差值即流体的动压强,因此使用皮托管测速后可以计算出流体的流量 Q,即

$$Q = vA = \sqrt{2(p_3 - p_4)/\rho} \frac{\pi d^2}{4} \tag{8.4}$$

式中,p 是流体压强,v 是流体速度,ρ 是流体密度,A 是管道的横截面积。

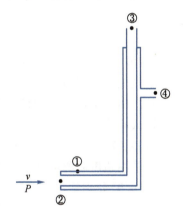

图 8.6 皮托管测量流量原理示意图

除皮托管流量计之外,电磁流量计也是流量测量中常用的流量计,它基于电磁学原理,携带电荷的流体流过磁场时会产生电磁力,假设一个带电粒子 q,以速度 v 流过强度为 $\boldsymbol{B}$ 的磁场,其产生的电磁力 $\boldsymbol{F}$ 可以用矢量形式表达,即

$$\boldsymbol{F} = q(v \times \boldsymbol{B}) \tag{8.5}$$

如果带有正负颗粒的血液流过磁场,他们将向相反的方向移动,产生一个电场 E。如果沿两个电极放置这个电场,一个具有电位差 U(伏特)的电磁场将出现在两个电极之间。这种电磁效应的控制方程是

$$U = v\boldsymbol{B}d \tag{8.6}$$

式中,d 是管径或两个电子之间的距离。

电磁流量计的基本原理如图 8.7 所示。

式(8.6)揭示了两个电极之间的电压与血流速度密切相关。考虑流体力学中关于流量的定义可得

$$Q = vA = \frac{\pi U d}{4\boldsymbol{B}} \tag{8.7}$$

除了上述基于伯努利方程的皮托管流量计和基于电磁学原理的流量计之外,利用多普勒原理的流量计在临床医学领域应用非常广泛,如基于超声多普勒、激光多普勒等多种技术和原理的流量计。下面将简要介绍这些流量计。

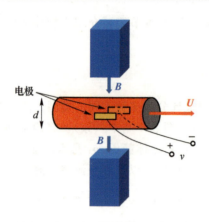

图 8.7 电磁流量计的原理示意图

8.2.2 超声多普勒测速

超声波探头可以通过活组织产生声波,以分析组织生物特征。基于多普勒效应的超声波流量计可用于测量瞬时血流量。目前,先进的超声波流量计甚至可以测量和分析血液特征。换能器是超声波设备中的关键部件,其作用是将电信号转换为声波。通过改变换能器直径可调节超声波在活体组织中的衍射形状,从而调节监测区域的远近。图 8.8 所示为血管上方相同位置和频率下的两个不同直径(D 和 D/2)超声探头的声束形状,直径较大的超声探头所产生的近场探测距离更远。从技术上讲,采用超声波测量血流速度时,近场范围或初始距离范围内的测量精度会更准确。式(8.8)和式(8.9)分别给出了近场距离 d_{nt} 和光束发散角 ϕ 与超声波探头直径和光波长之间的关系。

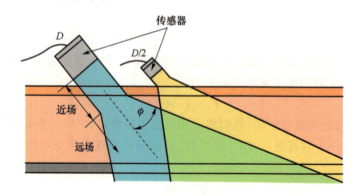

图 8.8 两种同频率不同直径转换器的超声波穿透活体组织区域示意图

$$d_{nt} = \frac{D^2}{4\lambda} \tag{8.8}$$

$$\sin\phi = \frac{1.2\lambda}{D} \tag{8.9}$$

式中,d_{nt} 是近场距离,D 是传感器探头直径,λ 是波长。

除超声波流量计之外,渡时流量计和连续波多普勒流量计也可用于测量血流速率。渡时流量计的探头布置方式主要有两种,如图 8.9 所示:①两个换能器成斜对角的方式置于血管两侧;②两个换能器位于血管的一侧,反射器位于它们中间的另一侧,反射器用于反射换能器之间的波。渡时流量计可以精确测量声波从一个换能器传播到另一个换能器的传播时间。根据流经的上游和下游时间,可以计算得出血管内的血流速率。

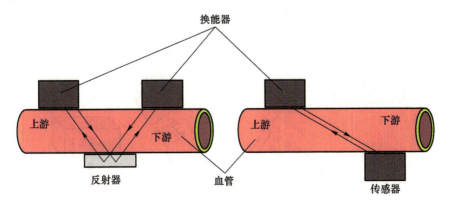

图 8.9　度时流量计的探头布置方式

连续波多普勒流量计是根据超声波信号从血液中的红细胞等颗粒反射到接收器时产生的多普勒频移来测量血液流速的设备。连续波多普勒流量计还可以通过测量液体深度来估算流动面积,这样就可以通过将流动面积乘以血液的平均速度来计算血液流量。式(8.10)给出了连续波多普勒流量计测量时频率和血液流速之间的关系,

$$\frac{f_d}{f_0} = \frac{u}{c} \tag{8.10}$$

式中,f_d 和 f_0 分别是多普勒频率偏移和源频率,u 是待测量的目标速度,c 是声速。

8.2.3　激光多普勒和激光散斑成像技术

激光多普勒技术可以监测人或动物活体组织微循环的血液灌注量。它是通过光纤传输激光束到活体组织,激光束被活体组织散射后导致部分光被吸收,这时遇到移动血细胞的激光波长发生了改变,即出现多普勒频移,而穿过静止组织的激光波长没有改变,如图 8.10 所示。激光改变的强度分布和频率分布与监测体积内的血细胞数量和移动速度直接相关。激光信号采集系统(透镜组 CCD 相机和图形采集卡)接收光纤记录这些信息后,可转换为电信号进行分析。各种各样的激光多普勒探头可在单个测量点上连续监测几乎所有活体组织/器官的表面或深层血流。

激光多普勒血流仪的监测深度为 1～3 mm,其监测深度受以下因素影响。

① 组织特性:血流越丰富的组织,激光被血红蛋白吸收越多,监测深度越浅;例如,牙齿/骨骼深度可达 3 mm 左右,皮肤约为 1 mm,而肝肾等器官约为 0.5 mm。

② 光纤间距:光纤间距(发射光纤与接收光纤之间的距离)越宽,监测深度越深;当然并不是光纤间距越宽越好,间距超过一定距离,激光被组织吸收/散射,接收光纤接收不到激光信号,则无法进行数据分析。

激光散斑技术是另一种测量活体组织血流的激光技术,如图 8.10 所示,其原理如下。当激光照射在相对粗糙(与光的波长相比)的组织表面上时,经过不同光程的散射光之间会出现相互干涉,形成随机干涉图样,即散斑。当被激光照亮的区域经过 CCD 成像系统时,会产生颗粒状或斑纹状散斑。如果散射介质(如血细胞)在运动,则 CCD 成像中的每一个像素将产生随时间变化的散斑图样。该图样在时间和空间上的强度变化包含着散射介质的运动信息。通过分析散斑强度在时间和空间上强度变化的空间统计特性,可获得定量的流速信息。激光散斑

血流灌注成像仪具有高时间和高空间分辨率的全视场测量优势。激光散斑血流成像技术能够实时直观地观察皮下血管结构和血流变化并评估其功能,在生物医学领域的典型应用如监测脑缺血、缺氧、出血、中风等疾病模型,针灸、炎症、水肿、过敏及各种损伤状态下的血流变化,还可以监测肠系膜血流、淋巴流、皮肤微循环的微循环血管血流指标。

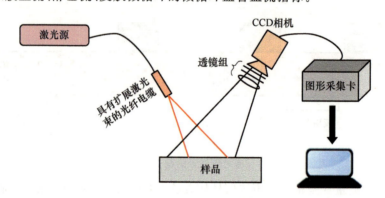

图 8.10　激光的普勒血流仪基本构成示意图

8.2.4　核磁共振成像与速度映射技术

核磁共振成像是一种完全的非侵入式成像技术,目前已经有多种使用核磁共振进行血流测量和灌注成像的方法,其中一些已应用于临床诊断,如连续波激励、飞行时间法、相衬法等。核磁共振是磁矩不为零的原子核在外磁场作用下自旋能级发生塞曼分裂,共振吸收某一定频率的射频辐射的物理过程。飞行时间法是核磁共振血管造影中的常用方法,是指在序列扫描过程中,质子体系流入或流出目标区域而引起图像上信号的变化。不管自旋回波还是梯度回波成像,自旋流入会产生信号增量,即流动相关增强;相反,自旋流出会降低区域信号亮度,即高流速致信号消失现象。利用图像中的这种变化可实现血流流速的测量。

8.2.5　流场可视化

流场可视化是流体力学实验中的重要技术,在医疗器械、航空航天、化工等多个领域有着重要的应用,目前流体实验中最常用的是粒子图像测速(Particle Image Velocimetry, PIV)技术。PIV 是一种以二维方式显示速度矢量、使流体可视化的一种测量技术。该方法是 70 年代末发展起来的一种瞬态、多点、无接触式的激光流体力学测速方法,经过近几十年的发展,目前已能够在同一瞬态记录大量空间点上的速度分布信息,并提供丰富的流场空间结构及流动特性。

PIV 的硬件装置系统主要包括激光源、高速相机和计算机,所测量的流场中需要添加示踪粒子,如图 8.11 所示。激光源发出片状激光束,照亮一个流场截面,流场中的示踪粒子散射激光到流场侧面,用高速摄像机按照设定的时间间隔连续记录后输送到计算机。计算机再按照设定的程序及算法对图像进行处理,从而得到流场的速度、浓度等信息。PIV 的测速原理基于粒子速度的基本物理定义,即根据特定粒子在 t_1 和 t_2 时刻的空间位置 (x_1, y_1) 和 (x_2, y_2) 进行计算,

$$v_x = \lim_{t_1 \to t_2} \frac{x_2 - x_1}{t_2 - t_1} = \lim_{\Delta t \to 0} \frac{\Delta x}{\Delta t} \tag{8.11}$$

$$v_y = \lim_{t_1 \to t_2} \frac{y_2 - y_1}{t_2 - t_1} = \lim_{\Delta t \to 0} \frac{\Delta y}{\Delta t} \tag{8.12}$$

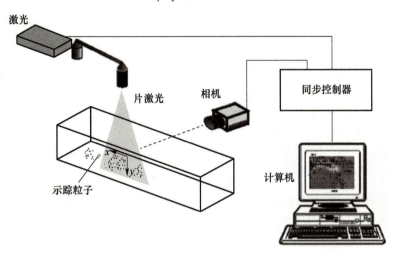

图 8.11 粒子图像测速系统的主要构成和基本原理

8.3 计算流体力学的基本概念

计算流体力学是 20 世纪 60 年代发展起来的流体力学下属分支学科，目前已在医工交叉、航空航天、交通运输、化学化工等多个领域广泛应用。本节介绍计算流体力学的基本概念，为进一步学习生物流体力学数值模拟提供基础。

8.3.1 基本控制方程回顾

若不考虑流体运动时的温度变化和组分传输，则第 6 章中介绍的微分形式的质量守恒方程和动量守恒方程（Navier-Stokes 方程）即可完整地描述流体运动。

质量守恒方程为

$$\frac{\partial \rho}{\partial t} + \nabla \cdot \rho \boldsymbol{u} = 0 \tag{8.13}$$

式中，ρ 是流体密度；t 是时间；$\boldsymbol{u}$ 是速度矢量。

质量守恒方程又称连续性方程，其物理含义是，流场区域任一控制体内流体质量在单位时间内的增量，应等于同一时间间隔内流入该控制体的流体质量。

动量守恒方程为

$$\frac{\partial \boldsymbol{u}}{\partial t} + (\boldsymbol{u} \cdot \nabla) \boldsymbol{u} = \boldsymbol{f} - \frac{1}{\rho} \nabla p + \frac{\mu}{\rho} \nabla^2 \boldsymbol{u} \tag{8.14}$$

式中，p 是流体静压；$\boldsymbol{f}$ 是体积力；μ 是流体黏度。

在需要考虑温度变化（如研究吸入冷空气对呼吸道的影响）时，或需要研究流场内流体组分的变化时，还需要分别建立以温度为求解变量的能量守恒方程和组分传输方程。

能量守恒方程为

$$\frac{\partial (\rho T)}{\partial t} + \nabla \cdot (\rho \boldsymbol{u} T) = \nabla \cdot \left(\frac{k}{c_p} \nabla T \right) + S_T \tag{8.15}$$

式中，c_p 是比热容；T 是温度；k 是流体的传热系数；S_T 是流体的内热源及由于黏性作用流体机械能转换为热能的部分。

组分传输方程为

$$\frac{\partial(\rho\Phi)}{\partial t}+\nabla\cdot(\rho u\Phi)=\nabla\cdot(\Gamma\nabla\Phi)+S_\Phi \tag{8.16}$$

式中，Γ 是组分扩散系数，Φ 是温度，S_Φ 是流体的内热源及由于黏性作用流体机械能转换为热能的部分。

上述质量守恒方程和动量守恒方程适用于所有牛顿流体的运动过程，各个具体问题之间的差别由初始条件和边界条件来规定。

8.3.2 边界条件和初始条件

初始条件是研究对象的各个求解变量在过程开始时刻的空间分布，如一个流体区域内所有位置处的初始流速、压强和温度等。对于定常流动，模拟结果不依赖于初始条件。对于非定常流动，初始时刻的变量分布对求解结果至关重要。

边界条件是指所研究流场区域的边界上各求解变量或其一阶导数随地点和时间的变化规律。其中，流场区域的边界可分为确定边界（或物理边界，如血管壁）和计算边界（如所研究血管段的血流入口截面和出口截面）。计算边界是根据计算需要而划定的，并不是实际存在的边界。计算边界上各求解变量或其一阶导数随时间和地点的变化规律，即计算边界的边界条件。边界条件是血流动力学等生物流体力学领域的关键课题之一。

从边界条件的数学特性上区分，可将其分为三类典型的边界条件，第一类边界条件，又称 Dirichlet 边界，给出待求变量在边界上的数值，如 $u=0$，$p=p_0$。第二类边界条件，又称诺伊曼 (Neumann) 边界，给出待求变量在边界外法线上的方向导数，如 $du/dn=0$。第三类边界条件，是复合型边界条件，给出待求变量在边界上的函数值和外法线方向导数的线性组合。

从边界条件的物理含义上区分，可以将边界条件分为入口边界条件、出口边界条件、壁面边界条件、对称边界条件、周期性边界条件等多种类型，其中入口、出口和壁面边界条件是最常用的类型，下面分别进行简要介绍。

1. 速度入口边界条件

速度入口边界条件用于定义流动速度和流动入口的流动属性相关的标量，适用于不可压缩流，如果用于可压缩流会导致非物理结果，这是因为它允许驻点条件浮动。

2. 压力入口边界条件

压力入口边界条件用于定义流动入口的压力和其他标量属性，既适用于可压流，又适用于不可压流。压力入口边界条件可用于压力已知但是流动速度和/或速率未知的情况。这一情况可用于很多实际问题，如浮力驱动的流动。压力入口边界条件也可用来定义外部或无约束流的自由边界。

3. 质量流量入口边界条件

质量流量入口边界条件用于已知入口质量流量的可压缩流动。在不可压缩流动中不必指定入口的质量流量，因为密度为常数时，速度入口边界条件就确定了质量流量条件。当要求达到的是质量和能量流速而不是流入的总压时，通常使用质量入口边界条件。

4. 压力出口边界条件

压力出口边界条件需要在出口边界处指定表压。表压值的指定只用于亚声速流动。如果当地流动变为超声速,就不再使用指定表压,此时压力要从内部流动中求出,包括其他流动属性。在求解过程中,如果压力出口边界处的流动是反向的,回流条件也需要指定。如果对于回流问题指定了比较符合实际的值,收敛困难问题就不太容易出现。

5. 质量出口边界条件

当流动出口的速度和压力在解决流动问题之前未知时,可以使用质量出口边界条件模拟流动。需要注意,如果模拟可压缩流或包含压力出口时,不能使用质量出口边界条件。

上述控制方程、初始条件和边界条件就构成了对特定流体力学问题的完整数学描述。在对特定的流体力学问题进行数值模拟时,还需要分别对流场区域和控制方程进行离散化处理,以形成计算机程序可以使用的形式。

8.3.3 几何空间离散与网格划分

几何空间离散是用一组有限个离散的点代替原来连续的空间。实施过程是把所计算的区域划分成许多个互不重叠的子区域,并确定每个子区域的节点位置和该节点所代表的控制体积。节点是需要求解的未知物理量的几何位置、控制体积、应用控制方程或守恒定律的最小几何单位。一般把节点看成控制体积的代表。控制体积和子区域并不总是重合的。在区域离散化过程开始时,由一系列与坐标轴相应的直线或曲线簇所划分出来的小区域称为子区域。网格是离散的基础,网格节点是离散化物理量的存储位置。

在对几何空间进行离散时,可采用结构化网格和非结构化网格来处理。结构化网格是指网格区域内所有的内部点都具有相同的毗邻单元,毗邻单元为六面体;在拓扑结构上矩形区域内的均匀网格,其节点定义在每一层的网格线上,且每一层节点数都相等。非结构化网格是指网格区域内的内部点不具有相同的毗邻单元,毗邻单元可以是多种形状,四面体(也就是三角的形状),六面体,棱形,也可以是六面体。与网格剖分区域内的不同内点相连的网格数目不同,如图 8.12 所示。

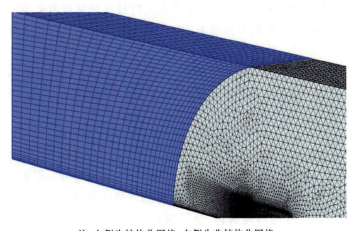

注:左侧为结构化网格,右侧为非结构化网格。
图 8.12 结构化网格和非结构化网格示意图

8.3.4 控制方程的离散化方法

控制方程的离散化将偏微分型的控制方程在几何空间网格的每个节点上,离散成计算机可以求解的线性方程组。常用的离散化方法有有限差分法、有限元法和有限体积法。

1. 有限差分法

有限差分法是数值解法中最经典的方法。它将求解区域划分为差分网格,用有限个网格节点代替连续的求解域,然后将偏微分方程(控制方程)的导数用差商代替,推导出含有离散点上有限个未知数的差分方程组。这种方法产生和发展得比较早,也比较成熟,多用于求解双曲线和抛物线型问题。用它求解边界条件很复杂,尤其是椭圆形问题,没有有限元法或有限体积法方便。

构造差分的方法有多种形式,目前主要采用的是泰勒级数展开方法。其基本的差分表达式主要有 4 种形式:一阶向前差分、一阶向后差分、一阶中心差分和二阶中心差分。其中,前两种格式为一阶计算精度,后两种格式为二阶计算精度。对时间和空间不同差分格式的组合,可以组合成不同的差分计算格式。

有限差分法是历史上最早的数值方法,易于求解简单几何形状的流体问题,其基本特点如下。

1) 将求解区域用与坐标轴平行的一系列网格线的交点所组成的点的集合来代替。

2) 在每个节点上将控制方程中每一个导数用相应的差分表达式来代替,从而在每个节点上形成一个代数方程,每个方程中包含本节点及其附近一些节点上的未知值。

3) 求解这些方程就获得了所需的数值解。

4) 主要缺点是对复杂区域的适应性较差及数值解的守恒性难以保证。

2. 有限元法

有限元法是将一个连续的求解域任意分成适当形状的微小单元,并在各微小单元分片构造插值函数,然后根据极值原理(变分或加权余量法)将问题的控制方程转化为所有单元上的有限元方程,把总体的极值作为各单元极值之和,即将局部单元总体合成,形成嵌入了指定边界条件的代数方程组,求解该方程组就可以得到各节点上待求的函数值。有限元法求解的速度通常比有限差分法和有限体积法慢。其基本特点是如下。

1) 要选定一个形状函数,并通过对单元中节点上的被求变量取值来表示该形状函数。在积分之前将该形状函数代入到控制方程中去,这一形状函数在建立离散方程及求解后结果的处理上都要使用。

2) 控制方程在积分之前要乘上一个权函数,要求在整个计算区域上控制方程余量的加权平均值等于 0,从而得出一组关于节点上被求变量的代数方程组。

3) 优点为对不规则区域的适应性更好;缺点为计算量大。

3. 有限体积法

有限体积法又称控制体积法,是将计算区域划分为网格,并使每个网格点周围有一个互不重复的控制体积,将待解的微分方程对每个控制体积积分,从而得到一组离散方程。其中的未知数是网格节点上的因变量。子域法加离散就是有限体积法的基本思想。有限体积法的基本思路易于理解,并能得出直接的物理解释,是目前计算流体力学领域应用最为广泛的数值方法,具有如下特点。

1) 将求解区域划分成一系列控制容积,每个控制容积都有一个节点作代表。

2) 将守恒型的控制方程对控制容积积分,以获得离散方程。

3) 离散方程是守恒的。

4) 离散方程的系数具有明确的物理意义。

5) 对复杂区域的适应性好。

6) 对硬件要求相对(有限元法)较低。

离散方程的物理意义是因变量在有限大小的控制体积中的守恒原理,如同微分方程表示因变量在无限小的控制体积中的守恒原理一样。有限体积法得出的离散方程要求因变量的积分守恒满足任意一组控制集体,自然也得满足整个计算区域,这是有限体积法吸引人的优点。有一些离散方法(如有限差分法)仅当网格极其细密时,离散方程才满足积分守恒;而有限体积法即使在粗网格情况下,也能显示出准确的积分守恒。

就离散方法而言,有限体积法可视作有限元法和有限差分法的中间产物。三者各有所长。有限差分法直观、理论成熟、精度可选,但是不规则区域处理烦琐,虽然网格生成可以使有限差分法应用于不规则区域,但是对于区域的连续性等要求较高。使用有限差分法的好处在于易于编程、易于并行。有限元法适合处理复杂区域,优点是精度可选,缺点是内存和计算量巨大,并行不如有限差分法和有限体积法直观。有限体积法适用于流体计算,可以应用于不规则网格,适用于并行,但是精度基本上只能是二阶。有限元法在应力应变、高频电磁场方面的特殊优点正在被人重视。

8.4 计算流体力学的基本流程和常用算法

8.4.1 计算流体力学的基本流程

计算流体力学求解问题的基本流程如下(见图 8.13)。

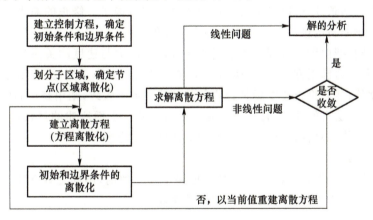

图 8.13 计算流体力学求解问题的基本流程

1. 根据分析需要建立控制方程,包括选定所需要的控制方程及确定控制方程中的物性参数;确定初始条件和边界条件,使得待求解问题具备完整的数学描述。

2. 对所需要分析的流场空间区域划分子区域,实现几何区域离散化,确定所有子区域节点的空间坐标,此步骤也称网格划分。

3. 选取离散方法,针对几何区域离散化后的子区域建立离散方程,即方程离散化,这一步骤通常由计算流体力学软件自动完成。

4. 对初始条件和边界条件进行离散化,即对离散后子区域上的待求变量赋予初始时刻的值,对边界子区域或网格节点指定边界条件。

5. 采用数值方法,求解离散方程。

6. 对于线性问题来说,第 5 步求解离散方程获得的解,即所需要的解。

7. 对于非线性问题来说,还需要判断第 5 步获得的解是否是收敛解,若不是收敛解,则需要利用当前值重建离散方程,进行迭代求解,从而获得所需要的解。

8.4.2 求解算法和流程

在完成几何空间的离散化和控制方程的离散化之后,开始进行离散方程的求解。离散方程的求解算法是制约流体力学发展的重要工具。压力耦合方程组的半隐式方法(Semi-Implicit Method for Pressure Linked Equations,SIMPLE),是计算流体力学中一种被广泛使用的求解流场的数值方法,于 1972 年由苏哈斯·帕坦卡与布莱恩·斯波尔丁提出。SIMPLE 算法是一种压力修正法,通过"先猜想后修正"的方法得到压力场,并求解离散化的动量方程(NS 方程)[4]。

下面介绍几种常用的压力与速度耦合求解算法,分别是 SIMPLE 算法、Semi-Implicit Method for Pressure Linked Equations Consistent(SIMPLEC)算法和 Pressure Implicit with Splitting of Operators(PISO)算法。

1. SIMPLE 算法

SIMPLE 算法是目前工程实际中应用最为广泛的一种流场计算方法,它属于压力修正法的一种。该方法的核心是采用"猜测-修正"的方法,在交错网格的基础上计算压力场,从而达到求解动量方程的目的。SIMPLE 算法的基本思想可以叙述为,对于给定的压力场,求解离散形式的动量方程,从而得到速度场。因为压力是假定或不精确的,这样得到的速度场一般都不满足连续性方程的条件,所以必须对给定的压力场进行修正。修正的原则是修正后的压力场相对应的速度场能满足这一迭代层次上的连续方程。

根据这个原则,把由动量方程的离散形式所规定的压力与速度的关系代入连续方程的离散形式,从而得到压力修正方程,再由压力修正方程得到压力修正值;接着根据修正后的压力场求得新的速度场;然后检查速度场是否收敛。若速度场不收敛,则用修正后的压力值作为给定压力场,开始下一层次的计算,直到获得收敛的解为止。上面所述的过程中,核心问题在于如何获得压力修正值,如何根据压力修正值构造速度修正方程。

2. SIMPLEC 算法

SIMPLEC 算法与 SIMPLE 算法在基本思路上是一致的,不同之处在于 SIMPLEC 算法在通量修正方法上有所改进,加快了计算的收敛速度。

3. PISO 算法

PISO 算法的压力速度耦合格式是 SIMPLE 算法族的一部分,它是基于压力速度校正之间的高度近似关系的一种算法。SIMPLE 和 SIMPLEC 算法的一个限制是在压力校正方程解出后,新的速度值和相应的流量必须满足动量平衡,否则必须重复计算,直至平衡。为了提高该计算的效率,PISO 算法执行了两个附加的校正:相邻校正和偏斜校正。PISO 算法的主要思想是将压力校正方程中解阶段中的 SIMPLE 和 SIMPLEC 算法所需的重复计算移除。经过一个或更多附加 PISO 循环,校正的速度会更接近满足连续性和动量方程。这一迭代过程称为动量校正或邻近校正。

PISO 算法在每个迭代中要花费稍多的 CPU 时间,但是极大地减少了达到收敛所需要的迭代次数,尤其是对于过渡问题,这一优点更为明显。对于一些具有倾斜度的网格,单元表面质量流量校正和邻近单元压力校正差值之间的关系相当简略。因为沿着单元表面压力校正梯度的分量开始是未知的,所以需要进行和上面所述的 PISO 邻近校正中相似的迭代步骤。初始化压力校正方程的解之后,重新计算压力校正梯度,然后用重新计算出来的值更新质量流量校正。偏斜矫正的过程极大地减少了计算高度扭曲网格所遇到的收敛性困难。PISO 偏斜校正可以在基本相同的迭代步中,从高度偏斜的网格上得到和正交网格不相上下的解。

思 考 题

1. 如何测量流体的静压和总压?
2. 简述柯氏音法测量动脉收缩压和舒张压的原理。
3. 简述流场边界条件的类型。

参 考 文 献

[1] MOHRMAN D E, HELLER L J. Cardiovascular physiology[M]. 9 th ed. New York:McGraw Hill Education Inc,2018.

[2] OSTADFAR A. Biofluid mechanics:Principles and applications [M]. Amsterdam:Elsevier Inc,2016.

[3] 欧辉彬. 无创动态血压监测技术研究进展[J]. 中国医疗设备,2016,31(11):78-80.

[4] 安德森. 计算流体力学基础及其应用[M]. 吴颂平,刘赵淼译. 北京:机械工业出版社,2007.

第9章 心血管医疗器械中的生物力学

本章阐述循环系统血管疾病及心血管医疗器械中的生物力学,主要介绍高血压、心脏瓣膜疾病、动脉粥样硬化及动脉瘤四种常见的循环系统血管疾病,并从生物力学角度介绍血管支架、心脏瓣膜和人造血管等常见的心血管医疗器械中的力学问题及评测方法。

9.1 循环系统疾病

9.1.1 高血压

高血压是指由于血液动力学变化引起的血压升高,是人类最常见的心血管危险因素之一。流行病学数据表明血压与中风/心脏病之间存在关系。在手臂上测量的收缩压≥140 mmHg或舒张压≥90 mmHg时,称为高血压。

高血压的发病过程复杂,时间长,诱发因素多,个体差异大,而且体内生理代偿过程复杂,高血压的形成机制仍不清楚。高血压一旦形成,由血压升高引起的异常生物力学将会导致血管重构,这是一个危险的致病机制。另一个重要观察结果是,血管病变主要发生在动脉,高血糖和高血脂引起的血管病变也是如此。因此,研究高血压致病机制主要需要关注两个方面:高血压的形成和高血压形成后异常生物力学对血管结构和功能的影响。从生理学角度来看,寻找高血压潜在的病理、生理原因时,重要的是要考虑血压的两种成分:脉压和平均动脉压,如图9.1所示。

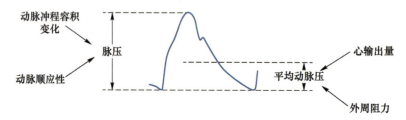

图 9.1 血流动力学对脉压和平均动脉压的影响示意

脉压,即脉动压差(收缩压和舒张压之间的差值),其大小通常取决于心输出量和动脉系统的顺应性(扩张能力)。平均动脉压则表示一个心动周期中动脉血压的平均值,决定平均动脉压的因素是心输出量和外周血管阻力,平均动脉压的大小可表示为上述二者的乘积。

原发性高血压的特征是一种或多种血流动力学因素发生改变。有趣的是,高血压的致病因素受年龄的影响很大。在青少年和年轻人(<30岁)中,主要的血液动力学障碍是心输出量增加。相对动脉僵硬度的变化,外周血管阻力较为正常,结果是年轻人往往具有更高脉动压,即单纯性收缩期高血压(收缩压较高但舒张压正常或较低)。随着时间的推移,心输出量降至正常或低于正常水平,外周血管阻力上升。因此,脉动压相对正常,但平均压升高,这会导致收缩压和舒张压升高,即发生混合型高血压,迄今为止,这是中年人中最常见的高血压形式。在

老年人（＞50岁）中，单纯性收缩期高血压是最常见的高血压形式。动脉硬化是导致老年高血压的主要因素之一，大动脉不能在每次心动周期内有效地缓冲血压的周期性变化，从而导致脉压过度增加。

众所周知，血流动力学会影响血管的结构和功能，但是这背后的机制仍未被发现。人的血管一生都要受到血流动力学的影响，其结构和功能在不断重构并发生适应性改变。高血压诱导机械力异常增加引起的血管重构是一个复杂的生理病理过程，高血压发病过程中会出现不同的病理特征，尤其在心血管疾病的临床表现中起重要作用。

血液在血管内流动时会对血管壁产生多种不同的力，其中对血管重构有较大影响的主要包括以下两种。

1. 与血流方向一致的剪应力。剪应力（Shear Stress）由血流产生，与血管内皮细胞表面平行，主要影响内皮细胞。

2. 由血压产生的张应力。张应力（Stretch Stress）在与血管壁垂直的方向产生，在血管内部，这种张应力作用于内膜、中膜和外膜的所有细胞，包括内皮细胞、平滑肌细胞、成纤维细胞和未分化的间充质干细胞等。

在人体血管的早期发育阶段，血流所产生的剪应力对心血管系统的成熟和发育起着决定性的作用。在血管发育成熟后，正常血压所产生的张应力对维持血管细胞的表型和功能也是至关重要的，而高血压产生的异常张应力会对血管重构产生不利的影响。

1. 张应力会引起血管平滑肌异常增殖。非层流切力和牵张力可刺激血管平滑肌细胞的增殖和迁移。这种力导致的细胞异常行为可以通过多种信号通路介导，如PDGFR‑ras/raf/ERK‑API信号通路、p38MAPK信号通路、GPCRs‑PLC‑PKC信号通路等。

2. 张应力会引起血管平滑肌异常迁移。张应力也参与动脉粥样硬化病变的发生和发展。高周向管壁张应力会导致内皮间隙增加、内弹性膜断裂和中膜平滑肌细胞的表型改变，使其从中膜迁移到内皮下层。同时，血液中的单核细胞也会附着在内皮细胞上，穿过内皮间隙进入内皮下层，导致内膜增厚和细胞外基质的合成。多个细胞内信号分子，如蛋白激酶、整合素、尿激酶、基质金属蛋白酶、黏着斑激酶和着斑蛋白等参与介导张应力诱导的细胞迁移。

9.1.2 心脏瓣膜疾病

心脏瓣膜疾病是一种常见的心血管疾病，最常发生在左侧瓣膜，在不同瓣膜部位有不同的病因。随着人口老龄化，与衰老或心肌疾病有关的心脏瓣膜功能障碍患者迅速增加，心脏瓣膜疾病的发病率正在逐渐升高。

心脏有4个瓣膜，包括二尖瓣、三尖瓣、主动脉瓣和肺动脉瓣。它们位于左右心室的进口和出口，起着单向阀门的作用，引导血液流动，确保血液保持单向循环。瓣膜由柔性薄膜组成，具有若干瓣叶，由纤维结缔组织构成，厚度为0.1～0.3 mm。瓣膜与心内膜和血管内膜相连，与心内膜病变有关。瓣膜表面光滑，有助于血液顺畅通过瓣口。除个别哺乳动物的瓣叶具有少量肌肉和神经，一般瓣膜没有肌肉，进行被动运动。

瓣膜病变主要由风湿性心内膜炎引起，也可由先天性缺损、梅毒和主动脉瘤等引发。有时也会出现创伤性撕裂。瓣膜病变通常表现为两种主要形式：狭窄和关闭不全。狭窄可能由于瓣叶组织钙化变硬或感染导致瓣叶间粘连，使瓣膜无法完全打开。瓣下组织的钙化也可能引起瓣口狭窄。关闭不全通常与瓣叶组织钙化有关。瓣叶组织钙化可同时引起狭窄和关闭不全。此外，粘连的瓣叶在高压下可能发生撕裂或者其他创伤性撕裂，导致瓣叶无法完全关闭。房室瓣乳头肌腱索功能的缺陷也可能引发关闭不全。瓣膜病变可以导致心腔内压力和血流异常，影响整个血液循环，最终导致心脏泵血功能下降，引发心力衰竭。

在过去的几十年里，针对心脏瓣膜疾病患者的临床治疗发生了巨大的变化。诊疗技术的提升包括以下方面：基于无创疗法的瓣膜功能障碍评估和心室功能监测、手术干预相关指南的制定、非侵入性手术方法、瓣膜的改进和瓣膜重建技术的进步。如今，针对心脏瓣膜疾病的研究广泛开展，在一些心血管手术中心，可以在病理实验室找到整个瓣膜标本或单个/多个患者心脏瓣膜的碎片。以下是几种常见的心脏瓣膜疾病。

1. 二尖瓣狭窄

二尖瓣狭窄会对左心室的充盈产生严重影响，导致心房压力升高并降低心输出量。一般情况下左心室收缩压和主动脉压不会受到影响，除非狭窄非常严重。在二尖瓣狭窄的情况下，关闭瓣的声音会显著增大，并出现新的开瓣声。在快速充盈和心房收缩阶段，会有持续的湍流噪声，狭窄的程度越严重，湍流噪声的强度就越大，持续时间也就越长。在较大的房室压差的推动下，瓣口会产生显著的湍流射流现象。二尖瓣狭窄还可能引起心房纤颤、扩张和心律失常等心脏疾病。

2. 二尖瓣关闭不全

二尖瓣关闭不全的主要特征是，在心室收缩期间血液会从左室漏回到左房，导致心输出量下降。回流不仅增加心室的负担，还使得心房在心室收缩期间的压力增加。为了保持一定的心输出量，心室不得不增加容量，形成超负荷容积，这将导致心室压力升高，最终导致心室扩张和肥厚。二尖瓣关闭不全还会产生贯穿整个收缩期的回流噪声。

3. 主动脉瓣狭窄

与二尖瓣不同，主动脉瓣病变主要影响主动脉和左心室之间的压力和血流。正常主动脉瓣与主动脉瓣狭窄的瓣膜形态对比如图 9.2 所示。主动脉瓣狭窄直接影响心室向主动脉的射血，导致左心室压力显著升高，而主动脉压力下降，形成巨大的压力差。这种情况下会出现严重的湍流射血，导致明显的收缩期湍流噪声。主动脉瓣狭窄会引起左心室承受过高的压力负荷，导致心室肥厚。当机体的代偿机制衰竭时，左心室将出现明显扩张。

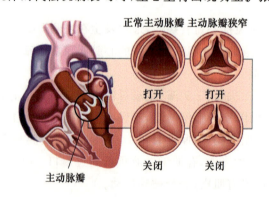

图 9.2　正常主动脉瓣与主动脉瓣狭窄的瓣膜形态对比

4. 主动脉关闭不全

主动脉瓣关闭不全会导致部分血液在心室舒张期间从主动脉流回心室,使得主动脉压力在舒张期明显降低,而在收缩期明显上升。这种情况下,动脉脉搏会出现突然上升然后突然下降的脉冲现象,回流会产生一定程度的收缩期杂音。主动脉瓣关闭不全还会导致心室产生超负荷容积,严重病例可能因为冠状动脉灌注不足而诱发心绞痛,晚期可能出现左心衰竭的症状。

9.1.3 动脉粥样硬化

动脉粥样硬化是心血管系统中最常见且严重危害健康的疾病之一。它是许多心脑血管疾病的共同病理基础,也是预防和治疗这类疾病的关键。动脉硬化是一组以动脉壁增厚、硬化和弹性功能减退为主要特征的疾病,主要包括动脉粥样硬化、动脉中层钙化和小动脉硬化这三种类型。动脉粥样硬化主要发生在大中型动脉,最常见于腹主动脉,其次是冠状动脉、降主动脉、颈动脉和大脑动脉环(Willis 环)。它通常发生在动脉分叉、分支或弯曲的部位。动脉粥样硬化的基本病变包括动脉内膜的脂质沉积和纤维斑块形成,会导致血管壁变硬、管腔狭窄,并引发一系列继发性病变,特别是在心脏和脑部等器官,可能会发生缺血性改变。

动脉粥样硬化通常认为由内皮细胞被激活或功能失调所引起。发病原因包括遗传缺陷和环境因素,如吸烟和过度饮酒,以及高血压、高胆固醇血症、感染和其他慢性疾病(糖尿病、肥胖、自身免疫性疾病和衰老)。受伤的内皮区域可由邻近的内皮或者来自骨髓的内皮祖细胞修复。如果内皮修复不佳,就可能发生动脉粥样硬化。

受损后的内皮细胞可以分泌细胞因子和上调表面黏附分子的表达,同时也会招募血液中的血小板、单核细胞、T 细胞、嗜中性粒细胞、树突细胞和肥大细胞黏附于内皮损伤的部位及渗入内皮下层。在此过程中,单核细胞分化成巨噬细胞并清除从循环中沉积的脂质,进而变成泡沫细胞。此外,免疫细胞会激活中膜平滑肌细胞和干细胞,激发外膜干细胞增殖和迁移到内膜,这些细胞在这里还会具有肌成纤维细胞和巨噬细胞的一些特性。随着疾病的发展,异常的血管壁会促使巨噬细胞和白细胞活化内皮细胞和平滑肌细胞,它们同时也会分泌更多炎症细胞因子去招募血液循环和外膜组织的炎症细胞,这样便会形成动脉粥样硬化区域的炎症周期。

成熟的动脉粥样硬化斑块会形成一个纤维帽,纤维帽主要由泡沫细胞、平滑肌细胞和胶原基质组成,可以被巨噬细胞和肥大细胞释放的金属蛋白酶降解以及造成破裂。斑块的稳定性由纤维帽的厚度决定。纤维帽破裂后可能发生严重血栓,导致急性冠状动脉疾病(心肌梗塞)和中风的发生。动脉粥样硬化的发病机制如图 9.3 所示。

剪应力对血管生理的调节和内皮细胞功能的维持至关重要,有助于预防动脉粥样硬化的发生。研究表明,动脉粥样硬化易发生在血管的分支和弯曲部位,如颈动脉、冠状动脉、肾动脉和髂动脉等。这些部位的特点是血流从正常的层流转变为扰动流,导致血液剪应力不均匀且分布不规则。扰动流、低剪应力和往复剪应力可能增加动脉粥样硬化相关基因和蛋白的表达。然而,低剪应力调控动脉粥样硬化血管重建的力学生物学机制尚未完全阐明。

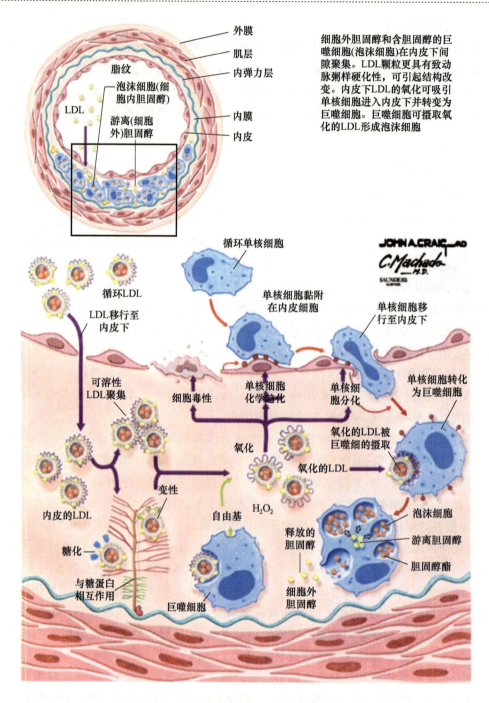

图 9.3 动脉粥样硬化的发病机制

9.1.4 动脉瘤

动脉瘤是指永久性的局部动脉扩张,出现动脉瘤的动脉血管与毗邻的正常动脉相比直径至少增加 50%。不同部位的动脉均可发生扩张并形成动脉瘤,包括腹主动脉、胸主动脉、脑动脉和四肢的动脉等,其中动脉瘤最常见的发生部位是肾下腹主动脉。

动脉瘤是动脉壁退化性病变的结果,动脉瘤的发生和发展是由遗传因素、环境因素和生物化学等多种因素相互作用的结果。不同类型的动脉瘤具有不同的病因和病理特点,根据病因和瘤壁结构的不同,可以将其分为以下几类。

1. 真性动脉瘤:瘤壁由三层血管壁组织构成,符合经典的动脉瘤定义。大多数临床上发现的动脉瘤属于这种类型。

2. 假性动脉瘤:多由于血管外伤或医源性因素引起,如动脉穿刺或血管移植。血液可以通过破裂处进入周围组织形成血肿,随后血肿逐渐机化,被周围结缔组织包裹覆盖。严格来说,假性动脉瘤并不符合经典的动脉瘤定义,只是在体检或手术中具有类似于真性动脉瘤的表现。

3. 动脉夹层动脉瘤:多发生在血流剪应力最强或血压变动明显的血管部位,如升主动脉或主动脉弓。它的形成通常与动脉内膜的撕裂有关,高压血液从内膜撕裂处进入中膜内形成一个假血管腔,同时将中膜纵向撕开。局部动脉扩张成瘤,外弹力层明显伸展,动脉的外径增宽,外观呈瘤状。

动脉瘤的发病因素和分类如图 9.4 所示。

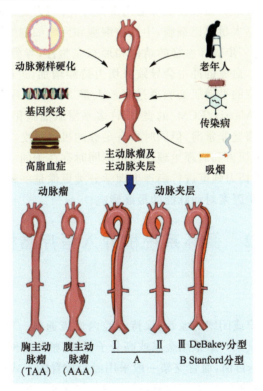

图 9.4 动脉瘤的发病因素和分类

DeBakey 分型将动脉夹层分为 Ⅰ、Ⅱ、Ⅲ 型,Stanford 分型将主动脉夹层分为 A 型和 B 型。各型的具体解释如下。

经典的 DeBakey 分型将动脉夹层分为 Ⅰ、Ⅱ、Ⅲ 型;其中 Ⅰ 型夹层起自升主动脉,内膜破口多位于主动脉瓣上 5 cm,并可向下累至主动脉弓、降主动脉、腹主动脉,甚至髂动脉;Ⅱ 型夹层主要起源并局限于升主动脉,内膜破口多位于主动脉瓣上 5 cm;Ⅲ 型夹层内膜破口位于左锁骨下动脉开口下 2~5 cm,可向远端扩展,累及腹主动脉。另一种更为常见的 Stanford 分型将主动脉夹层分为 A 型和 B 型,A 型涵盖了 DeBakey Ⅰ 和 Ⅱ 型,B 型则相当于 DeBakey Ⅲ 型。

动脉瘤大多无症状，有症状患者的临床表现相当复杂多变。动脉瘤最严重的并发症为破裂出血。早期诊断常用B超，辅以CT、磁共振和动脉造影等。动脉瘤最常用的治疗方法是外科手术，包括动脉瘤切除、人工血管置管和腔内修复术等。

血管和血液的生物力学作用是动脉瘤发生和生长的关键。动脉瘤通常在动脉分支处形成，因为这些区域存在较大的剪应力和湍流。研究表明，动脉壁上的高剪切力和正向剪切力梯度是动脉瘤形成的关键因素。长期高剪切力会导致环形内弹性膜退化和拉伸力分布不均。这种变化会导致去分化的平滑肌细胞迁移到内膜并增生，最终形成复杂的细胞外基质，其中包括大量的胶原蛋白。此外，高血流动力学压力还会导致内皮细胞功能障碍和表型变化。

炎症反应在动脉瘤的病理进展中起着重要作用。一旦血流动力学损伤超过血管壁结构的承受力，细胞因子如白介素-1β（IL-1β）和肿瘤坏死因子（Tumor Necrosis Factor，TNF）等会引发炎症反应，加速病理进展的过程。在这个阶段，促炎性平滑肌细胞和浸润性巨噬细胞开始释放可以降解胶原蛋白和弹性蛋白的基质金属蛋白酶（Matrix Metalloproteinase，MMP），从而影响血管的拉伸强度和弹性。血液在动脉瘤内部循环，剪切力逐渐降低，促进炎症介导的动脉瘤生长。炎症的特点包括大量淋巴细胞、中性粒细胞和巨噬细胞的浸润，过多的巨噬细胞会促进MMP的大量表达，进一步破坏血管的结构和形态完整性，导致血管扩张，动脉瘤体积增加。相反，在动脉瘤形成后，血流的冲击会导致剪切力持续增加，进而引起血管平滑肌细胞介导的动脉瘤进展。表型转变的平滑肌细胞通过释放大量MMP导致血管壁破坏。然而，随着细胞外基质（Extracellular Matrix，ECM）的丧失，许多平滑肌细胞和成纤维细胞开始凋亡。在这种情况下形成的动脉瘤瘤壁非常薄，但同时具有足够的机械强度，可以阻止其继续扩张和破裂。然而，这两种类型的剪切力和病理生理途径可能同时存在于同一动脉瘤中，其最终结果尚不清楚。因此，根据壁面剪切力强度进行病理生理学分类更像是一种理想化的分类，难以全面反映不断波动的血流动力学因素对动脉瘤的最终影响。

9.2 循环系统植介入医疗器械

9.2.1 血管支架

血管支架能够支撑狭窄或闭塞的血管，保持管腔内血流通畅。血管支架通常由支架主体和输送系统两部分组成。支架一般采用金属或高分子材料，整体呈网状结构，如图9.5所示的S.M.A.R.T.©血管支架。目前，血管支架一般采用经腔放置的方式植入，到达预定部位后扩张，为狭窄部位提供机械性的支撑，保证血管血流通畅，如图9.6所示。根据植入的部位，血管支架可以分为冠状动脉支架、外周动脉支架、肝内门静脉支架等，其中，冠状动脉支架技术发展程度最高，应用最为广泛。本节将主要以冠状动脉支架为例，对血管支架材料的力学进行叙述。

冠状动脉支架是治疗冠状动脉疾病的革命性产品，支架的治疗效果决定着心血管疾病治疗的成败。改善冠状动脉植入临床效果需要从两个方面进行，一是对支架材料进行优化，二是对支架生物力学特性进行优化。支架材料的力学特性和结构设计参数对血管通道的建立至关重要，同时也决定了支架是否具备良好的血流动力学特性，是否能促进血管愈合并减少血栓形成。

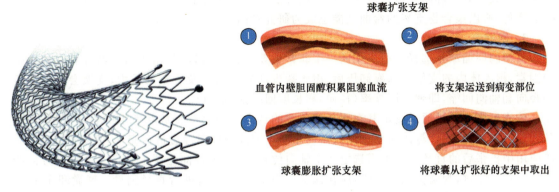

图 9.5 S.M.A.R.T.©血管支架

图 9.6 血管支架的植入

通过研究支架在不同植入环境下的复杂受力情况,如在弯曲、扭转、压缩和牵张等多种力的组合作用下的状态,可以为优化支架和输送系统的设计提供帮助。本节将概述径向支撑力、弯曲性、回缩率和体外脉动耐久性 4 个方面的力学特征并阐述其测试方法。

1. 径向支撑力

径向强度衡量的是支架承受径向压缩力的能力。影响支架径向刚度和径向强度的因素主要有两个,一是支架环的结构设计,如厚度和轴向间距、U 形弯曲半径和幅度等,二是支架材料的性能。通常来讲,聚合物支架的材料力学强度较低,为了达到和金属支架相近的支撑力,聚合物支架环需要设计得更加粗大。

接下来以球囊扩张支架为例,对其径向载荷测试方法进行介绍,如图 9.7 所示。首先利用球囊将支架充盈至标称直径,等待支架直径稳定不再发生变化之后,测量扩张的支架长度。接着,打开闭合夹具孔径,将支架放入径向力测量试验设备中。为了确保支架主体能承受均匀的径向压缩,需要将支架整体放入卷压头或薄膜中。调节夹具孔的大小使其与支架的负载面紧密贴合。对支架施加压力,直到产生具有临床意义的塑性变形,然后根据相应的压力—直径曲线来确定径向强度。

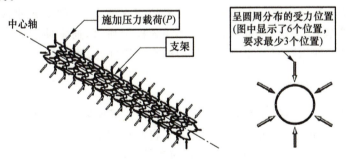

图 9.7 径向载荷测试示意图

2. 弯曲性

弯曲性是设计支架的一个重要参数。血管支架植入后,需要适应人体血管内部复杂的力学环境,弯曲性好的支架能更好地匹配血管自有的弧度,确保临床应用中在导管系统的引导下,支架能够顺利通过复杂的血管路径。支架的弯曲刚度是衡量支架结构抗弯曲变形能力的指标,是弯曲性的倒数。具备良好弯曲刚度的扩张支架可与发生生理弯曲的血管相匹配。

支架的弯曲性往往采用三点法或四点法进行测试。支架的弯曲性主要受连接筋结构影响,连接筋的厚度和宽度决定支架弯曲性能的好坏。支架环的结构也会影响弯曲性能,较大的周向环形波振幅和环间距可以改善支架弯曲性能。聚合物支架厚度的增加会导致支架弯曲性显著降低,所以聚合物支架的弯曲性能也成为研究者们关注的重点之一。

3. 回缩率

支架的回缩率是选择合适支架的一个非常重要的指标,指的是由于材料特性和几何特征等因素,植入体内的支架在球囊卸压后,由于缺少球囊的支撑及管壁的压力,支架会产生一定的径向和轴向回缩,即弹性回缩率(径向)和长度回缩率(轴向)。

球囊扩张支架是通过测定其在无外部负载的状态下与完全释放状态下的直径差值,测定其弹性回缩量,从而计算回缩率。测试需使用非压缩性液体对球囊进行充气,使支架扩张到临床应用中扩张后的直径。至少需选定3个轴向位置,在每个轴向位置上测量2个垂直方向的支架外径。注意,为确保充分扩张,应在保持压力15～30 s后进行直径测量。球囊卸压10～15 s后,用上述方法在相同位置重新测量外径。支架回弹率R可由式(9.1)计算:

$$R = \left(1 - \frac{D_{\text{Final}}}{D_{\text{Inflated}}}\right) \times 100\% \tag{9.1}$$

式中,D_{Final}为卸压后外径;D_{Inflated}为扩张时外径。

4. 体外脉动耐久性

评价血管支架的耐久性能需在与体内环境类似的膨胀水平下进行,通常采用的方法是施加流体脉动载荷,从而创造与体内类似的环境。典型的耐久测试期为至少3亿8千万次心动周期,如果按照每分钟72次心跳计算,相当于使用10年时间,因此一般采用加速加载的方式进行。为控制加载的载荷,一般可选用以下两种方式。

(1) 生理压力测试方法

该方法能够衡量血管脉动条件下的支架耐久性。准备与人体血管顺应性尽可能相近的的模拟血管,将一定量液体注入模拟血管。为使装载区域支架的顺应性符合要求,且疲劳耐久性测试系统对模拟血管两端的作用不会影响到装载区域,需提前在支架装载区域两端留出额外的长度。装载支架后,调节模拟血管的松紧度,使其与空载条件下血管松紧度相同,然后进行动态顺应性测试。主要的测量指标有循环压力、测试频率、循环次数和温度。

(2) 直径控制方法

该方法通过调节测试液体注入的单位流量来控制支架直径,使支架的直径模拟体内的周期性变化。实际操作中需将一定量的测试液体注入模拟血管,通常使用比生理血管壁厚的模拟血管来达到更高的理想频率。主要的测量指标有支架外径、测试频率、循环次数和温度。

9.2.2 人工心脏瓣膜

心脏瓣膜是循环系统中保证血液单向流动的阀门。天然瓣膜是人体中耐久性最好的组织之一,但是自成年后停止生长,瓣叶组织便失去了自我修复和再生的能力。因此,瓣膜一旦出现病变,只能依靠医疗手段的介入来应对。目前尚没有药物可以治疗瓣膜疾病,手术修复或者更换人工瓣膜是唯一有效的治疗方法。心脏瓣膜功能和环境的特殊性对人工心脏瓣膜的设计和制造提出非常严苛的挑战:既要具备快速的开闭速度以响应心脏搏动,使瓣叶打开时具有较小的前向流阻力,关闭时能完全阻断返流,还要具备优良的材料力学特性,以抵抗至少10年使用寿命期间内瓣叶关闭时血流的冲击和血液压力。人工心脏瓣膜的有效性和长期耐久性决定了患者的生存效率。

人工瓣膜的工程学涉及多个技术领域。比如,瓣叶的材料需要同时具备抵抗力学失效和避免形成血栓的性能,因此瓣叶既要具备灵活的柔韧性以避免血栓形成,也要具有很强的力学强度抵抗疲劳损伤和生化环境的侵蚀。目前临床上经常使用的人工瓣膜如图9.8所示。

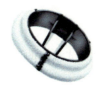
双叶机械瓣
Bileaflet Mechanical Valve

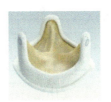
猪主动脉瓣
Porcine Aortic Valve

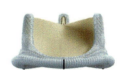
牛心包瓣
Bovine Pericardial Valve

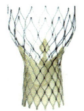
自扩张介入瓣
Self-expandable Transcatheter Valve

球囊扩张介入瓣
Balloon-expandable Transcatheter Valve

图 9.8 常见的人工心脏瓣膜

理想的人工瓣膜材料应在外力作用下具备优良的耐久性,同时也具有一定的变形能力从而可以通过微创手术方式植入。生物瓣膜需要改进材料的固定或抗钙化工艺,制作出更坚韧的瓣叶材料。而机械瓣需要改进表面处理工艺或涂层技术,以改善其抗血栓的能力。此外,人工瓣膜的血流动力学设计也至关重要,低湍流剪应力、低跨瓣压差、低流速区的血流动力学表现都可以有效减少红细胞和血小板的损伤,减少溶血和血栓。同时,瓣叶构型的减应力设计也能够有效减少瓣叶的应力损伤,有效延长瓣膜的使用寿命。

人工心脏瓣膜由 9 部分组成,包括孔环、瓣阀保持装置、加强件、瓣阀/瓣叶、支架、包覆物、缝环填充物、缝环固定材料和连接组件材料,其功能是替代病变心脏瓣膜进行正常的打开和关闭,从而保证心房心室内血液的单向流动。

人工心脏瓣膜评测的基本原则为安全性和有效性,具体的评测方法主要包括材料、组件和瓣膜性能试验、体外试验和体内评价 3 种类型,其中体外实验又分为流体力学试验、长期耐久性试验和疲劳试验,体内评价分为临床前体内评价和临床评价。

1. 流体力学试验

流体力学试验可以检测稳态和脉动条件下人工心脏瓣膜的流体力学特性,主要分为定常流试验和脉动流试验。

(1) 定常流测试

定常流测试是在恒定流速下进行实验,通过改变流体流动的方向,分别评价瓣膜的开闭性能(前向流试验测瓣膜打开性能、回流试验测瓣膜关闭性能)。虽然在生理条件下,人工心脏瓣膜所处的血液流动环境为非定常流,但是通过稳流测试可以验证脉动流试验的准确性。

试验中所用流体应是等渗盐溶液(血液或模拟血液的液体),在直径 35 mm 直管中进行试验。

前向流试验:从 5 L/min 起,以 5 L/min 步幅增加流量,直至达到 30 L/min,测定不同流量条件下心脏瓣膜的跨瓣压差和标准喷嘴的压力,并由式(9.2)计算有效开口面积(Efficient orifice area, EOA),

$$\text{EOA} = \frac{q_{v_{\text{rms}}}}{51.6 \times \sqrt{\dfrac{\Delta P}{\rho}}} \tag{9.2}$$

式中,$q_{v_{\text{rms}}}$ 为正压差期间的前向流均方根;ΔP 为平均压差;ρ 为测试流体的密度。

$$q_{v_{\text{rms}}} = \sqrt{\frac{\int_{t_1}^{t_2} q_{v(t)}^2 \, dt}{t_2 - t_1}} \tag{9.3}$$

式中,$q_{v(t)}$ 为瞬时流量;t_1、t_2 分别为正压初始、结束时刻。

回流试验:在 5.2~26.0 kPa(40~200 mmHg)范围内加载恒定的反向压力,测量不同反向压力条件下通过心脏瓣膜和标准喷嘴的静态泄漏量。

(2) 脉动流测试

为了模拟心脏和血管系统内的血液流动特征,可以利用脉动发生系统来对人工心脏瓣膜进行脉动流测试。脉动发生系统是一种体外闭合的血流循环系统,旨在产生脉动血流并模拟心脏左侧或右侧的血流动力学环境。脉动流试验系统应能产生近似生理条件的脉动压力和流量波形,图 9.9 所示为体外试验中主动脉和二尖瓣血流和压力波形随时间变化的曲线,图 9.10 所示为体外试验中肺动脉瓣和三尖瓣血流和压力波形随时间变化的曲线。

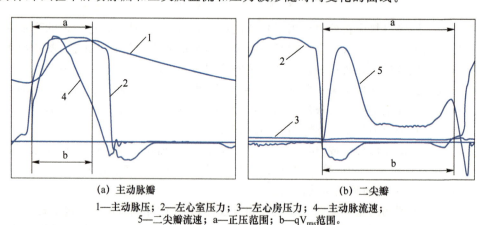

(a) 主动脉瓣　　　　　　　　　　(b) 二尖瓣

1—主动脉压;2—左心室压力;3—左心房压力;4—主动脉流速;
5—二尖瓣流速;a—正压范围;b—qV_{rms}范围。

图 9.9　体外试验中主动脉和二尖瓣血流和压力波形随时间变化的示意

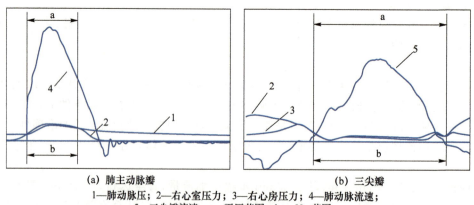

(a) 肺主动脉瓣　　　　　　　　　　(b) 三尖瓣

1—肺动脉压;2—右心室压力;3—右心房压力;4—肺动脉流速;
5—三尖瓣流速;a—正压范围;b—qV_{rms}范围。

图 9.10　体外试验中肺动脉瓣和三尖瓣血流和压力波形随时间变化的示意图

脉动流测试的结果包括平均跨瓣压差、平均流量、搏出量、循环率、平均主动脉压、前向流阶段的持续期及返流量和有效开口面积 EOA。其中,有效开口面积 EOA 需要由式(9.2)计算得到。

2. 长期耐久性测试

人工心脏瓣膜植入体内后预计将持续数亿次循环,因此需要在合理的时间内加速测量,以检验设备的耐久性,通过加速人工心脏瓣膜的循环操作,以创造接近体内条件的瓣膜载荷条件(如载荷持续时间、应变匹配、惯性效应)。人工心脏瓣膜的耐久性评估是设备风险评估的一个组成部分。瓣膜的材料(如热解碳、金属框架、生物组织或聚合物材料)、设计和部署方法都可能影响人工心脏瓣膜的耐久性。

通常情况下,除使用柔性聚合物瓣叶的机械瓣或有涂层的心脏瓣膜需在(37±1)℃下进行测试外,其他人工瓣膜的长期耐久性测试一般都在室温下进行的。在耐久性测试中,要求至少 95% 的循环达到通过闭合瓣膜定义的目标压差峰值,即由脉动流测试确定瓣膜的峰值关闭跨瓣压差。循环加载至规定次数(机械瓣 380×10^6 次,生物瓣 200×10^6 次)或瓣膜失效。若瓣膜失效,需记录循环加载次数和失效模式。

3. 疲劳测试

疲劳评估提供对瓣膜植入人体后结构部件断裂可能性的相对评估。有多种疲劳评估方法可用于结构部件,如应力寿命或应变寿命方法通常用于经导管瓣膜结构部件。

人工心脏瓣膜结构部件的验证应力/应变分析,应包括锚固机制、瓣叶、缝合线等,需考虑其对结构部件的反应载荷。结构部件内应力/应变分布的量化通常通过有限元等计算方法完成。该过程的关键是输入人工心脏瓣膜部件的几何形状、力学特性(即本构模型)和设备所受的边界条件。对于经导管瓣膜,分析应充分反映部署装置的几何形状范围和与植入部位相关的载荷条件(如与周围解剖结构的相互作用)。

对于外科人工心脏瓣膜,应在与瓣环直径(尺寸)和解剖植入位置相关的结构部件上进行应力/应变分析,将其中具有最大应力的瓣膜尺寸称为最坏情况尺寸。然而,由于部件尺寸的差异和/或植入位置之间的压力载荷差异,最坏情况尺寸下的瓣膜可能不是最大尺寸的瓣膜,并且可能针对每个结构部件有所不同。虽然结构部件的应力/应变分析仅对最坏情况尺寸是必要的,但有必要为每个结构部件确定最坏情况尺寸。

在适当的疲劳载荷条件下,对结构部件(如完整的瓣膜支架或部分瓣膜支架)进行疲劳验证试验。组件疲劳演示测试通常通过属性测试方法完成,样本大小基于目标可靠性和置信水平。测试应在能够代表生理环境(如温度 37℃、类生理盐溶液等)对疲劳行为影响的环境中进行。应对部件测试进行应力/应变分析,以证明测试代表体内应力/应力分布。部件疲劳试验完成后,应对试样进行详细检查,以确定是否存在显著损坏的情况(如关键疲劳区域的微裂纹、腐蚀和断裂)。

9.2.3 人工血管

动脉粥样硬化会引起一系列心血管疾病和外周血管疾病,最终会导致动脉管径狭窄,使血管堵塞并造成一系列严重后果,是目前死亡率最高的疾病之一。目前血管疾病的临床治疗方式多采用自体血管移植。自体血管取自于患者自身的血管,优点是不会发生免疫排斥反应,但临床使用面临的问题是自体血管来源极为有限,还会带来血管供区的创伤。异体血管,包括同种异体血管和异种血管,因为免疫排斥反应等在临床应用很少。自体血管和异体血管固有的局限性和问题,使其逐渐被其他新材料替代。随着科学的发展和技术的进步,以涤纶和膨化聚四氟乙烯为代表的人工合成材料的应用日渐广泛,其制成的大中口径人造血管已经取得良好的临床效果,如图9.11所示,但在直径小于6 mm的小口径血管方面的应用一直存在问题。

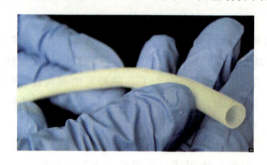

图 9.11 人工血管

大口径及中口径的人工血管目前在临床上已经取得了较为广泛的应用,但是小口径人工血管植入体内后易出现的血栓问题,一直影响其进一步应用。材料的选取和涂层的应用是构建小口径管的重要因素,其材料力学特性也是影响其长期通畅率的关键。

1. 人工血管的力学特性

由于血管需要承受血流血压作用,材料的力学特性是构建小口径人工血管的重要因素。人工血管应具备一定的力学强度以承受生理条件下的血流压力及抵抗变形。由于血管具有复杂的黏弹性,因此设计一种能够模拟天然血管力学特性的小口径人工血管非常困难。在选择人工血管材料时,一般从拉伸强度、顺应性、爆破强度和缝合强度等方面进行评价。

在力学特性方面,人工血管应接近自体血管的参数,有足够的强度来防止血液渗漏并承受血流引起的应力,包括径向和纵向拉伸强度、弹性模量、破裂压力。人工血管还应与自体血管的顺应性匹配,不匹配的顺应性会导致吻合处形成低应力区,引发随后的内膜增生。此外,弯曲半径和扭转阻力保证了正常的血流通过,并与顺应性一起用来描述人工血管对力的响应。

2. 拉伸强度

拉伸强度是指人工血管材料在两端拉紧时抵抗静态或外力作用的能力。人工血管在心脏收缩期和舒张期会受到径向和轴向应力,径向拉伸强度是评价人工血管植入后抵抗内应力的重要指标。人体股动脉的拉伸极限应力为1~2 MPa,冠状动脉的拉伸极限应力为1.4~11.14 MPa,而临床使用的高分子人工血管的拉伸极限应力基本接近或者高于人体血管。

拉伸强度的测试可以利用万能试验机进行单轴拉伸试验。将人工血管固定在两端的夹子上,确保样品处于自然状态,不拉伸、扭曲或损坏。试样以稳定速率(通常为50~200 mm/min)拉伸至断裂,通过机械传感器获得材料的应力-应变曲线、极限抗拉强度和弹性模量。同样,通过周向拉伸试验可以得到径向拉伸强度和弹性模量。具体来说,将两个圆形销钉放置在管状样品上,并以均匀的速率拉伸样品,直到达到断裂点。记录最大载荷(T_{max}),测量样品的原始长度(L),并采用式(9.4)计算径向拉伸应力,

$$径向拉伸应力 = \frac{T_{max}}{2L} \tag{9.4}$$

3. 顺应性

顺应性定义为血管管径随压力变化的关系。顺应性越大,意味着血管的内径随压力的变化越大。为了方便表述,一般采用80~120 mmHg压力变化下的管径变化率作为血管顺应性

的表征数值。比如,人体股动脉的顺应性为 4.1%,膨体聚四氟乙烯的顺应性为 0.22%。

涤纶和膨体聚四氟乙烯是目前应用最广泛的人工血管材料,但其材料的刚性相对于原生血管组织更大,导致在吻合口处的顺应性不匹配。这种材料的力学属性差异可能改变血流流场的流型,在吻合口处产生流动分离区域。图 9.12 所示为由于吻合口处天然血管与人工血管尺寸变化差异导致的三种血流流型。收敛流和发散流的流型可能会导致远端内膜增生。发散流型会降低平均壁面剪切力,引起流动分离。收敛流型会增大剪切力,并可能导致内皮细胞损伤及血小板活化。早期刚性人工血管失效的主要原因正是因为缺乏匹配的顺应性。

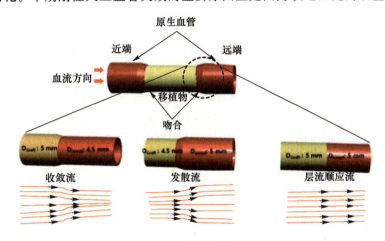

图 9.12　顺应性不匹配对人工血管和天然血管吻合处流型的影响

$$\%\text{顺应性}/100\ \text{mmHg} = \frac{(R_{P_2}-R_{P_1})/R_{P_1}}{P_2-P_1}\times 10^4 \tag{9.5}$$

$$R_P = \frac{D_P}{2} - h \tag{9.6}$$

$$R_P = \sqrt{(D_P/2)^2 - (R+h)^2} + R^2 \tag{9.7}$$

顺应性是人工血管在外力作用下承受变形能力的度量,其计算方法如式(9.5)所示,其中 P_1、P_2 分别为低压值、高压值,通常取 80 mmHg、120 mmHg、R_{P_1}、R_{P_2} 分别为 P_1、P_2 条件下人工血管的内径。施加变压的方法有很多种,如改变水箱高度或使用带喷射器的压力表。受压试样的内径通常不能直接测量,但可以使用激光传感器或高分辨率数字成像获得不同压力下的移植物外径(D_P),然后根据公式(9.6)计算内半径,其中 h 表示移植物在静态状态下的壁厚。当压力对壁厚的影响较大时,可根据式(9.7)计算内半径,其中 R 为静态时的内半径。值得注意的是,式(9.7)是基于血管壁不可压缩的假设,仍然是一个近似值。当人工血管植入体内后,可以利用超声成像记录心脏周期中血管直径的变化。通过测量血压,可以得到移植物在体内的顺应性值。研究植入后顺应性的变化及顺应性匹配机制对血管再生效果的影响具有重要意义。

4. 爆破压和缝合强度

爆破压测试的目的是评估生理条件下人工血管承受血压(包括收缩压和舒张压)的能力。人工血管爆破强度越大,移植成功的可能性越高。小口径人造血管应在 80~120 mmHg 脉动压条件下满足要求。人体中隐静脉的抗压能力最强,能承受(1 599±877) mmHg 的压力,某些人工血管也能达到类似的抗爆破压。

破裂压力是血管在发生破裂前所能承受的最大压力。通常使用水或其他液体向人工血管内部施加压力,压力增加速率稳定在 10~70 kPa/s,产生破裂时的内压为破裂压力。此外,人工血管耐受外科手术的能力以缝线保持强度为特征,这包括在与手术相同的条件下用缝合针穿刺人工血管,并将缝合线拉出,直到缝合线断裂的过程,测试方案和拉速都与单轴拉伸试验相似。

9.3 人工心脏与体外膜肺氧合

9.3.1 适应症及基本原理

体外膜肺氧合(Extracorporeal Membrane Oxygenation,ECMO)是一种尖端的生命支持技术,其核心由膜肺、血泵和插管构成,通过胸腔外插管实现持续的替代性心肺循环。ECMO是一种极具价值的治疗重症心肺功能衰竭的方法,被誉为危重患者"最后的救命稻草"。ECMO治疗可以有效改善低氧血症,并通过长期的支持性灌注使患者的心肺得到有效休息,为心肺功能的恢复创造有利条件。对于不可逆的心肺损伤,ECMO也可以为心肺移植或长期心肺辅助装置的植入争取时间。ECMO作为支持治疗中的重要角色,已经应用于越来越多的临床场景,不仅可用于患者出现急性心功能衰竭、严重呼吸功能衰竭时的急诊抢救,也可以在术中及术后辅助心脏外科手术或心肺植介入治疗。

ECMO设备利用血泵将患者的静脉血液从体内引出,然后血液通过膜肺进行血氧交换,最终经静脉或动脉回输到患者体内,以保证组织和脏器的充分灌注和氧气供应。静脉回输称为 V-V 转流模式,动脉回输则称为 V-A 转流模式,临床上两种模式都有着广泛应用。

V-V 转流将静脉血流引出氧合后重新转移到其他位置的静脉中,图 9.13(a)所示为常见的从股静脉引出血流,再回输至颈内静脉的管路连接方式。V-V 模式仅为患者肺功能提供支持,主要针对心功能没有明显受损的患者。当采取 V-V 模式时,静脉血和动脉血的血氧饱和度均能得到提高,插管安全性高,且循环稳定性较好,但是一部分氧合后的血液会被再次引入体外进行"再循环",使实际供应机体的有效血流量减少,影响氧供效率。

V-A 转流对心肺具有双重支持作用,不仅可以引出静脉血进行氧合,还可以通过血泵将引出的血流重新泵入动脉中,从而实现循环支持。V-A 模式的插管可以选取患者的同一部位,常用股静脉引出、股动脉回输的插管方式,如图 9.13(b)所示。V-A 模式适用于心力衰竭、严重肺功能衰竭伴有心脏停搏可能的病例。然而,由于体外循环管路与心肺并联,V-V 模式使得患者心脏承受更大的压力,同时降低了肺部血流,操作安全性不及 V-V 模式。

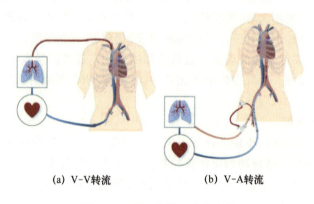

(a) V-V转流 (b) V-A转流

图 9.13 常见的管路连接方式

除了以上两种基本工作模式外，ECMO 还有 VV‐A，V‐AV 等多种混合模式。例如，V‐AV模式主要利用股静脉进行引血，经过膜肺氧合后一分为二，一部分回到颈内静脉，进行肺支持；另一部分回到股动脉，进行心脏支持。临床使用中，ECMO 的工作模式应参照病因、病情灵活选择。

9.3.2 设备概述

ECMO 技术与早期的体外循环概念一脉相承，核心部件包括血泵、氧合器、动静脉导管及管路，分别替代循环系统功能、呼吸系统功能和循环系统回路。此外还有变温装置、监测装置等，如图 9.14 所示。系统整体设计为可移动平台，提高了应急救治能力。

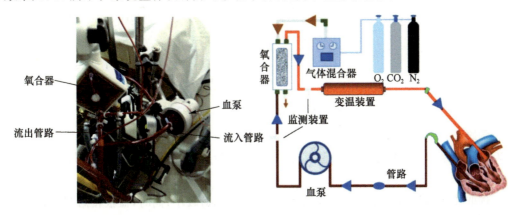

图 9.14　ECMO 设备的组成

1. 血泵

血泵可以驱动血液持续在循环管路中流动，提供动力替代心脏的泵血功能。目前，ECMO 技术中主要使用的是离心泵。

离心泵的主要结构包括泵头和电机两部分，设计原理基于离心力作用，如图 9.15 所示，通过控制电机的运行，带动叶轮旋转产生离心力。泵头内部形成封闭空间，仅在圆心和圆周开口外接通路，叶轮旋转时泵头中心为负压，将血液吸入；泵头外周为正压，将血液输出。为了提高生物相容性，泵头需要进行肝素抗凝处理。此外，离心泵凭借微处理器对电机进行周期性控制，可实现类生理的搏动性灌注。

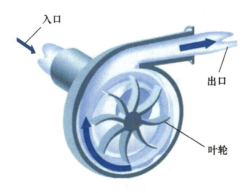

图 9.15　离心泵的工作原理示意图

2. 氧合器

氧合器,又名膜肺,能够进行氧气交换、二氧化碳的排除及血液温度的调控等多种功能。ECMO 系统大多采用中空纤维氧合器,如图 9.16 所示,其内部多由无规则缝隙样的微孔纤维膜制成。中空纤维氧合器的阻力压差只有 10~20 mmHg,对通过的红细胞损伤很小。通过表面涂覆技术可以进一步提升氧合器的生物相容性和抗渗漏性能。

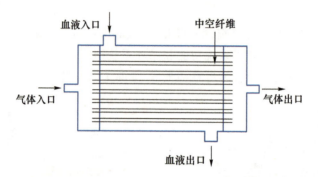

图 9.16 中空纤维氧合器的结构及工作原理示意图

3. 管路

ECMO 管路的内径尺寸选择依患者情况而定,如新生儿为 1/4 in*,成人则是 1/2 in。管路设计应遵循以下原则。

1) 选取较短的管路。当管道长度较短时,其阻力相对较小;同时,血液接触异物的面积也更小,能够减轻免疫反应;预充液体的总量和热量损失也能得到更好的控制。常规操作中,管路长度刚好连接泵和患者即可。

2) 尽量减少接头数量。由于管路接头处形状突变,血流可能形成湍流,容易导致血栓形成和红细胞破坏,因此连接中使用的管路不宜过多。

3) 保证接头的稳定固定。目前连接区域主要通过化学手段进行密封,目的是降低在高压环境下接头脱落的风险,增强管路连接的安全性。

此外,血液与 ECMO 管道中的异质表面接触可以引发凝血系统和纤溶系统的反应,释放炎症介质(如补体)等,可能会导致急性肺损伤和其他器官功能的损害。为了抑制这种反应,肝素表面涂层技术(Heparin - coated Surface,HCS)应用于管路制造中,以减轻炎症反应,尽量阻止血栓的发生,并减少 ECMO 的并发症,同时也可以显著提升管路的使用寿命。

4. 变温装置

所有的 ECMO 设备均装有变温装置,这是因为血液在管道中流动会造成大量的热量损失。对于 ECMO 特定的应用场景,如在心脏外科手术中,常常需要利用低温减缓患者代谢速度,为心肌及中枢神经系统提供保护。ECMO 的变温装置可作为快速、均匀的理想降温工具。变温装置一般由两部分组成。

1) 热交换器。热交换器结构是一层透明且中空的聚碳酸酯外壳覆盖的不锈钢管,血流管路置于不锈钢管内,管外的控温水流循环流动,与血流进行热交换,一般整合于氧合器内。

2) 温度调节水箱。水箱能够迅速把所需温度的水流输送至热交换器。全自动的温度调

---

* 1 in＝2.54 cm。

节水箱配备有自动冷却、制冰、加热、显示温度及温度控制报警的功能。

5. 监测装置

为了保障患者的安全和治疗的有效性,在 ECMO 中还需要使用以下的监测装置。

1) 血气分析仪和氧饱和度监测设备:用来监测动静脉血液的酸碱度(pH)、氧饱和度(SaO_2)、氧分压(PO_2)、二氧化碳分压($PaCO_2$)、动脉血氧分压(PaO_2)、血细胞比容等参数,评估仪器运行和患者状况。

2) 流速监测设备:一般为超声流速探测器,其原理是利用超声波的传播时间来确定血液流量,能够精准得到实时监测结果。

3) 气泡探测器:用于监测系统中是否存在气泡;ECMO 是一个高度密封的系统,空气渗入可能造成严重后果。

4) 压力监测设备:分为正压监测器和负压监测器。正压监测器具备监测气体交换设备内外压力及压差的功能,有助于了解患者的血液量、血压大小、动脉插管是否通顺及血液氧合器和循环系统内是否存在血块等。负压监测器用于监测静脉引流是否充足和置管的精确度,从而判断患者的血量是否满足要求。若静脉引流不畅,则会导致泵后管路的负压过高,引发溶血现象。

5) 其他监测设备:为变温器配备的血温监测器可以监测流入患者体内的血液温度;血液逆流监测器作为一种防护设施,能在 ECMO 动力泵失效的情况下防止血液返流;游离血红素监测器探查溶血现象;激活全血凝固时间(Activated Clotting Time,ACT)监测器和血栓弹力图(Thromb Elasto Graphy,TEG)监测器可以检测血液的凝血和抗凝功能等。

9.3.3 血流动力学和物质交换

1. 血流动力学

ECMO 治疗可以在为患者提供循环支持的同时,提供相对稳定的血流动力学状态。初期 ECMO 治疗时,患者的血压可能会受到多种因素的影响,包括血液稀释、平流灌注和促炎因子释放等,并且由于氧气供应不足,内环境紊乱尚未得到纠正,血流动力学变化很大,使得血压很难保持在理想水平。随着代谢性酸中毒的缓解,患者对正性肌力药物和血管活性药物的需求也显著降低,内稳态得到恢复,血流动力学状况得到改善,使患者动脉压保持在 60~80 mmHg,就可以形成有效的 ECMO 支持。

ECMO 在不同工作模式下会对患者血流动力学产生不同程度影响。以常用的 V-V 转流和 V-A 转流为例,V-V 模式下,静脉血氧合后与全身回流的血液混合,最终流入右心房,以实现氧气的循环。右心房中的氧含量上升,二氧化碳含量降低。一小部分血液会被输送回"再循环",其余经过右心室和肺,最终进入体循环。由于通过体外循环通路进出血液量相同,因此 V-V 模式对中心静脉压、左右心室充盈乃至全身血流动力学均不会产生明显影响。

V-A 模式则引出静脉经体外氧合后导入动脉,并与左心室射出的血液混合,进入体循环,这种血液混合的过程会对血流动力学产生较大的影响,如减少右心前负荷、增加左心后负荷、肺动脉压降低、冠脉血流减少等。并且体外循环输入的血流为非搏动性血流,与自身循环血液混合后,动脉搏动压会有一定程度的下降,导致动脉压波形变平。

可以通过多种血流动力学监测手段及时了解患者的心功能、有效血容量、外周血管阻力和组织有效灌注的情况,指导 ECMO 治疗期间的临床正确处理。如通过有创动脉压监测,可以观察到当患者心肺功能逐渐恢复时,动脉压波形会随之增大;中心静脉压和左心房压力可以反映有效血容量;此外,还包括右心室压力、肺动脉压力、心输出量和心电图等监测指标。

2. 物质交换

ECMO 的主要目的是为氧代谢障碍患者提供足够的氧合血液,并排出二氧化碳等代谢废物,其中包含氧交换和二氧化碳交换两部分。

(1) 氧交换

氧供(DO_2)和氧耗(VO_2)是两个重要的生理指标,DO_2 是指机体通过循环系统从外部获得的氧气量,而 VO_2 是指全身各组织摄入并消耗的氧气量。DO_2 和 VO_2 的比值在 5:1 左右并维持动态平衡,才能使机体组织细胞行使良好的生理功能。然而,危重患者往往因为创伤、感染等情况导致全身氧耗增加,且氧供效率也会受到影响,机体可能进入无氧代谢状态。

ECMO 技术可以有效地改善血液中的氧含量,解决氧供不足的问题。ECMO 的氧合效果取决于多种因素,包括呼吸膜的结构、材质和厚度、血膜的厚度、通气中的氧气浓度、红细胞气体交换时间、引出静脉血的血氧饱和度和血红蛋白的浓度等。通过定义额定流量这一指标,可以综合上述因素衡量 ECMO 的氧交换能力,即在一段时间内,氧合器将静脉血氧饱和度从 75% 提高到 95% 的血流量称为 ECMO 的额定流量。在临床应用中,实际转流流量一般低于 ECMO 的额定流量,因此血液只要流经氧合器,就可以被充分氧合再输回患者体内。

V-V 模式和 V-A 模式下,气体交换特点略有不同。①由于 V-V 转流的体外循环输入点和输出点都位于静脉,假设患者肺无法行使功能,则动静脉的血氧饱和度几乎一致,V-A 模式会有明显区别。②V-A 模式下体外氧合的血流会与体内循环的动脉血混合,实际的氧合效果取决于引出氧合的血流量。V-V 模式一般情况可以使动静脉的血氧饱和度都恢复至 80~95%。③当患者在 ECMO 期间进行输血,如果 V-A 模式体外循环血流量不变,就会导致体内循环的血流增加,血氧饱和度下降,可能造成全身缺氧;V-V 模式则不会出现此问题。

(2) 二氧化碳交换

血液中的二氧化碳通过氧合器中的呼吸膜交换排出,排出量与呼吸膜的各项参数、血液中二氧化碳分压($PaCO_2$)、灌注流量和通气量相关。实际上,由于二氧化碳的弥散速度约是氧气的 20 倍,弥散所需的压力阶差也远远低于氧气。当呼吸膜通气量充足时,二氧化碳的排出总是比氧合的效率更高。实际应用中,主要通过调节通气量来控制二氧化碳的排出量,血流量的影响较为有限。为了获得最佳的氧合效果,二氧化碳的排出量可能会超出正常范围,从而导致患者呼吸性碱中毒的出现。因此,应根据临床实际情况,适当地向外部通气中添加少量的二氧化碳,以抑制二氧化碳的排出。

ECMO 使用中通过监测设备实时评估气体交换效果,并及时根据参数变化做出调整。如动脉血液中的氧分压(PaO_2)和二氧化碳分压($PaCO_2$)能够体现驱动泵流量、氧合器功能及患者的自身状况,是评价 ECMO 治疗成果的关键指标。ECMO 体系中的动脉血氧分压(PaO_2)、动脉血氧饱和度(SaO_2)和二氧化碳分压($PaCO_2$)既能体现出气体交换设备的功能,也能反映出病患的心、肺功能。混合静脉血氧饱和度(SvO_2)反映患者氧供和氧耗的平衡情况和肺功能状况等。

ECMO 两种工作模式(V-V、V-A)的比较如表 9.1 所示。

表 9.1　V-V 模式与 V-A 模式比较

	V-V	V-A
全身灌注	仅有心输出量	体外血流和心输出量
肺循环血流	不变	减少
动脉搏动压力	波形正常	波形平坦
肺动脉压	与流量无关	与体外循环流量成反比
对心脏的影响	无直接影响	降低前负荷，增加后负荷等
对血流动力学的影响	影响小	影响大
完全气体交换流量	100~120 mL/(kg·min)	80~100 mL/(kg·min)
血氧监测指标	SaO_2 或 PaO_2，脑 SvO_2	SaO_2 或 PaO_2
SaO_2	最大流量时可达 80~95%	取决于体外循环流量
PaO_2	45~80 mmHg	80~150 mmHg
降低呼吸机参数	慢	快

注：SaO_2，动脉血氧饱和度；PaO_2，动脉血氧分压；SvO_2，混合静脉血氧饱和度。

思 考 题

1. 高血压会引起哪些并发症？举例说明其中一种并发症。
2. 心脏瓣膜疾病如何影响心脏功能？简述几种心脏瓣膜疾病类型。
3. 动脉粥样硬化是一种什么样的血管疾病？简要描述其发病机制。
4. 动脉瘤是什么？简述动脉瘤的定义和形成原因。
5. 描述支架材料的径向支撑力在血管重建过程中的作用，并解释如何优化支架材料的径向支撑力。
6. 为什么人工心脏瓣膜对于快速的开闭速度、前向流阻力、返流阻断和长期耐久性有严格要求？解释其与心脏瓣膜功能和环境的特殊性之间的关系。
7. 为什么人工心脏瓣膜需要具有优良的耐久性和血液相容性？解释这两个特性对人工瓣膜有效性和患者生存效率的重要性。
8. 为什么内膜增生是小口径人造血管长期通畅率低的主要原因？它与动脉粥样硬化和血管成形术后再狭窄有何关系？
9. 为什么人工血管在力学特性方面需要与自体血管接近？解释它们对人工血管功能的重要性。
10. ECMO 治疗的主要原理和目的是什么？适应症有哪些？
11. ECMO 的核心器件有哪些，各有什么功能？
12. V-V 转流和 V-A 转流有什么差别，会对哪些方面产生影响？
13. 针对 ECMO 运行中的血流动力学和物质交换，需要关注哪些临床指标？
14. 调研 ECMO 应用的最新进展和前沿发展方向。

参 考 文 献

[1] KOEPPEN B M, STANTON B A. Berne &levy physiology[M]. Pennsylvania Elsevier Health Sciences, 2017.

[2] HOSKINS P R, LAWFORD P V, DOYLE B J. Cardiovascular biomechanics[M]. New York: Springer Berlin Heidelberg, 2016.

[3] HOLLENBERG S M. Valvular heart disease in adults: Etiologies, classification, and diagnosis[J]. FP Essentials, 2017, 457: 11-16.

[4] MRSIC Z, HOPKINS S P, ANTEVIL J L, et al. Valvular heart disease[J]. Primary Care, 2018, 45(1): 81-94.

[5] REMENYI B, ELGUINDY A, SMITH S C, et al. Valvular aspects of rheumatic heart disease[J]. Lancet, 2016, 387(10025): 1335-1346.

[6] BUJA L M, BUTANY J. Cardiovascular pathology[M]. Pittsburgh: Academic Press, 2022.

[7] ROSS R. Atherosclerosis—An inflammatory disease[J]. New England Journal of Medicine, 1999, 340(2): 115-126.

[8] CHIU J J, CHIEN S. Effects of disturbed flow on vascular endothelium: Pathophysiological basis and clinical perspectives[J]. Physiological reviews, 2011, 91(1): 327-387.

[9] MEMBERS W G, BENJAMIN E J, BLAHA M J, et al. Heart disease and stroke statistics—2017 Update: a report from the American Heart Association[J]. Circulation, 2017, 135(10): e146-e603.

[10] LIBBY P, HANSSON G K. Inflammation and immunity in diseases of the arterial tree: Players and layers[J]. Circulation Research, 2015, 116(2): 307-311.

[11] HANSSON G K. Inflammation, atherosclerosis, and coronary artery disease[J]. New England Journal of Medicine, 2005, 352(16): 1685-1695.

[12] GAO J, CAO H, HU G, et al. The mechanism and therapy of aortic aneurysms[J]. Signal Transduction and Targeted Therapy, 2023, 8(1): 55.

[13] MOSES J W, LEON M B, POPMA J J, et al. Sirolimus-eluting stents versus standard stents in patients with stenosis in a native coronary artery[J]. New England Journal of Medicine, 2003, 349(14): 1315-1323.

[14] FINN A, GOLD H. One-year clinical results with the slow-release, polymer-based, paclitaxel-eluting TAXUS stent in patients with diabetes mellitus[J]. Circulation, 2004, 110 12: e318-319.

[15] SANTO P D, SIMARD T, RAMIREZ F D, et al. Does stent strut design impact clinical outcomes: comparative safety and efficacy of endeavor resolute versus resolute integrity zotarolimus-eluting stents[J]. Clinical and Investigative Medicine, 2015, 38(5): E296-304.

[16] KASTRATI A, SCHÖMIG A, DIRSCHINGER J, et al. Increased risk of

restenosis after placement of gold-coated stents: Results of a randomized trial comparing gold-coated with uncoated steel stents in patients with coronary artery disease[J]. Circulation, 2001, 104(21): 2478-2483.

[17] 国家食品药品监督管理局. 球囊扩张和自扩张血管支架的径向载荷测试方法: YY/T 1660—2019[S]. 北京: 中国标准出版社, 2020.

[18] WU W, YANG D Z, QI M, et al. An FEA method to study flexibility of expanded coronary stents[J]. Journal of Materials Processing Technology, 2007, 184(1-3): 447-450.

[19] WANG Q, MARTIN C, KODALI S, et al. Patient-specific CT image-based engineering analysis of transcatheter aortic valve replacement-implications for aortic root rupture[J]. Circulation, 2014, 130(2): 20549.

[20] BAILEY S R. DES design: Theoretical advantages and disadvantages of stent strut materials, design, thickness, and surface characteristics[J]. Journal of Interventional Cardiology, 2010, 22(s1): S3-S17.

[21] VESELY I. Aortic root dilation prior to valve opening explained by passive hemodynamics[J]. Journal of Heart Valve Disease, 2000, 9(1): 16-20.

[22] 国家食品药品监督管理局. 心血管植入物 心脏瓣膜修复器械及输送系统: YY/T 1787—2021[S]. 北京: 中国标准出版社, 2022.

[23] BOS G W, POOT A A, BEUGELING T, et al. Small-diameter vascular graft prostheses: current status[J]. Archives of Physiology and Biochemistry, 1998, 106(2): 100-115.

[24] JENSEN N, LINDBLAD B, BERGQVIST D. In vitro attachment of endothelial cells to different graft materials[J]. European Surgical Research, 1996, 28(1): 49-54.

[25] NIKLASON L E, GAO J, ABBOTT W M. Functional arteries grown in vitro[J]. Science, 1999, 284(5413): 489-493.

[26] MORI E, KOMORI K, KUME M, et al. Comparison of the long-term results between surgical and conservative treatment in patients with intermittent claudication[J]. Surgery, 2002, 131(1): S269-S274.

[27] WU J, HU C, TANG Z, et al. Tissue-engineered vascular grafts: Balance of the four major requirements[J]. Colloid and Interface Science Communications, 2018, 23: 34-44.

[28] L'HEUREUX N, MCALLISTER T N, DE LA FUENTE L M. Tissue-engineered blood vessel for adult arterial revascularization[J]. The New England Journal of Medicine, 2007, 357(14): 1451-1453.

[29] KONIG G, MCALLISTER T N, DUSSERRE N, et al. Mechanical properties of completely autologous human tissue engineered blood vessels compared to human saphenous vein and mammary artery[J]. Biomaterials, 2009, 30(8): 1542-1550.

[30] CAO T, JIANG Z, ZHAO H, et al. Numerical simulation to study the impact of compliance mismatch between artificial and host blood vessel on hemodynamics[J]. Medicine in Novel Technology and Devices, 2022, 15: 100152.

[31] RHEE K, TARBELL J M. A study of the wall shear rate distribution near the end-to-end anastomosis of a rigid graft and a compliant artery[J]. Journal of Biomechanics, 1994, 27(3): 329-338.

[32] ABBOTT W M, MEGERMAN J, HASSON J E, et al. Effect of compliance mismatch on vascular graft patency[J]. Journal of Vascular Surgery, 1987, 5(2): 376-382.

[33] KIM Y H, CHANDRAN K B, BOWER T J, et al. Flow dynamics across end-to-end vascular bypass graft anastomoses[J]. Annals of Biomedical Engineering, 1993, 21(4): 311-320.

[34] DING X, ZHANG W, XU P, et al. The regulatory effect of braided silk fiber skeletons with differential porosities on in vivo vascular tissue regeneration and long-term patency[J]. Research (Wash D C), 2022, 2022: 9825237.

[35] 龙村. ECMO：体外膜肺氧合[M]. 2版. 北京：人民卫生出版社, 2016.

[36] BERNHARDT A M, SCHRAGE B, SCHROEDER I, et al. Extracorporeal membrane oxygenation[J]. Deutsches Arzteblatt international. 2022;119(13):235-244.

[37] 龙村. ECMO手册[M]. 2版. 北京：人民卫生出版社, 2019.

[38] 梅耶尔斯. ECMO：危重病体外心肺支持[M]. 北京：中国环境科学出版社, 2011.

[39] AMBATI S, YANDRAPALLI S. Refractory hypoxemia and venovenous ECMO[M]. Florida: StatPearls Publishing, 2023.

[40] WRISINGER W C, THOMPSON S L. Basics of extracorporeal membrane oxygenation[J]. The Surgical Clinics of North America, 2022, 102(1): 23-35.

第 10 章 骨科医疗器械中的生物力学

骨骼是人体的重要器官,是人体运动系统的主要组成部分,具有支持、保护身体和完成人体各类运动的功能。骨是高活性组织,正常情况下可通过骨重塑修复自身微损伤,来保持人体骨骼的稳态平衡。但当人体骨骼受炎症和肿瘤侵袭、外界创伤致骨折、较大骨缺损和骨退化时,骨重塑难以修复自身损伤,此时需要依靠骨科植入医疗器械来修复、补充及替代人体骨骼,维持人体正常生命活动。当其植入到人体病患位置时,一方面由于其自身力学特性异于人体组织,会改变该位置组织原有的力学环境;另一方面其在进行内固定治疗时会施加给骨组织额外的力学载荷,这使得在人体日常活动的动态力学载荷作用下,必然引起周围骨组织的力学环境发生变化。而骨细胞和组织具有典型的力敏感性,骨组织结构总是力图适应外部载荷,从质量和结构两方面去适应力学环境(称为骨功能适应性),当力学环境发生改变时会直接影响该位置骨组织的重建。因此,认识骨科植入医疗器械中的生物力学问题,对于研究植入体与周围骨组织相互作用下的骨改重建机制、进而对骨科植入医疗器械的优化设计以提高骨修复效果具有重要的指导意义。本章将介绍骨科植入医疗器械和骨科植入医疗器械中的生物力学问题。通过本章的学习,大家能够掌握骨植入器械分类、目前临床应用现状和其发展趋势以及骨科植入医疗器械中典型的生物力学问题。

10.1 骨科植入医疗器械概述

据统计,我国 65 岁以上人口中有 7 000 万骨质疏松症患者,近 4 000 万人患有骨性关节炎症状。每年因交通事故、运动损伤需要进行骨折治疗的人数高达 3 000 多万。此外,中国是世界人口老龄化速度最快的国家之一,2025 年 65 岁以上人口大概率将突破 3 亿人,高龄人口持续增加的同时,骨折、骨缺损以及骨退化高风险人群也将增加,这类骨疾病发病率将逐渐升高。如何实现骨折损伤、大段骨缺损的修复治疗是提高我国人民健康水平亟待解决的问题。在临床上常用骨科植入医疗器械来修复、补充及替代人体骨骼,维持人体正常生命活动,如图 10.1 所示。根据使用部位的不同,骨科植入医疗器械可分为创伤类、脊柱类、关节类和其他四大类。临床应用发现骨科植入医疗器械在体内松动、脱出以及断裂失效会导致骨疾病修复失败,不仅给病人带来巨大的痛苦,还会造成一定的财产损失。骨科植入医疗器械的创新研发和应用在医疗和服务人民健康领域中具有重要作用。本节将围绕骨植入器械分类展开,介绍骨科植入器械的临床应用现状和未来发展趋势。

10.1.1 创伤类植入器械

创伤骨科医疗器械是用于治疗骨折、关节损伤等骨骼系统疾病的医疗器械,按照物理架构可分为:内固定、外固定。植入体内的称为内固定植入器械,通过内部固定的方式将骨骼组织恢复到正常位置,帮助骨骼组织愈合。内固定植入器械主要包括各类接骨板、螺钉、髓内钉等,其种类繁多、功能多样、适应症广泛。外固定植入器械是在体外的一种固定器械,通过外部固定的方式将骨骼组织恢复到正常位置,帮助骨骼组织愈合。外固定植入器械主要包括外固定

生物力学

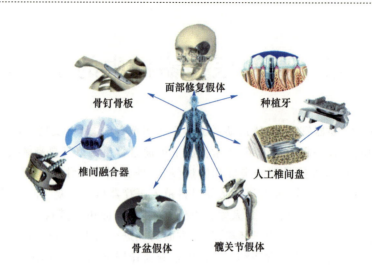

图 10.1　骨科植入器械修复人体受损骨骼

架、夹板、绷带、石膏、支撑杆等。其常用来治疗简单骨损伤和辅助内固定来治疗骨损伤。本节将重点介绍内固定植入器械的原理、种类、使用方法、发展现状以及临床需求，以期帮同学们更好地了解内固定器械的临床应用和功能创新需求，助力内固定器械的产品创新研发。

1. 内固定植入器械原理

内固定植入器械治疗骨折或其他骨损伤的原理是通过将金属或合成材料的装置植入患者体内，以支持和稳定骨骼部位，保持骨折段处于固定状态，促进骨折部位愈合和恢复，直至使其达到牢固的骨性愈合。具有以下作用。

稳定性：内固定植入器械在手术中被放置在骨折或骨损伤的部位，通过提供稳定性来保持骨头在正确的位置。这有助于避免骨头错位或移位，从而促进骨折部位的正常愈合。

支撑：内固定植入器械可以提供额外的支撑，减轻骨损伤部位的负荷，使骨骼能够在修复过程中逐渐承受正常的负荷。这有助于防止再次发生骨折，同时促进骨头愈合。

促进愈合：内固定植入器械通过增加骨折部位的稳定性，有助于创建适宜的环境，使骨细胞能够更好地生长和愈合。它们还可以提供支持，使骨头能够在愈合期间紧密连接。

减轻疼痛：内固定植入器械可以减轻骨折或骨损伤部位的疼痛，因为它们可以稳定骨头并减少运动，从而降低疼痛的发生。

促进恢复：内固定植入器械可以帮助恢复受伤部位的功能。在骨折或骨损伤修复后，患者可以开始进行物理治疗和康复训练，以恢复正常的骨骼功能和运动能力。

需要注意的是，内固定植入器械本身的作用，仅仅是协助骨的愈合，而并非取代正常的骨结构。

2. 内固定植入器械种类

内固定植入器械包括金属接骨钢板类、接骨螺丝钉类、骨钢钉针类、髓内类、骨外接类。

(1) 接骨钢板类

自 Hansmann(1886)最早使用接骨板治疗骨折以来，经过一百多年的发展与创新，特别是随着 AO/ASIF 的内固定理念由坚强机械式内固定向生物学内固定转变，接骨板内固定在材料、制作工艺、治疗技术及治疗理念方面都有了重大的改变。接骨板的材料也由最初的不锈钢转化为钛合金或纯钛，接骨板的种类也多式多样。目前常用的接骨板根据形状、作用不同可分为普通接骨板、加压接骨板、解剖接骨板、重建接骨板和桥接接骨板。

1) 普通接骨板。如图 10.2 所示,普通接骨板由铬镍不锈钢制成,横断面略有弧度,强度较高,骨板长度须为骨干直径的 4~5 倍。有 8 孔、6 孔、4 孔不同型号的钢板,可用于股骨、胫骨、肱骨、趾骨及尺桡骨骨折,对掌指骨骨折有特制的小型骨板及螺钉。普通接骨板的强度并不能满足成人股骨和胫骨干骨折内固定的需要,儿童的四肢长骨骨折和成人的肱骨、桡骨、尺骨等骨折可采用 6 孔的普通接骨板。3 孔或 4 孔接骨板皆不宜使用,因为一旦螺钉出现松动,即可引起骨折移位。

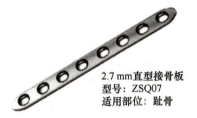

图 10.2 普通接骨板

2) 加压接骨钢板。如图 10.3 所示,与常规的接骨钢板相比,加压接骨钢板的特点在于它引入了"压力"的概念,即在固定骨折断端的同时,通过对钢板施加适当的力量,促使骨头紧密贴合,创造了更有利于骨头愈合的环境。这可以加速愈合过程,减少骨折愈合时间,并提高治疗效果。根据加压机制不同,加压接骨板可分为两类。①加压器型接骨板:根据加压器位置不同,此类接骨板又可分为两种,一种是在接骨板的一端使用加压器,其缺点是一端须与骨干做暂时固定,需用较大的手术显露范围;另一种是在接骨板中部使用加压器,加压器钩住接骨板中部位于骨折线两侧的螺钉孔和螺钉,从而产生轴向压力。其优点是手术显露范围较小,缺点是压力小。②动力加压接骨板:通过设计螺孔使偏心螺钉拧入接骨板时产生纵向加压,其又可分为两种,一种是普通加压钢板:为螺丝孔为长斜形的直形普通型钢板,在旋转螺丝钉进入骨质时,可收紧骨端,对骨折端形成压力;另一种是限制接触型加压钢板:属于直形钢板系统,底部的不平结构,可以减小与骨接触的面积,使骨膜的毛细血管网受到的影响大幅度减小,不仅可以促进皮质骨的愈合,还可以避免接骨板下的骨质疏松。

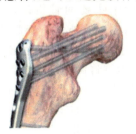 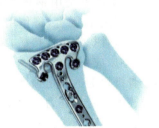

(a) 股骨加压接骨板　　(b) 胫骨加压接骨板

图 10.3 加压接骨钢板

3) 解剖接骨板。解剖接骨板是根据人体骨骼自然形状设计的接骨板,如图 10.4 所示,又叫做异形(解剖型)接骨钢板,有左右及内、外之别,是一种适用于四肢干骺端骨折内固定的植入医疗器械,属于支持接骨板。支持接骨板是用于胫骨、肱骨、桡骨骨折治疗的骨板,包括高尔夫球棒形骨板、股骨髁支持骨板、三叶骨板、T 形骨板、L 形骨板、Y 形骨板、手足部骨板等。高尔夫球棒形骨板用于胫骨近端或股骨远端骨折;股骨髁支持骨板用于股骨远端骨折;三叶骨板用于胫骨、肱骨骨折;T 形接骨板用于胫骨、肱骨、桡骨骨折;L 形接骨板用于胫骨、肱骨骨折;

Y形骨板用于关节部位骨折;手足部骨板用于手足部、跟骨骨折。

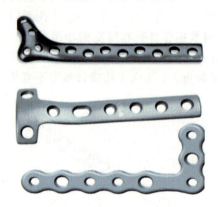

图 10.4　解剖接骨板

4) 重建接骨板。重建接骨板的螺孔之间有很深的沟槽,这可以使接骨板在平面上准确地改变形状,或者弯曲,如图 10.5 所示。这种接骨板的强度比加压接骨板要弱,在强迫塑形之后其强度会更弱。接骨板孔是椭圆形的,可以允许动力加压。这类接骨板可以使用特殊设计的接骨板塑形工具对其进行塑形和预弯,特别适用于三维几何形状复杂的骨折,如骨盆、髋臼、锁骨骨折等。

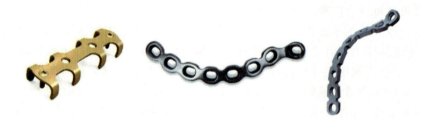

图 10.5　肋骨、髋臼后壁、骨盆重建接骨钢板

5) 桥接接骨板。桥接接骨板是用钢板固定两个主要的骨折端,不接触骨折区域,如图 10.6 所示,以外夹板的方式进行固定,将作用于钢板上的外力改变为纯张力性外力。由于使用间接复位技术,钢板不与骨折端直接接触,减少了对骨折端血运的破坏,而且为骨折端部位植骨提供充足的空间。临床应用时,需要 3~4 枚螺钉将桥形接骨板两端牢牢固定在主要的骨折块上,并均衡这两个骨折块上的固定强度。用长的桥接接骨板跨越骨折粉碎区域,只需在接骨板两端固定,其承受较大的变形外力。由于弯曲应力分布于较长的接骨板节段内,因此单位面积的应力相对比较低,从而降低了接骨板固定失效的风险。

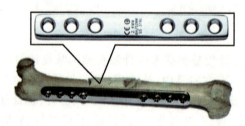

图 10.6　肋骨、髋臼后壁、骨盆重建接骨钢板

(2) 骨钉类

接骨板与螺钉是骨折固定的通用方法,可以用于任何长骨的骨折。此方法常用于中轴骨骨折。这是因为安装接骨板与螺钉术后疼痛较少,肢体功能恢复较快(也用于关节面骨折和其他骨折疾病等)。螺钉可以对骨折处产生压迫,这样可以增加骨断端之间的摩擦并且可以抵抗对骨折处的负重。两个或多个螺钉常用来支撑骨干弯曲,而如果负重过大,就必须依靠接骨板的帮助。在有些病例中,螺钉常单独用于修复关节骨折。螺钉承受弯曲力的大小取决于轴心直径,随着直径的增加,其承受力也增加。螺钉固定力的大小与螺纹直径的大小呈线性关系。骨螺钉的命名方式有多种,①根据螺钉外径命名:如 4.5 mm 骨螺钉、3.5 mm 骨螺钉。②根据螺钉设计命名:如空心钉、锁定骨螺钉。③根据应用部位命名:皮质骨螺钉、松质骨螺钉。④根据特性命名:自攻螺钉、自钻螺钉。⑤根据功能命名:加压螺钉、位置螺钉。目前临床上常用的骨钉有松质骨螺钉、皮质骨螺钉、骨栓和空心螺钉等。

1) 皮质骨螺钉。图 10.7 所示为皮质骨螺钉,主要用于治疗皮质骨骨折,这些骨折通常发生在长骨的外围部分,如胫骨、肱骨等。它们用来固定骨折断端,稳定骨折部位,促进骨头的愈合。其结构表现为螺纹较多,螺距较窄;配套攻丝的螺纹与螺钉螺纹精确一致,且比螺钉锐利,导入孔与螺芯一致,螺纹拧入的扭力很小,精确性高,多次拧入不会破坏原有的螺纹,多用于皮质骨,把持力较松质骨螺钉差。通常由不锈钢或钛合金制成。

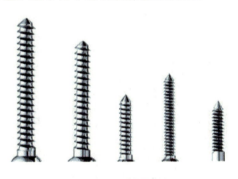

图 10.7 皮质骨螺钉

2) 松质骨螺钉。图 10.8 所示为松质骨螺钉,在骨科手术中具有重要作用,帮助患者治疗松质骨骨折,如脊椎骨折、骨盆骨折等,具有促进骨头愈合和结构稳定的功能。其结构表现为螺距较宽,螺纹较粗大(切割力较强),纹数较少,螺杆较细,导向孔(转头)较螺杆稍粗,便于螺钉自行切割螺纹拧入;多用于松质骨,不适宜用于坚硬的皮质骨。由于强大的拧力会使螺钉折断,也不适宜作为拉力螺钉使用。松质骨螺钉通常由不锈钢或钛合金制成。

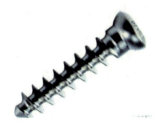

图 10.8 松质骨螺钉

3) 空心骨螺钉。与传统的实心骨螺钉相比,空心骨螺钉内部结构通常是一个中空的管状结构,如图 10.9 所示,这使得它相对轻量且具有一定的弹性。这种设计可以减少螺钉的质量,降低了对骨组织的压力,有助于在骨折部位提供更均匀的支撑。适用于多种类型的骨折,通常用于固定较小的骨折断端或骨折部位。

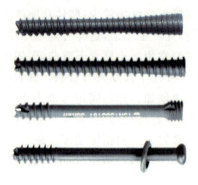

图 10.9　空心骨螺钉

4)加压螺钉。又称半螺纹螺钉,如图 10.10 所示,所起的作用是加压,并不是特指某一种螺钉,可以是空心螺钉也可以是普通螺钉,例如,股骨颈骨折一般使用空心螺钉进行固定,同时要求具有拉力。在骨片间加压最有效的方式是使用拉力螺钉,拉力螺钉的方向垂直骨折线,可带来最大的折块间加压,大部分情况下可以达到拉力螺钉的最佳效果,当螺钉不与骨折线垂直时,在拧紧时会产生剪力使骨折块移位。

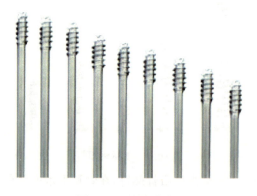

图 10.10　加压螺钉

5)髓内钉。髓内钉,也称为髓内植入物,它通常是一根金属杆,钉杆近端设有近端锁定螺钉孔,在髓内钉杆表面设置有减压平面。在髓内钉杆表面设有一条以上呈长条形的减压平面,减压平面可从髓内钉杆近端直至髓内钉杆远端。如图 10.11 所示,治疗骨折时通过手术将其植入骨髓腔内,用于稳定断裂的骨骼部分,促进骨折的愈合。髓内钉可以帮助骨折后恢复骨骼的正常形态和功能,减少骨折治疗过程中骨的移动和压力,有助于更快地康复。髓内钉在临床上应用广泛,例如治疗胫骨、股骨、尺骨等骨折,骨折修复手术及关节置换手术等。与传统的石膏固定相比,髓内钉可以提供更稳定的支撑,同时减少患者的不适和恢复时间。

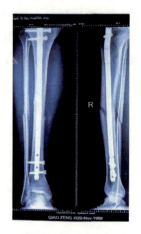

图 10.11　髓内钉

10.1.2 关节假体

骨与骨之间连接的地方称为关节,负责伸展力、剪切力、压缩力、扭转力的传输以及各种各样运动的实现,对人体的运动至关重要。关节病变,如无法恢复的关节周围骨折、关节骨肿瘤、关节退化以及骨关节炎,会严重影响患者的运动能力。关节假体是一种骨外科植入医疗器械,可用于替换病变关节来恢复正常的生理活动。关节假体手术,也称关节置换手术,是一种常见的外科手术,用于治疗严重关节退化、关节炎、创伤性骨折以及其他相关疾病。手术过程需将受损关节移除,并用人工假体来取代,以恢复关节的功能和减轻疼痛。关节假体可以应用于多种关节,最常见的关节如下。

1. 人工髋关节

髋关节是人体最大的关节。它位于身体的中部,结构特殊,当全身剧烈运动时,将躯体的质量缓冲到下肢,同时能做相当范围的前屈、后伸、内收、外展、内旋、外旋和环旋运动,有吸收和减轻震荡的功能,且能适应由骨的杠杆作用产生的巨大力量,既坚固又灵活。股骨头坏死、骨性关节炎、先天性发育不良以及后天关节退化都会导致其功能丧失。对于髋关节病变治疗,目前公认的主要治疗手段为人工髋关节置换术。如图 10.12 所示,人工髋关节假体由股骨柄、髋臼杯组成,手术将其植入股骨髓腔内,可以实现人体股骨的生理活动,恢复其生理功能。

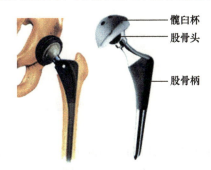

图 10.12 人工髋关节假体

2. 人工膝关节

膝关节是全身最大的关节之一,由股骨、半月板、胫骨和髌骨构成,在承受人体体重的同时还要担负起腿部的站、走、跑、跳等多项活动,因此也是发病率最高的关节。半月板作为关节软骨,其在人体运动时会承受较大的冲击载荷,活动不当、活动过度或创伤性损伤都会造成半月板受损,会造成关节疼痛、功能障碍。人工膝关节置换,是将人工膝关节假体利用骨水泥和骨钉固定在正常的骨质上,取代病变的膝关节,以恢复患者膝关节正常功能。人工膝关节假体如图 10.13 所示。

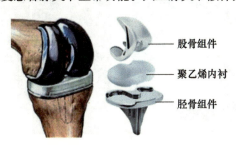

图 10.13 人工膝关节假体

3. 人工肩关节

肩关节是连接肩胛骨和上臂骨(肱骨)的关节,它允许上肢进行广泛的运动,包括抬举、旋转和摆动等动作。然而,由于创伤、退化性疾病(如肩袖损伤和关节炎)或其他因素,肩关节可能会受损,导致疼痛、运动受限和功能障碍。因此,人工肩关节置换手术可能会被考虑。人工肩关节置换手术可替换受损的肩关节部分,恢复肩关节的功能和减轻疼痛。在手术中,医生会移除受损的肱骨头和肩胛骨部分,然后将人工肩关节假体植入,以恢复关节的正常功能。人工肩关节假体如图10.14所示。人工肩关节组件通常由金属和塑料材料制成,以确保耐用性和稳定性。人工肩关节置换手术可以显著改善患者的生活质量,减轻疼痛。

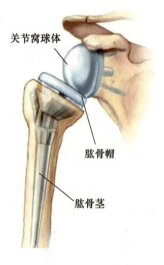

图 10.14 人工肩关节假体

4. 人工踝关节

踝关节是连接脚踝骨头(胫骨和腓骨)和足部的关节,它支持着身体的质量,同时也允许足部进行多种运动,如弯曲、伸展和侧旋。然而,由于创伤、退化性疾病(如踝关节炎)或其他因素,踝关节可能会受损,导致疼痛、运动受限和功能障碍。因此,人工踝关节置换手术可能会被考虑,用人工假体替代受损的踝关节,可以减轻疼痛,恢复足部的功能和活动能力。手术中,医生会移除受损的踝关节部分,并将金属和塑料组成的人工踝关节假体植入,以恢复关节的正常功能。人工踝关节假体如图10.15所示。它可以显著改善患者的生活质量,减轻疼痛。

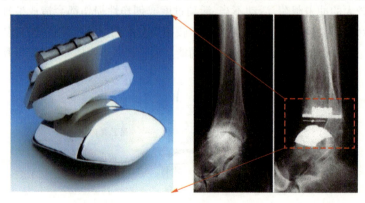

图 10.15 人工踝关节假体

10.1.3　脊柱类植入医疗器械

脊柱为人体骨骼的重要组成部分,是人体的支柱。由7块颈椎、12块胸椎、5块腰椎、1块骶骨和1块尾骨通过韧带、关节和椎间盘连接而成,被誉为人体第二条生命线。创伤性骨折、病理性退变、肿瘤等都会造成脊柱损伤,严重威胁人类健康。在脊柱疾病中最常见的是颈、腰椎疾病,其中颈椎疾病易发于成年人群,大多都是坐姿不良引起的。腰椎疾病的常见并发症为腰背部疼痛,严重者表现为行动能力丧失。脊柱系列植入医疗器械是治疗脊柱疾病的有力武器。针对脊柱疾病治疗的手术治疗方案分为两种,即融合手术和非融合手术。在融合手术中通常采用融合器匹配钉-棒或钉-钢板系统固定相邻节段椎体。在非融合手术中通常采用植入人工椎间盘、人工椎体替换病变椎间盘或椎体组织,实现脊柱的损伤修复。

1. 脊柱钉棒固定系统

为了保持脊柱稳定性和完整性,常常需要借助骨钉、骨板将其固定,如图10.16所示。寰椎枕骨交界部多使用金属棒或板结合螺钉进行内固定,有时还可联合金属缆、丝作内固定。颈椎、胸椎和腰椎的内固定在前方(脊柱的前侧,也就是靠近人体腹部的一侧)多使用金属板和螺钉,后方(脊柱的后侧,也就是靠近背部的一侧)多使用椎弓根螺钉及金属板或棒,或联合金属缆或丝,或使用椎板钩、椎弓根钩或横突钩。颈椎还可以使用侧块螺钉或椎板夹。腰骶交界部的固定多使用椎弓根螺钉,或特制的骶骨螺钉,或联合应用髂骨螺钉以增强稳定性,并使用金属棒或板连接。

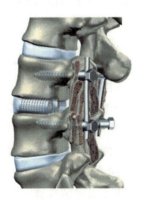

图10.16　脊柱钉棒固定系统

2. 人工椎间盘和椎间融合器

椎间盘是实现椎体之间支撑及弯曲等活动的重要组成部分,由中央髓核和周围纤维环按同心圆排列组成。纤维环在颈腰部椎间盘中呈现出前厚后薄的几何形态,因此位于纤维环内部的髓核在人体活动中易发生向后外侧脱出,髓核进入椎管或椎间孔后易造成脊髓或脊神经压迫,进而引发一系列疾病。当椎间盘因病变而失去其支撑及活动能力时,可以手术去除病变椎间盘,并植入人工椎间盘或通过椎间融合器固定上下椎体,以恢复患者脊柱的支撑及活动能力。人工椎间盘和椎间融合器如图10.17所示。研究表明人工椎间盘置换术能够使椎体最大限度地保持生物学活动度,维持正常的椎体生理曲度,减少邻近节段的活动度,从而减轻邻近节段的退变,因此对于活动度较大的椎间盘病变的治疗常采用人工椎间盘置换术。

3. 人工椎体

严重的椎体骨折、脊柱肿瘤以及脊柱结核等感染性疾病通常会引起椎体的破坏,从而导致

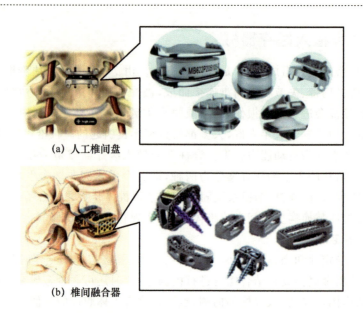

图 10.17 人工椎间盘和椎间融合器

脊髓、神经根受压以及脊柱成角畸形等症状,此时须进行椎体切除术。该手术会严重破坏脊柱生物力学稳定性,凡是施行全椎体切除术者,均需要重建脊柱稳定性,在切除椎体的同时需植入人工椎体,如图 10.18 所示。最早在 1969 年,Hamdi 等人首次报告了椎体肿瘤切除并以假体替代的手术。此后,种类繁多的人工椎体开始逐渐被应用。目前,根据功能性可将人工椎体分为两类,即融合型与可动型。根据组成结构不同,融合型人工椎体可分为支撑固定型、可调固定型、自固定型人工椎体。支撑固定型人工椎体多为钛网结构,其设计简单,在术中仅起到一定的支撑固定作用。这类人工椎体不能按照需求调整高度适应性较差,同时其植入体内后的稳定性主要依靠于人工椎体与椎体接触端面的锥状刺突或者锯齿状突起,很难提供足够的稳定性。可调固定型人工椎体可以实现人工椎体高度调节,但在自稳装置方面还有待提高。自固定人工椎体通过螺钉将假体端板或侧板固定于邻近椎体上可实现自稳固定。融合型人工椎体可获得椎体固定稳定性,但术后被融合的椎体无法获得正常生理活动范围,可能会导致其相邻节段椎间盘退变。可动型人工椎体可以保留椎体一定的正常生理活动范围,具有广泛的应用前景,但对于其结构的设计、与骨组织的生物相容性、力学适配性等问题还需进行深入研究。

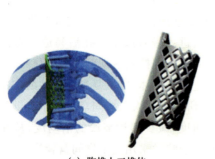

(a) 胸椎人工椎体

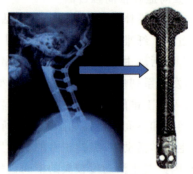

(b) 全颈椎人工椎体

图 10.18 人工椎体

10.1.4　可降解骨科植入医疗器械

目前临床中骨科植入器械通常是由传统金属材料构成，包括不锈钢、钛合金、钴铬合金等具有良好的机械强度和生物相容性的金属材料。但当骨折愈合、骨损伤修复后，大多需要二次手术取出植入物，对患者而言是巨大的痛苦和额外的经济负担，此外植入物取出术也易形成二次骨折、内固定物残留、术后感染等并发症。特殊情况下，部分患者使用金属内固定物后还会产生异物排斥，炎症反应，从而伤口愈合缓慢，也更易诱发感染。可降解材料在体内生理环境下可逐步降解并被机体吸收代谢，由可降解材料做的植入器械植入体内治疗骨科疾病后无需再次手术取出，与传统永久金属植入物相比，感染及慢性炎症的风险下降、无需二次手术，还有促进骨、腱骨愈合等疗效，加速患者康复，更适用于应用人体。目前可降解材料，包括可降解医用金属材料、可降解医用高分子材料以及可降解生物陶瓷材料等，已开始陆续应用于骨科植入医疗器械中，国内也形成了一些创新产品，如全/可降解镁合金骨钉、可降解医用蚕丝骨钉以及可降解纯镁骨钉等。尽管可降解材料有着巨大的发展潜力与广阔的应用前景，但是其同样面临诸多问题，如可降解材料在体内降解与组织再生速率不匹配、降解过程中力学特性维持不佳等关键问题，使其难以满足临床需求，从而难以实现临床转化。此外与传统材料相比，其具有不同的物理、化学和生物特性，而现有的方法学标准多为通用性和指南性标准，部分方法本身的敏感性和特异性不足，因此亟须建立针对可降解骨科植入器械的理化特性表征、降解研究及开发具有高度敏感性和特异性的生物相容性试验方法，从而形成对该类产品的质量控制和安全性评价的完整体系。接下来，本节将重点介绍可降解骨科植入医疗器械材料种类、产品研发、发展现状、临床需求以及未来发展趋势。

1. 应用于骨科植入医疗器械的可降解材料

目前，市场上的医用可降解生物材料种类繁多，包括可降解医用金属材料、可降解医用高分子材料以及可降解生物陶瓷材料等。目前可降解材料在骨科的应用研究主要集中在内固定材料和骨组织工程支架材料上，常用的材料有镁基金属、锌基金属、铁基金属、聚乳酸、聚乙醇酸、丝素蛋白、胶原、纤维素、壳聚糖、磷酸三钙陶瓷等。具体可分为三类。

(1) 可降解医用金属材料

应用于骨科植入器械的可降解医用金属材料主要有三类：铁基可降解生物材料、镁基可降解生物材料和锌基可降解生物材料。

镁及镁合金是最具代表性的可降解金属材料。镁是人体的必需矿物质元素，正常人的体内含量约为 22.6 g，仅次于钾、钠、钙，其中 50%～60% 位于骨骼内。Mg 作为细胞内主要的二价阳离子，几乎参与了人体所有新陈代谢活动。镁合金是以镁金属为基础加入其他元素构成合金。镁及镁合金植入材料较传统金属植入材料具有以下优势：①镁的密度和弹性模量（1.74 g/cm^3，45 GPa）与天然骨（1.80 g/cm^3，3～20 GPa）接近，可有效降低骨愈合过程中的应力遮蔽效应；②良好的生物相容性和生物降解能力；③降解过程中产生的镁可促进骨形成。此外，其断裂韧性以及承力能力都强于生物陶瓷材料总的来说，镁合金植入材料可以在骨折愈合早期提供稳定的力学支撑，后期逐渐降解，通过降低其与骨面之间的应力遮挡作用从而促进骨生长，同时降解所产生的镁也刺激新骨生成，是最为理想的骨组织修复材料。

铁是用于可生物降解骨科植入器械的另一种材料。铁是人体必需的微量元素之一，其进入人体内大部分被运至骨髓，参与氧的运输和造血的过程，对人体有多种作用，如促进血红蛋白的合成、维持免疫系统的正常生理功能、促进蛋白质的合成、参与细胞代谢过程，并能够促进非血红素的吸收等。铁具有良好的生物相容性和力学特性，在骨科植入医疗器械中应用的优点包括①铁离子(Fe^{2+})是身体的重要元素，是各种酶的重要组成部分；②铁还表现出中度和均匀的降解，以避免器械在人体中的机械力不足；③铁的力学特性也与不锈钢材料的力学特性相当；④良好的可视性；⑤良好的核磁共振(MRI)兼容性。铁是最有潜力替代传统非降解金属材料的可降解金属材料之一。

锌是人体第二大必需微量元素，正常成人体内锌含量一般为2~3 g，人体内85%的锌存在于肌肉和骨骼，参与300多种酶的活动，在人体多种生理功能中发挥着重要作用。在骨环境中，成骨细胞内的锌通过激活tRNA合成酶和刺激基因表达来促进蛋白质的合成，从而促进成骨细胞新骨生成和矿化；同时，锌通过调控钙离子信号通路，促进破骨细胞的凋亡，在骨生长中发挥积极作用。锌通过促成新骨和抑制破骨吸收最终使骨质量增加，与其他微量元素相比，锌在骨的新陈代谢中的毒性最小。锌的降解速率介于镁和铁之间，降解过程不存在类似镁的明显析氢反应，不会产生因降解气体累积引发的组织肿胀，降解产生的锌离子还具有一定的抑菌作用。锌及锌合金无铁磁性，不会干扰核磁共振的检测。因此，可降解医用锌基材料制成的骨科内植物，与传统永久金属内植物相比，感染及慢性炎症的风险下降、无需二次手术取出，还有望发挥促进骨、腱骨愈合等疗效，加速患者康复。

(2) 可降解医用高分子材料

可降解高分子材料是指在一定时间和条件下能够被微生物或酶促进分解为二氧化碳和水的高分子材料，其优点是终产物不在体内蓄积，几乎没有毒性作用。可降解高分子材料分为天然高分子材料(具体包括壳聚糖、胶原蛋白等)和人工高分子材料(具体包括聚乙交酯、聚丙交酯、聚羟基丁酸酯等)。

壳聚糖是甲壳素的脱乙酰化产物，是天然高分子材料。壳聚糖具有良好的生物相容性、生物活性、生物降解性、低免疫反应、抗菌性及促进伤口愈合等特性，且因其与骨基质的主要成分糖胺聚糖的结构相似，因而具有良好的细胞黏附力；此外，壳聚糖具有显著的骨诱导性，它能促进细胞黏附、成骨细胞和间充质细胞的增殖，并能刺激新生血管，促进骨功能性重建。在骨创伤外科支架、关节软骨修复等医学领域具有广泛应用前景。

胶原蛋白存在于人体不同组织中，目前为止胶原蛋白分为20多类，其中Ⅰ~Ⅳ型胶原蛋白最为常见。Ⅰ型胶原蛋白在人体组织中分布最为广泛，研究最多，是骨基质主要成分，能诱导骨髓间充质干细胞向成骨细胞分化，已被广泛应用于骨组织工程修复，例如引导性骨组织再生、引导性牙周组织再生，硬骨、软骨修复材料及组织工程支架结构。

丝素蛋白是许多节肢动物"纺纱"过程分泌的产物，节肢动物利用丝蛋白来筑巢、结茧、筑网等。丝纤维主要源于柞蚕、蓖麻蚕、家桑蚕和蜘蛛。从组成成分上看，蚕丝主要由丝素蛋白和丝胶蛋白组成，丝素蛋白占70%~80%；从基本结构上看，丝素蛋白结构主要由结晶区和非结晶区组成，结晶区的丝素蛋白之间形成稳固的β-折叠，是高韧性和抗拉伸能力的来源；非结晶区肽链之间作用力弱，排列无序且含有较多极性基团，是高延展性和高弹性的来源。因此，丝素蛋白是一种具有良好的生物相容性、易降解、力学特性优异的天然聚合物，这使其在骨支架、骨钉、骨板等领域具有广泛应用前景。

目前已开发用作骨植入医疗器械材料的人工合成高分子材料主要有聚酯类，如聚乳酸(又称聚丙交酯)、聚乙醇酸(又称聚乙交酯)、聚己内酯等。聚乙醇酸在生物流体中的降解速率高于聚乳酸；聚己内酯由于其结晶度和亲水性较高，降解速率较低，远低于聚乳酸。其中聚乳酸应用最为广泛，根据旋光性的不同可分为外消旋聚乳酸、左旋聚乳酸、右旋聚乳酸3种异构体。

左旋聚乳酸和右旋聚乳酸是半结晶聚合物，拉伸强度高，降解速度慢，是内植物的理想材料。聚乙醇酸是结构最简单的线性脂肪族聚酯，具有良好的生物相容性、可降解性和良好的加工性，同时具有记忆功能，是形状记忆材料研究的重点之一，目前主要用于复合骨组织支架、可吸收螺钉等方面。聚己内酯是一种半结晶线性聚酯，具有较低的熔点和玻璃化转变温度，拉伸强度很低（23 MPa），断裂伸长率很高（700%），易溶于很多有机溶剂，可与多种高分子共聚，具备良好的热塑性和成型加工性；另外，聚乙醇酸具有细胞相容性、组织相容性、可降解性和弹性功能，目前主要用于骨科夹板和手术缝合线等。

（3）可降解生物陶瓷材料

生物无机材料中主要是磷酸钙类生物陶瓷材料在骨科中应用较多，主要包括磷酸三钙、磷酸四钙、羟基磷灰石及它们的混合物等，这些生物陶瓷材料经过一定处理后具有良好的生物性能，包括生物相容性、骨传导性及骨结合性。天然骨是胶原蛋白和羟基碳酸磷灰石的复合物，其中无机成分30%是无定形磷酸钙，70%是羟基磷灰石，磷酸钙作为正常骨组织骨盐的主要成分之一，尤其是β-磷酸三钙，具有优异的生物相容性、骨传导性和骨诱导活性，并且其相关衍生物也不引起细胞毒性作用，其力学特性随孔隙率变化，孔隙率升高其抗拉抗压能力降低，脆性增加，断裂韧性降低，但是可降解性会相应提高，在骨修复和骨替代应用中具有巨大的潜力。

2. 目前国内外的可降解骨科植入医疗器械产品介绍

图 10.19 所示为德国汉诺威 Syntellix AG 公司的 MAGNEZIX 螺钉，其采用 Mg-Y-RE-Zr 合金（成分接近 WE43），晶粒尺寸<5 μm，屈服强度>250 MPa，延伸率>10%，是世界上第一个被批准用于植入的可降解镁合金骨螺钉，在 2015 年获得 CE 认证，在 2019 年获得新加坡上市许可。自获批以来，该公司已在 30 多个国家的市场上投放了 5 万多枚 MAGNEZIX 可降解镁合金螺钉。目前该公司的髓内钉和皮质骨螺钉相继取得了 CE 认证，MAGNEZIX 系列产品已有 25 000 多件应用于临床。Syntellix AG 也在积极进入中国市场，目前已经通过了创新产品审批。MAGNEZIX 植入物用于骨折和截骨后重建骨连续性，以及治疗假关节。目前主要用在跗骨和跖骨矫正（集中在拇外翻），以及治疗舟状骨骨折。MAGNEZIX 的性能：①与人体骨组织相似的力学特性，降解过程中 pH 值高达 9.5，具有骨诱导性能，1～1.5 年可完全吸收；②良好的力学特性以及降解性能，可匹配新生骨组织的力学特性。

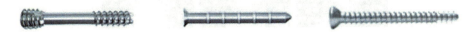

图 10.19　德国 Syntellix AG 公司开发的 MAGNEZIX 可降解镁合金螺钉

中国宜安科技公司研发了世界首例可降解高纯镁骨内固定螺钉，如图 10.20 所示。该内固定螺钉于 2019 年 7 月获得了国家药监局的临床试验批件许可。临床方案入组 184 例，其中试验组 92 例，对照组 92 例。2020 年 1 月份在武汉大学中南医院完成了首个临床试验病例植入，并在 2020 年 5 月获得了欧盟 CE 认证。截至目前，术后随访满一年的有 107 例，满半年的有 136 例，研究中对试验病例除方案要求的常规随访检查外，还进行了术后 24 个月、术后 30 个月和术后 36 个月的 X/CT 检查，并且对术后 3 个月、术后 6 个月试验组受试者进行核磁共振检查，随访观察结果均为良好，未发生与器械相关的任何不良事件。宜安科技研发的可降解镁骨内固定螺钉是高纯镁材料加工而成的，骨钉纯度高达 99.99wt.%，具有元素单一、无多元素毒性影响、生物安全性更佳的优势。纯镁骨钉具有良好的生物相容性、与骨组织接近的力学特性，能促进骨成型，实现在体内修复功能的同时逐渐降解，不在体内残留。

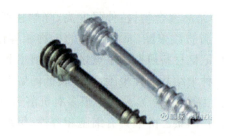

图 10.20　宜安公司开发的可降解高纯镁螺钉

由上海交通大学戴尅戎院士、郝永强教授团队和丁文江院士、袁广银教授团队研发的基于 Mg‐Nd‐Zn‐Zr 镁合金(JDBM)的可降解镁合金骨钉如图 10.21 所示。1~2 年的临床试验结果显示所有患者术后内踝骨折愈合,功能恢复,证实了可降解镁合金螺钉治疗内踝骨折的临床疗效及其生物安全性,为全降解镁合金植入物等高端医疗器械进一步的临床推广应用奠定了坚实基础。这是国内首个可降解医用镁合金临床试验的公开报道,也是国际首款含有功能涂层的可降解镁合金骨钉的临床试验结果的公开报道,具有里程碑意义。

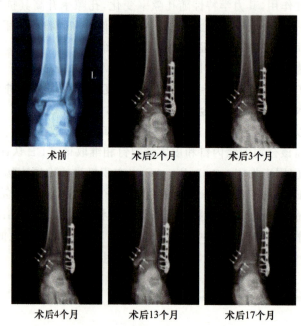

图 10.21　可生物降解的 JDBM 螺钉(白色箭头)固定内踝骨折[1]

2015 年,韩国 U&I 公司生产的 K‐MET 螺钉(Mg—Ca 合金)取得韩国药监局(KFDA)认证,批准应用于临床。如图 10.22 所示,其在手部骨折内固定临床观察显示,骨折愈合良好,螺钉可在 6~18 个月内完全降解[2]。

2022 年中国立心科学公司的 HercuRegen™ 可吸收界面螺钉获国家药监局(NMPA)批准上市,该产品拥有完备的自主知识产权,标志着国产创新企业在医用级复合原材料领域的又一突破。如图 10.23 所示,该螺钉采用的第四代高性能可降解复合材料,由聚乳酸(PLA)/羟基磷灰石(HA)复合而成,具备超强固定及高再生诱导活性,弯曲强度能达到皮质骨的 2 倍,4 年内实现吸收完全及钉骨愈合,可用于膝、肩、肘、足踝和手腕部关节手术中将骨‐肌腱‐骨或软组织移植物固定到骨组织中。

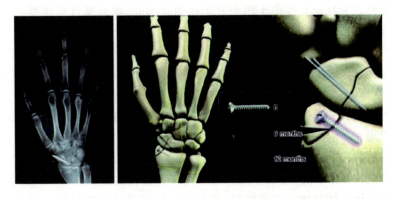

图 10.22　韩国 U&I 公司生产的 K-MET 镁合金螺钉应用手部骨折手术[2]

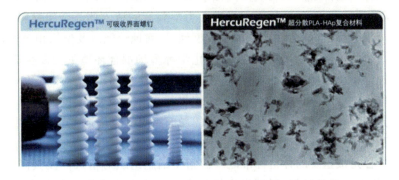

图 10.23　HercuRegen™ 可吸收界面螺钉

空军军医大学西京医院雷伟教授、冯亚非副教授团队和中科院上海微系统所陶虎研究员团队共同开发了世界上首款实现人体内应用的可降解蚕丝螺钉,如图 10.24 所示。该螺钉植入人体内初期降解速度极为缓慢,以保证骨折坚强固定的需求;植入 1 年后螺钉逐渐酶解,降解产物为氨基酸和多肽,可完全被人体吸收,没有任何毒副作用。临床前研究证实,蚕丝螺钉在体内 3 年的降解率超过 80%,目前该项目已正式通过西京医院学术委员会和科研伦理委员会审批,进入临床试验阶段。

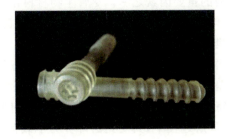

图 10.24　可降解蚕丝螺钉

3. 可降解骨科植入器械面临的挑战

近年来,我国生物材料领域的长足进步极大推动了骨科植入医疗器械领域创新,生物可降解材料越来越受到骨科植入医疗器械领域重点关注,并有巨大的临床应用前景。利用生物可降解材料制成的植入医疗器械在完成其治疗作用后会逐渐降解并被人体吸收和代谢,避免了传统植入体的诸多弊端,是未来高端医疗器械的重要发展方向之一。国务院印发的推进实施制造强国战略文件《中国制造 2025》中强调要重点聚焦可降解材料及植介入器械研发;《中华人民共和国国民经济和社会发展第十四个五年规划和2035年远景目标纲要》中,可降解植介入医疗器械入围"制造业核心竞争力提升"项目清单。

然而,目前可降解植介入医疗器械从材料设计、降解特性、生物学响应、构型优化、效能评测等各环节都存在尚未解决的科学和技术问题。可降解植介入医疗器械进入体内面临复杂力学环境,容易导致器械在降解过程中出现降解不均或过快、力学强度维持不佳、结构失稳乃至过早崩塌失效等器械失效问题以及植入部位组织炎症、愈合慢、二次损伤等治疗风险问题,严重制约其临床应用。

对于可降解材料,其力学特性、降解性能以及降解产物与人体的安全性是评价其用作植介入器械材料的重点。如前所述,目前常见的医用可降解材料主要分为聚合物材料和金属材料。其中聚合物材料在植入体领域的应用较早,也是目前应用最成熟的材料。但长期的临床观察发现,这些材料在体内的降解产物会刺激周围组织发生无菌性炎症反应。而且,这些可降解聚合物材料的力学特性较差,不适合用于承受较大力学载荷的植入体。金属材料具有优异的综合力学特性(强度、韧性和抗疲劳性能)、加工成型性、抗腐蚀性能以及生物相容性,在临床上具有广泛的应用。然而,可降解金属材料在力学、化学等多场耦合环境下会发生应力腐蚀、腐蚀疲劳、不均匀点蚀等不可控局部腐蚀现象。一方面,局部腐蚀易引起植入体的早期失效;另一方面,腐蚀释放的产物会刺激局部炎症、延迟组织修复愈合。因此,无论是可降解聚合物材料还是金属材料,实现其可控降解、降低降解产物的局部组织反应是走向临床应用的关键挑战。

材料、降解产物与宿主体内组织细胞相互作用机制也尚不明确。在生物材料安全评价的标准中,生物相容性是最重要的评价标准之一。宿主细胞组织对植入体及其降解产物的响应决定了植入体在体内的服役时间,局部炎症与纤维化,以及组织修复与再生效果。比如医用镁合金材料降解产物有利于骨组织再生,铁基金属在体内腐蚀速率很慢且产生的固体腐蚀产物极难从植入位置被清除干净,锌基金属具有浓度依赖性双向效应,适宜的降解产物浓度可有效促进成骨。同时,材料的性质对包括异物反应程度在内的急性炎症反应具有至关重要的影响,传统的金属材料和聚乳酸等高分子材料由于其坚硬的质地和不合适的化学成分,会与体内细胞和组织相互作用从而引起急性炎症。因此,在未来研究中掌握植入材料、降解产物对宿主细胞组织的影响规律,有利于改善材料植入的异物反应与纤维化,服务于组织修复与再生[3]。

应力是影响材料降解行为的重要因素之一。尽管生物材料在体内的降解过程与微观结构和合金元素有关,但是外部力学环境对于降解材料的降解能力和降解速度的影响已经为学界所共识。北京航空航天大学樊瑜波教授团队前期研究发现,拉应力、压应力、流体剪切应力以及多种复合应力均会影响材料的降解动力学规律[4-8]。同时,动态载荷的类型、在体/离体环境也会对材料的降解行为造成差异性影响[9-13]。可降解骨科植入医疗器械植入人体后不仅仅承受人体不同部位本身受到的特定力学载荷,随着材料的降解,几何形状改变,其所承载的应力、应变状态也会相应改变,材料降解过程中,其受到的外界力学载荷也有可能发生变化。例如,在骨折愈合过程中,股骨干所受的应力逐渐增加,可降解材料制造的接骨板所受的应力逐渐减小。因此,精确分析植介入医疗器械在体内受到的复杂力学载荷,定量化测量可降解材料在复杂应力作用下的降解规律,建立应力-材料降解动力学模型是调控材料降解行为,指导可降解植介入医疗器械设计,保证器械降解过程中安全有效性的关键(见图10.25)。

同时植入医疗器械也对组织细胞的改重建造成影响。虽然力学刺激与组织生长的关系早已提出,但是力与生长的关系在可降解植介入医疗器械周围宿主组织的改建方面未有深入细致的定量研究。比如,降解材料作为骨折固定器械时,其在骨愈合前期必须提供坚强稳定的力

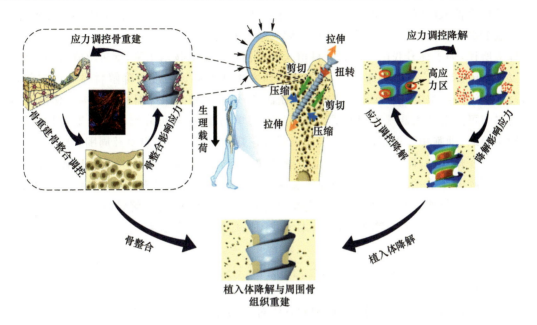

图 10.25 应力-植入体降解-骨组织再生

学环境,随着骨折逐渐愈合其应力遮挡作用应该缓慢弱化,同时骨折部位承担有利于骨骼生长的应力刺激,形成一个应力刺激逐渐增大的愈合环境。实际上,骨植入体进入宿主组织后,会改变周围组织的应力分布特征,而组织细胞在不同应力作用下,将发生不同的生物学响应,进而导致性质各异的组织细胞改重建,而这些变化又会反过来影响植入医疗器械自身的力学特征、强度及可靠性。因此,在未来研究可降解骨科植入医疗器械与宿主组织相互作用的机制时,尤其是应力如何影响植介入医疗器械周围细胞产生力学生物学响应及组织改重建过程,建立可定量调控的模拟体内应力微环境的实验系统等具有重要的理论价值和巨大的临床应用前景。

可降解骨科植入医疗器械的结构优化设计对于其在体内与周围宿主组织相互作用、功能维持、服役时间均有着重要影响。可降解器械服役过程中由于受到复杂力学作用可能发生不均匀降解情况,而器械在降解过程中发生的结构改变又会引起应力分布变化,导致降解规律的改变。目前可降解植入器械构型设计基本继承和沿用了永久性植入器械构型特征,从而导致可降解器械由于降解而引起过早失效等严重不良后果。根据可降解植入器械材料特点及其与宿主组织相互作用动态变化的特点优化设计,有利于可降解器械优化构型,可降解植入器械创新与临床推广应用。

体外评测在骨科植入医疗器械设计和验证阶段具有不可忽视的作用。体外评测的基本方法是根据植入医疗器械植入位置的生化和力学环境,在体外设置与体内环境类似的完全可控的加载系统,模拟植介入医疗器械在体内的工作状态,从而测量和评价医疗器械的性能与安全。体外评测的关键是如何模拟和重现体内复杂的生物力学环境,从而去评价植入医疗器械的功能、生物力学特性、损毁机制、疲劳特征等参数。在体外准确重现不同解剖位置骨组织的生理和病理力学环境仍是目前评测技术难点,更是缺少针对可降解植入器械降解性能的体外评测方法和设备的原因。加速疲劳实验旨在通过提高加载频率的方式,在较短的时间内对器械的长期耐久性进行评测,对于可降解器械,加速疲劳仅能对其所受载荷进行加载,并不能对其降解速度进行加速。而且可降解材料的降解动力学应力与体内和体外环境的关系,如何在体外实验中将器械的降解规律与体内降解规律相匹配,并在加速降解过程中匹配与降解速率相同的载荷频率,都将是预测可降解器械降解失效过程的关键。

综上所述,为了提升我国可降解骨科植入医疗器械领域的技术水平,促进可降解材料研发体系发展,推进更加广泛的临床应用,在未来的研究中我们应该瞄准可降解材料设计与制备、应力-材料降解-细胞组织相互作用规律及机制研究、可降解植入医疗器械的结构优化设计、可降解材料与可降解植入器械性能测试研究等关键科学问题,探索可降解植入新型材料降解产物与宿主组织、细胞相互作用机制;系统认识器械在整个服役期间内自身及周围组织在力学与生理学上的变化规律;探索应力-降解-组织改重建相互作用机制并建立参数化调控方法。最终实现基于降解产物-组织、细胞作用规律及应力-降解-组织改重建机制,构建新型可降解器械构型优化设计与评测方法的研发。促进我国可降解材料创新、可降解骨科植入医疗器械的优化设计及评测技术完善与临床转化,有助于我国医疗器械自主创新。

10.2 骨科植入医疗器械中的生物力学问题

如前所述,生物力学是应用力学原理和方法对生物体中的力学问题定量研究的生物物理学分支,重点研究人体中与生理学、生物学、医学有关的力学问题。对于骨科植入医疗器械(包括内固定器械、人工关节、骨修复支架和人工椎体等),当其被植入到人体病患位置时,一方面由于骨科植入医疗器械自身力学特性异于人体组织,会改变该位置组织原有的力学环境;另一方面在进行内固定治疗时骨科植入医疗器械会施加给骨组织额外的力学载荷,如图10.26所示,这使得在人体日常活动的动态力学载荷作用下,必然引起周围骨组织的力学环境发生变化。而骨细胞和组织具有典型的力敏感性,骨组织结构总是力图适应外部载荷,从质量和结构两方面去适应力学环境(称为骨功能适应性),当力学环境发生改变时会直接影响该位置骨组织的改重建。因此,了解骨科植入医疗器械中的生物力学问题,对于研究植入体与周围骨组织相互作用下的骨改重建机制、进而对骨科植入医疗器械的优化设计以提高骨修复效果具有重要的指导意义。接下来详细探讨骨科植入医疗器械中的生物力学问题。

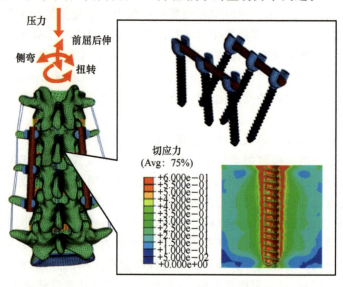

图 10.26 椎弓根钉固定系统植入后周围骨组织应力分布

10.2.1 应力遮挡

应力遮挡(Stress Shielding Effect),是指当两种或者多种具有不同弹性模量的成分组成一个机械系统共同承载外力时,将会发生载荷、应力和应变重分配现象,具有较高弹性模量的成分承担较多的载荷,较低者少承担或不承担载荷,应变也相应减少。

1. 骨生物力学中的应力遮挡效应

在骨科植入医疗器械领域,应力遮挡是骨科坚强内固定以及人工假体植入中,影响骨折愈合或骨修复手术成功的常见问题,因高弹性模量骨钉、骨板或假体的存在,使原作用于骨骼局部的载荷大部分由植入物所承受,如图 10.27 所示,使骨折愈合或骨的生长缺乏应力刺激而导致骨重建负平衡,出现骨密度降低、髓腔扩大以及皮质骨变薄等结构性能方面的变化,从而带来临床上骨折延迟愈合,甚至不愈合,固定物拆除后易发生二次骨折,以及人工假体植入远期失败等严重问题。

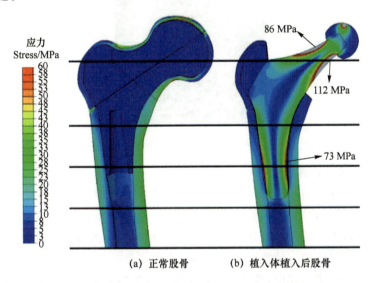

(a) 正常股骨　　(b) 植入体植入后股骨

图 10.27　人体股骨应力分布(术前术后对比存在应力遮挡效应)

内固定治疗骨折愈合是一个极其复杂的生物学过程,影响骨折愈合的因素很多,其中良好的局部力学环境是骨折愈合的必要条件之一。在对骨折进行内固定治疗时,除应尽可能减少接骨板对骨折局部血供的损害以外,还应保证骨折段稳定,同时,使骨折端承受一定的应力刺激,以促进骨折愈合。早在 1886 年,德国的 Hansmann 就提出了应用接骨板治疗骨折的方法。近 20 多年来,以瑞士 Muler 为首的 AO 学派建立的坚强内固定原则得到了普遍接受。临床治疗中倡导采用刚度和强度较高的接骨板对骨折部位进行固定。这种方法在术后近期可以为骨折组织提供稳定的力学环境,防止发生再损伤。并且为身体提供坚实的支持,有利于患者在康复过程中进行正常的活动。然而,大量基础和临床实验发现,在骨折愈合后期,由于坚强的内固定,对骨折段的应力遮挡作用,使骨折段皮质骨缺乏生理性刺激,影响骨改重建,可引起局部骨质疏松和骨皮质变薄,内固定取出后,易发生再次骨折。往往固定的时间越长,骨的力学特性越差。

对于人工关节/假体,应力遮挡效应是其产生无菌松动、修复失败的主要原因之一。以人工髋关节置换术为例,如图 10.28 所示,临床证明由应力遮挡引起的股骨近端骨质吸收是造成人工髋关节置换术远期失败的关键因素之一。在治疗过程中,人工股骨头植入后,改变了股骨局部正常应力分布,使由股骨近端承受的应力部分经由髓内假体直接传至股骨远端,造成股骨近端应力遮挡,这种应力刺激改变,引起骨组织重塑,以使局部骨组织应力场恢复到平衡。其结果造成股骨近端骨重建负平衡,发生骨质疏松,骨皮质变薄和假体松动。研究发现股骨近端骨量丢失的程度从假体周围由近及远逐渐减弱,是与应力遮挡从假体周围由近至远依次变弱的趋势是一致的。因此,充分证明股骨假体周围骨吸收与应力遮挡密切相关。

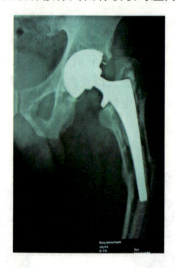

图 10.28　假体松动、骨髓腔变大、皮质骨变薄发生骨折

2. 应力遮挡与骨重建理论[14]

骨重建是一个极为复杂而精确的生命过程,在骨重建过程中力学环境(应力、应变)的影响,以及两者之间的相互作用机理,是骨生物力学中一个很重要的研究方面,尤其对于内固定术、人工关节/假体植入术后骨的改建的研究,是骨科植入医疗器械创新研发急需解决的问题。

骨重建是成熟骨组织的一种重要替换机制。在外伤骨折等骨科疾病的治疗与康复以及预防骨组织疲劳损伤的积累过程中,骨重建可以保持骨的生物力学特性稳定,对维持骨强度具有重要意义。在生理状态下,骨处于最佳力学环境中,骨吸收和骨形成之间是一种动态平衡,骨组织处于静止期;当骨的力学环境变化时,动态平衡随之改变,骨在组织和细胞层面也发生相应变化,通过骨吸收和骨形成,最终在新的承载需求基础上达到新的平衡。骨组织受力状态下应力和应变的大小与分布情况对骨重建会产生非常重要的影响。1892 年,德国学者 Wolff 提出了著名的 Wolff 定律,他认为骨组织可以根据所受载荷的变化适应性地改变自身结构。进入 20 世纪以后,许多学者在骨的生物学和力学方面做了大量研究工作,发现 Wolff 定律的基础是骨重塑和骨重建对载荷变化的适应性反应,并认为正常骨密度的维持需要载荷反复地刺激。关于骨的生长很多科学家也提出了各种理论,其中较有代表性的有"力电效应理论""应力大小理论""骨显微裂纹理论""骨表面重建理论""应变能骨密度理论""力学稳态理论"等,其中 Frost 在 1987 年提出的"力学稳态理论"得到了广泛的认同和后续实验验证。"力学稳态系统"[15](见图 10.29)认为,骨组织生长发育过程中,会不断地改变自身形状、内部结构、本身的质量、数量、分布和微结构以适应外界力学环境的改变;在力学稳态系统中存在 3 个重要的应变阈值,骨重建阈值约为 200 $\mu\varepsilon$,骨塑建阈值约为 1 000 $\mu\varepsilon$,病理性骨塑建阈值约为 3 000 $\mu\varepsilon$。如图 10.29 所示,这 3 个阈值将骨组织发生的应变范围大致分成 4 个区:废用区、适应区、中度超负荷区和病理性超负荷区。

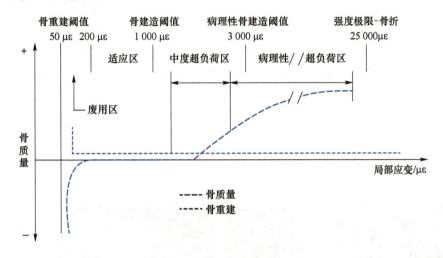

图 10.29　Frost 的力学稳态系统理论

日常活动可以满足骨重塑＞εx＞骨重建,骨的载荷应变处于正常生理活动范围,骨重建幅度处于正常水平,骨吸收作用与骨形成作用基本维持平衡,骨量基本不变。应力遮挡的现象是骨重建效应的重要体现。但是,不管是"Wolff 定律"还是"力学稳态理论",它只是对人类骨骼在外伤骨折、骨质疏松等骨科疾病治疗与康复、生长发育、重建过程的一种理论假设,没有详细阐述关于骨对外界环境适应性变化的调控机制;它并未描述骨对局部力学信号的响应和如何将这种信号转换成骨形成和骨吸收,也未给出生物学信号与力学因素在骨塑形和重建过程中所起的具体作用。因此,在未来研究中需要从力学生物学的角度开展进一步的探索研究工作。

3. 骨科植入医疗器械的改进

在充分认识应力遮挡的机理之后,研究者们对骨折内固定器械、人工关节/假体设计进行了大量改进。

(1) 内固定器械改进设计

传统的接骨板多为不锈钢材料,近年来的材料采用弹性模量较低的合金材料(如镍钛形状记忆合金、钴钼合金等)与非金属材料(如碳纤维增强复合材料、PEEK 等)。而且,可降解骨植入物越来越受到重视。因为可降解接骨板可以在术后固定的初期提供较坚实的固定作用,为骨折部位提供稳定的力学环境。随着接骨板的不断降解,其刚度不断下降,同时骨组织不断的愈合,逐渐承担更多的载荷,从而促进骨生长。最终,接骨板完全降解,并且被新骨取代,不需要再次取出。但是,如何控制接骨板的降解与骨组织的生长相协调,目前仍是该领域亟待解决的重要问题。另外,通过改变内固定器械的结构设计还可以减小应力遮挡效应。例如,加压钢板:通过加压器、张力带或自身加压设计进行应力补偿;应力松弛接骨板:是在接骨板与螺丝钉之间衬以黏弹性的高分子聚乙烯或橡胶垫圈,旨在通过垫圈的蠕变和疲劳损害使接骨板-螺钉系统的总体刚度逐渐下降,从而逐渐减轻接骨板对固定骨的应力遮挡作用,但这种逐渐变化的过程有一定的不确定性;环抱器内固定:由于在骨折端保持较大的轴向压缩力,因而应力遮挡较少,而且与骨贴合较不紧密,有利于血供;髓内钉内固定:应力遮挡小,但其抗扭作用差,且在安装过程中可对骨内膜及骨皮质血供造成进一步损害。

(2) 人工关节/假体改进设计

人工关节/假体同样也可以通过改变材料来减小应力遮挡效应,这里就不进行赘述。近年来,金属植入体多孔化设计是改善人工关节/假体应力遮挡效应的新方法。传统的金属植入体刚度大、自身过重容易引起患者的不适,且实心结构会导致植入体与骨组织之间无法形成互嵌式固定,容易松动甚至脱出,减少植入体使用寿命。多孔结构通过降低金属的质量和弹性模量使植入体具有与骨组织相似的力学特性,减少应力遮挡现象,既可以实现更好的生物学固定,还可以增加植入体与骨的接触面积,促进玻连蛋白、纤连蛋白在其表面沉积,抑制植入体周围纤维包裹。开放的连通多孔结构有利于营养在植入体内运输,加强成骨细胞在金属表面的黏附、分化和成熟,促进植入体与骨组织生物结合,即常说的骨整合。研究发现通过在植入体设计中引入不同多孔结构,可以实现调控植入体在体内的变形模式,增加其在载荷作用下对周围骨组织的力学传递,进而减小应力遮挡效应[16],如图 10.30 所示。可见,多孔结构可以有效提高传统金属生物相容性和力学匹配性,是金属植入体能在临床上广泛应用的突破点。

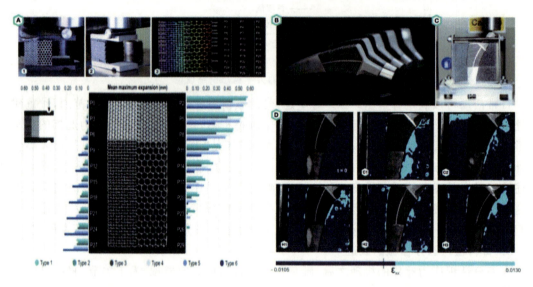

图 10.30　调控植入体在体内的变形模式,减小应力遮挡效应[16]

10.2.2　疲劳与磨损

骨科植入医疗器械进入人体后,长期处于复杂的动态力学环境使其容易发生微损伤,随着损伤的不断累积,达到一定量时可能引起骨科植入体的断裂失效,导致植入修复失败[17]。此外,在界面间,包括人工关节柄与宿主骨间、固定螺钉与皮质骨间、组配式人工关节的零件之间、人工关节的涂层与基体之间等,会发生微动磨损。一方面,磨损产生的磨屑会引起人体免疫和修复等生物学反应,导致界面生化环境变化、骨组织的溶解等诸多问题;一方面,磨损产生的损伤会造成植入器械的提早断裂失效。因此,磨损与疲劳性能是骨科植入医疗器械技术中重要的参数指标,直接影响骨科植入医疗器械在体内的可靠性和长期稳定性。人工髋关节置换术是人工关节置换医学领域最常见的手术,它能够帮助晚期关节严重破坏、股骨头坏死、高龄股骨颈骨折等患者恢复运动功能,达到同正常人一样行走的效果,在临床上应用广泛。人工髋关节是受力复杂的负重关节,同时承受拉力、压力、扭转和界面剪切力以及反复疲劳、磨损的综合作用,每年要承受 100 万～300 万次循环的体质量负荷并且由于其长期植入体内。对于人工髋关节假体,疲劳与磨损性能是决定其寿命的最重要的性能之一。接下来以人工髋关节为例介绍骨科植入医疗器械的疲劳与摩擦类型、实验研究方法及改善措施。

1. 人工髋关节的磨损类型与机制[18]

人工髋关节的关节部分是由一个"头"和一个"臼"组成的轴。在材料选择中,"头"和"臼"有3种匹配:①金属的头对高分子材料(硬塑料)的臼;②陶瓷的头对高分子材料(硬塑料)的臼;③陶瓷的头对陶瓷的臼。不同材料的人工髋关节磨损松动程度不同[38],如表10.1所示。不同的假体材料产生不同的磨损微粒,主要有骨水泥微粒、超高分子量聚乙烯微粒、钛合金微粒和钴铬钼合金微粒。磨损微粒的产生,主要有磨损和腐蚀两种途径。

表10.1 不同材料的人工髋关节磨损松动程度对比[18]

作者	发表杂志	分类	磨损情况	人工髋关节加上不同匹配的"轴"	价格参考/万元
林凤飞等[1]	中国矫形外科杂志	陶瓷的头对陶瓷的臼	1年仅有0.01 mm的磨损量	假体:生物涂层柄和臼(进口)。轴:陶瓷头对陶瓷内衬(进口)	3.0~3.5
Wong M,et al[2]	Bone	陶瓷的头对高分子聚乙烯(硬塑料)的臼	1年有0.1 mm左右的磨损量	假体:生物涂层柄和臼(进口)。轴:陶瓷头对高分子聚乙烯内衬(进口)	2.5~3.0
Chiba J,et al[3]	Clin Orthope	金属的头对高分子聚乙烯(硬塑料)的臼	1年有0.2 mm左右的磨损	假体:生物涂层的柄和臼(进口)。轴:金属头对高分子聚乙烯的内衬(进口)	2.0~2.5

磨损的另一个诱因是界面微动,这里所指的界面包括假体/骨水泥、骨水泥/骨、假体/骨和涂层/基底之间的界面。假体材料以磨损微屑形式从假体表面移动,根据表面形态变化的不同,人工髋关节面的摩擦学特性包括3个方面:摩擦、润滑和磨损特性。人工关节置换后,置入人体内的假体会由于生物学、生物力学及电化学等方面的原因导致结构的完整性破坏,并释放降解产物,这种现象称为腐蚀。腐蚀所产生的颗粒主要是金属离子的沉淀物。人工髋关节材料磨损的机制主要有3种,即黏附磨损(Adhesive)、摩擦磨损(Abrasive)及疲劳磨损(Fatigue)。黏附磨损是指在接触点连接强度大于材料固有强度时对其表面的拉脱破坏。摩擦磨损是指不光整表面若干尖端对材料表面的擦伤破坏。疲劳磨损是指周期性应力作用下材料表面或更深层断裂或分层。不同磨损机制所造成的磨损破坏各不相同。黏附磨损引起表面坑洼与凹陷,摩擦磨损造成表面擦痕,疲劳磨损则导致裂缝与材料分层。从假体形态与颗粒直径看,Ⅰ型磨损表面较光滑,磨损产生的颗粒较小。Ⅱ型、Ⅳ型磨损表面较粗糙,颗粒直径也较大。Ⅲ型磨损对表面破坏最明显,产生的颗粒可相当巨大。然而,对于髋关节,假体表面磨损破坏似乎并不一定与假体磨损程度成正比,表面较光滑的Ⅰ型磨损有时可能非常严重,致使聚乙烯壁明显变薄,大量微小颗粒释放并进入周围组织,而表面较粗糙的Ⅲ型磨损虽对外表破坏较重,但颗粒释放总量却不如Ⅰ型磨损多。

人工关节设计中,关节对应面的符合程度(Conformity)与制约程度(Constraint)对于假体关节表面磨损至关重要,关节面符合度高,接触面积大,假体承受的平均应力相对较小,有利于减少磨损。此外,由于制约度高能减少关节运动时的滑动与滚动成分,故亦有利于减少磨损。研究显示,陶瓷与金属的材料硬度从高到低依次为氧化铝＞氧化锆＞钴铬钼合金＞钛6铝4钒＞316不锈钢,陶瓷的高硬度与其良好的抗刮痕表现相对应,陶瓷在可湿润性方面较金属股骨头更优越,这为临床上良好的抗磨损性能提供了保证。髋臼假体的放置对人工髋关节的稳定性至关重要。髋臼外展角过小则髋关节屈曲和外展受限,过大则减小髋关节的内收和旋转角度;而髋关节前倾角增加可以增大屈曲,但伸直会受限。适当的髋臼角度,可以避免髋关节撞击综合征、脱位的发生,保证人工关节的活动度和稳定性。临床上发现如果选择人工股骨头过小,髋臼顶部会承受过大的压力而发生髋臼顶过度磨损[19]。人工股骨头置换时如股骨矩保留太多,头臼间压力过大,导致髋臼在不负重或活动时均承受较大的压力,加速髋臼的磨损。

2. 人工髋关节磨损体外测试方法[20]

目前,髋关节假体磨损测试中最常使用两种类型的关节模拟机:轨道轴承型磨损试验机(OBM),又称双轴摇摆磨损试验机(BRM),以及三轴髋关节模拟机,又称解剖学髋关节磨损试验机。两种模拟机模拟人体步态周期的生物力学,ISO14242-1和ISO14242-3标准中规定了施加基于Pual双峰周期性载荷曲线,载荷峰值为3 000 N(脚后跟着地到脚尖离地期间),最小值为300 N(摆动期间),在髋关节假体模拟解剖位置上安装。三轴髋关节模拟机采用独立控制系统来驱动屈曲-伸展(F-E)、内旋-外旋(I-ER)和内收-外展(A-A)3个旋转轴上的旋转运动并施加轴向载荷,从而可以更好地模拟不同的运动方式。ISO14242-1描述了三轴髋关节模拟机3个旋转轴的运动波形,基于步行周期的多方向、角度位移和轴向载荷的组合会在关节面上产生相关的椭圆形磨损区域。ISO14242-3描述了轨道轴承型磨损试验机屈曲-伸展(F-E)和内收-外展(A-A)2种运动。楔形平台在髋臼部件下方旋转,防旋转臂提供了绕髋臼轴线的摆动旋转,摇摆运动具有正弦波形,等效于F-E和A-A正弦运动,2种运动的相位差为π/2,摆动幅度等于楔形平台与水平面的角度(F-E和A-A角度范围为±23°)。

ISO14242-2标准规定了质量法和体积法两种髋臼假体磨损量的测试方法。当采用质量法时,由于磨损试验过程中受载荷和温度的影响,髋臼假体(如UHMWPE内衬)会吸收一定量的润滑介质,ISO标准规定在测试过程中对照组样品保持与试验组相同的轴向加载和液体温度控制,用于校正试样样品增重对磨损量的影响,以获得较为准确的磨损测量值。当采用体积法时,采用三坐标测量机(CMM)扫描初始样品表面,在不同测试周期间隔通过计算机算法比较磨损表面与初始表面扫描数据确定样品的体积损失。标准中规定了设备的测试精度和扫描点之间的间隔(不超过1 mm),扫描点的采集数量越高,测量的精度越高。临床分析表明,含有剩余自由基的UHMWPE内衬在体内与关节液中的溶解氧或活性氧接触,会导致材料老化从而造成体内磨损增加。目前,体外磨损试验研究中采用的UHMWPE老化方法主要是货架老化、实时老化和加速老化。此外,基于临床取出假体失效模式分析,目前已经开发出了多种测试方法模拟髋关节在临床中的应用情形,如边缘负载、撞击、微分离/半脱位、三体磨损等,ISO和ASTM标准化组织已经根据这些研究制定了ISO14242-4、ASTMF2582、ASTMF3047等多个体外磨损试验标准。此外,随着髋关节模拟机可控自由度的增加、控制软件的升级以及人体不同日常活动运动学和生物力学参数的采集,将来髋关节模拟机可以用于模拟假体更接近临床使用的情形,为设计开发髋关节假体提供数据支持。

临床中发现,采用体外磨损测试的磨损模式与临床取出物的体内磨损模式相比存在一些差异。从磨损机理上分析,在载荷作用下发生摩擦的界面,会发生表面氧化膜破坏,使得金属晶格直接接触从而发生黏着磨损,产生的磨粒停留在微动界面上,进一步形成磨粒磨损,最终导致构件失效。但在人体组织的界面中,由于骨组织的可修复能力及生化特性,使得磨损的过程更为复杂。一方面由于磨损中产生的磨粒引起生物免疫反应,大量巨噬细胞聚集在界面吞噬磨粒,会刺激骨组织破骨细胞的生成,发生骨溶解,导致界面基体发生改变;另一方面,过大的微动幅度会导致在界面上生成纤维软骨组织,最终在植入物和骨组织间生成纤维软骨组织层,使植入物与骨组织之间不能紧固连接。另外,由于骨组织材料具有自我修复功能,微动疲劳导致的损伤在一定程度内会得到修复,区别于体外实验[21]。因此,探索能够准确模拟体内力学与生物学环境的体外磨损测试方法,有助于为患者提供更安全有效的髋关节假体产品。

3. 人工髋关节疲劳类型与机制

人工髋关节置换手术后,假体随着人体行走和运动,一直受到外部载荷的作用,在长时间的作用下,假体会发生疲劳。尽管髋关节假体使用过程中发生疲劳失效的情况在过去的二十年内显著减少,但还是有髋关节假体在使用过程中发生疲劳失效的情况。一旦在使用过程中发生疲劳失效,假体可能发生较大变形甚至的断裂,这种情况一旦发生对人体的第二次伤害将比最初髋关节疾病更加严重。

人工髋关节疲劳可以分为两种:①应力相关疲劳,这是最常见的人工髋关节疲劳类型,主要由于关节部件在正常使用中承受的重复载荷和应力引起,例如,步行和跑步时,人工髋关节会受到体重和运动冲击的作用,这可能导致关节部件的应力相关疲劳;②腐蚀疲劳,这种疲劳类型涉及人工髋关节金属部件与体内生理环境中的液体(如血液和体液)相互作用。腐蚀和化学反应可能导致金属表面的损坏,从而引发疲劳裂纹的形成和扩展。

国内对髋关节的假体研究发现,假体柄的等效应力分布是影响假体柄失效断裂的一个主要原因。如图 10.31 所示,在正常人体载荷作用下,颈部及柄中下部的区域内应力较大,头部及中部的应力较小,而在循环载荷作用下,颈部及假体柄中下部的安全系数低,头部及中部的安全系数较高。等效应力分布与安全系数呈正相关,疲劳断裂主要出现在颈部与假体柄中下部。循环载荷是导致假体疲劳断裂的直接原因。在正常的载荷作用下,假体柄的最大应力值远远小于假体柄的屈服应力,而当假体柄处于循环载荷作用下时,即使循环载荷小于正常载荷,假体柄依然有可能因为安全系数降低而发生断裂损坏。

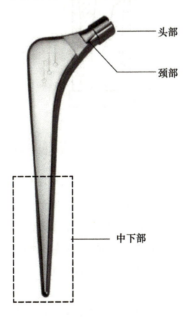

图 10.31　股骨柄结构示意图

4. 人工髋关节疲劳测试方法

(1) 体外疲劳测试

如图 10.32 所示，股骨柄的柄部疲劳试验可以参照 YY/T 0809.4—2018 标准要求进行试验，应选择 6 件试样作为一组进行试验。根据股骨柄与股骨头组合的最差情况测量股骨头球心到股骨柄最远端点的距离（CT 值），按照 CT 值的范围（CT≤120 mm、120 mm＜CT≤250 mm、CT＞250 mm）选取对应的包埋位置、股骨柄倾角（α 角度、β 角度）、加载载荷（疲劳极限），6 个股骨柄应在规定的疲劳极限载荷下经过 5×10^6 次循环不发生失效断裂。对于股骨柄柄部的包埋位置附近存在应力集中区域（如槽、肋、材料或涂层过渡区域、或者一些表面形貌特征），需要调整包埋位置使得柄部应力集中区域高于包埋位置。对于翻修型股骨柄，临床使用中可能用于近端支撑存在严重骨缺损的情况，需要采用额外的试验，使得股骨柄包埋位置与球头球心之间的距离与生产商推荐的股骨柄预期治疗的近端骨缺损最严重的情况一致。对于组合式股骨柄，应在 (37 ± 1)℃ 的生理盐水 (0.9 g/L) 中进行疲劳试验，使得包埋平面以上的组合部位在整个试验过程中均覆盖于试验液中，试验的频率要求小于或等于 5 Hz。组合式股骨柄可进行额外试验，用于评价组合部位的疲劳性能，例如，对于近端组合式股骨柄，可参照 ASTM F2580 标准评价股骨柄干骺端填充区域组合连接结构的疲劳性能。

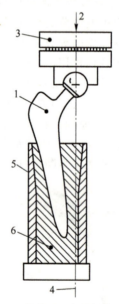

1—测试样品；2—载荷；3—加载装置；4—加载线；
5—股骨柄固定装置；6—股骨柄固定介质

图 10.32 疲劳测试简图

髋臼的疲劳性能测试可以参照 ASTM F1820 提供的方法进行。该测试方法是评估模块化髋臼外壳和内衬之间的附着强度。测试中简化了体内载荷条件，髋臼杯以预定的倾斜度嵌入固定装置。动态负载，直至达到预定的循环数或发生故障为止。对非对称植入物或具有特殊设计功能的植入物进行测试时，需要针对性地修改测试方法或进行其他的测试。

(2) 有限元仿真分析

临床对髋关节假体疲劳失效的研究有着周期长，不易观察各个时间段疲劳损伤情况和在各种特定的情况下假体的载荷与应变情况等缺点，而且研究花费较大。随着，计算机应用技术的进步和有限元数值计算理论的深入研究,基于大量试验数据的疲劳强度设计和寿命计算的有限元数值计算方法强有力地促进了在零部件疲劳强度设计的研究及发展。目前专业研究零部件疲劳寿命的软件有 MSC、FATIGUE 等,除了这些仅计算疲劳分析的软件外,还有限元分析软件匹配了相应的疲劳强度计算模块,如 ANSYS,MARC 以及 I-DEAS 中的 CAE 等。这些软件疲劳模块的细节各有不同,但是疲劳计算的基本思路和算法都是相同的。使用有限元分析软件进行疲劳研究时,相对于实验研究有着研究时间短,研究对象全面,实验过程可重现等优点,这对企业的开发新型假体和患者的治疗都很有益处。

10.2.3 结构优化设计

骨骼在人体中起着支架和运动的杠杆作用,骨和骨组织所具有的力学特性,是实现其功能的基础,当植入医疗器械植入骨组织以后,与周围骨组织形成一个整体结构,共同承受载荷作用。植入医疗器械自身的力学特性与其在体内承担应力作用模式、为周围骨组织传递力学载荷形式以及由此产生的各种生物效应密切相关。设计、优化植入医疗器械的力学特性可以调控其在载荷作用下应力的分布和载荷传递,有助于提升植入器械植入体内后的即刻稳定性和长期修复效果。植入医疗器械的组成材料和自身结构是影响其力学特性的主要因素。不适宜的材料会导致机械力的不匹配和不均匀的应力分布,从而造成骨质溶解和最终导致植入物的失效,如植入物的松动或植入物的表面和假体周围的骨折。结构优化设计对植入医疗器械的力学载荷传导和骨组织生长起到十分重要的作用,尤其是个性化的骨科植入医疗器械的设计。本节将重点介绍结构优化设计在植入医疗器械领域的应用。目前应用于骨科植入医疗器械结构优化设计主要可以分为三个类型。

1. 结构拓扑优化设计[22]

根据 Wolff 定律,骨骼在所处的力学环境和外部载荷作用下通过调整自身结构以达到质量与力学特性之间的最优平衡,经过长期进化后的骨骼能以最少的材料来承受复杂的外界载荷,这个过程与拓扑优化设计具有相似之处。"拓扑优化"这一概念最早由 Michell 于 1904 年在桁架理论中提出,Michell 运用解析方法分析了在应力约束与载荷作用下获得最优桁架应具备的条件,称为 Michell 准则。近 30 年来,随着计算机技术和有限元分析方法的深入发展,拓扑优化逐渐发展成为结构优化领域的重要分支。拓扑优化的本质是在满足强度、刚度条件下重新分布材料并去掉多余的材料,这使得设计出来的零部件质量减轻,可达到轻量化的效果,提高材料的利用率。

对于植入医疗器械的拓扑优化设计是基于有限元分析,围绕初始植入物结构的分析结果来提出优化目标,从而在既定限制条件下实现生物力学特性的优化。优化植入物设计的一般步骤是:①将植入物初始设计的三维影像数据导入有限元分析软件完成初始分析,从而获得优化前的力学参数;②经过提取分析,形成相应的优化目标任务,同时定义相应的约束条件,获得优化的设计空间;③将目标区域分离成有限单元,根据既定约束条件和目标进行计算,符合计算结果的单元分布方案将被保留并进入下一轮迭代,否则该区域的单元将密度归零的形式被去除;④经过多次迭代重计算后,最终获得结构的优化方案。在拓扑过程中,优化算法通过模拟、计算不同情况下植入材料的负载情况,可以更改优化对象外部的边界情况、内部有无孔洞、孔洞的大小、位置和形状,也可以修改节点单元的相互连接方式,包括节点的删除与增加,去掉负荷较小的区域中多余的材料,最大限度的保留负荷较多区域的材料,使得植入材料的整体刚度最大化。同时,通过对结构拓扑优化,避免了应力集中,使结构整体应力均匀化。此外,拓扑优化能精确控制植入物上的孔隙参数与分布,可以增强植入材料在活体骨组织中的整合(骨整合)。拓扑计算的过程中,可控制孔隙率以保证有足够的结构刚度,使得病损修复部位的力学性稳定同时又不会产生应力遮挡效应而抑制修复作用。

2. 多孔结构优化设计

传统的金属植入器械刚度大、自身过重容易引起患者的不适,且实心结构会导致植入器械与骨组织之间无法形成互嵌式固定,容易松动甚至脱出,减少植入体使用寿命。多孔结构可以降低植入器械的质量和弹性模量,使植入器械具有与骨组织相似的力学特性,减少应力遮挡现象,实现更好生物学固定,可以增加植入体与骨的接触面积,促进玻连蛋白、纤连蛋白在其表面沉积,抑制植入体周围纤维包裹,开放的连通多孔结构有利于营养在植入体内运输,加强成骨细胞在金属表面的黏附、分化和成熟,促进植入体与骨组织生物结合,即我们常说的骨整合。可见,多孔结构可以有效提高传统植入器械生物相容性和力学匹配性[23-25],是未来的发展趋势。多孔结构参数设计可以调控具有微孔结构植入器械的力学特性,进而作用于植入器械组织修复。目前,在植介入器械领域关于微结构与力学特性的关系研究主要集中在以下三方面。

(1) 微结构参数化设计

通过设计微结构的孔隙形状、孔隙大小、孔径和连通率,调控微结构力学特性。研究者们设计了四面体、六面体、八面体、体心立方、三周期最小表面、拉胀、小斜方截半立方体等微结构,通过调控其筋宽、孔径,可以得到力学特性与人体骨组织相近的骨支架。

(2) 微结构仿生设计

对人体骨骼的研究和模仿一直是骨科植入器械创新设计的灵感来源。遵循这一思路,研究者们基于骨小梁组织微观结构、哈佛系统结构,构建了仿生骨组织力学特性的骨支架;基于椎间盘纤维环纤维分布特征,构建了具有与天然纤维环相似空间结构和力学特性的纤维环支架。

(3) 微结构梯度设计

近年来,针对人体组织力学特性不均匀分布的特征,通过多级梯度微结构设计以获得具有梯度力学特性的植入器械是一个重要的研究方向。研究者们通过调控体心立方微结构单元的筋宽和孔径,设计了一种径向微结构梯度分布的骨支架,成功再现了天然骨从松质骨到皮质骨的径向力学不均匀分布特征;匹配骨组织不均匀分布弹性模量,减小了骨支架的应力遮挡效应。

3. 个性化设计

临床应用中传统骨科植入医疗器械经常会遇到因个体差异导致匹配度不够精准的问题,经常会引起骨固定失稳、植入器械松动甚至脱出,严重会导致修复失败,需要二次手术,给患者带来巨大痛苦的同时造成了重大经济损失。根据患者个性化设计的定制式植入器械,可以满足指定患者的解剖结构特征,为周围骨组织更好地传递力学刺激,能提高治疗效果,打破了传统上用少数几种标准植入器械修复各种体型、各种骨关节病损的局面,将"个体化"精准修复或置换治疗推向了崭新的高度,目前已成为骨科植入医疗器械的一个重要领域。下面以为患者设计个性化骨板治疗足下垂[26]为例具体介绍骨科植入医疗器械个性化设计方法和临床应用流程,如图10.33所示。

患者,男,27岁,55 kg,身高175 cm,右脚创伤性足下垂。临床上现有骨板均无法与其患病足骨解剖形貌完全匹配,在固定治疗中存在一定修复失败风险。北京航空航天大学樊瑜波教授团队基于生物力学理论支撑个性化植入器械设计,为患者设计了个性化骨板,通过生物力学分析对个性化骨板进行了优化,采用金属3D打印技术实现了个性化骨板的制造,并在国家康复辅具研究中心附属康复医院完成了骨板植入术。具体实施过程如下。

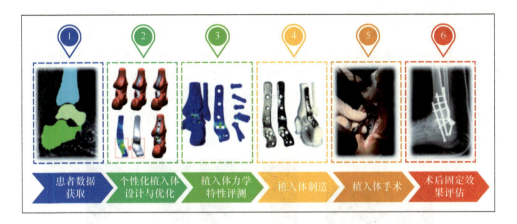

图 10.33 个性化骨板治疗足下垂流程展示

(1) 个性化骨板设计与生物力学优化

采用 CT 机(Brilliancei CT, Philips, Netherlands)对患者右脚踝进行扫描,并将扫描图片保存为 DICOM 格式。将 CT 图像导入医学图像处理软件(Mimics10.1 Materialise Inc., Belgium)建立踝关节几何模型。将由胫骨、腓骨、距骨、跟骨、舟骨组成的踝关节三维模型以 STL 格式导出。采用逆向工程软件(Rapidform XRO3, INUS Technology, Seoul, Korea)对 STL 格式骨模型表面进行光滑处理,得到患者复位后的右脚踝三维几何模型。通过与患者脚踝三维骨模型进行骨-骨板面匹配设计为患者定制个性化骨板初始模型。采用有限元分析方法对面匹配设计后的个性化骨板在生理负荷下进行优化,得到具有足够强度的患者定制个性化骨板,如图 10.34 所示。

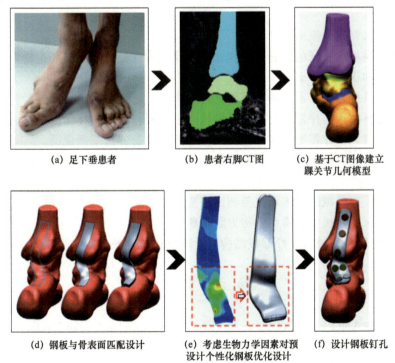

图 10.34 个性化钢板设计

（2）个性化骨板制造与植入手术治疗

选用平均粒径为 50 μm 的 Ti6Al4V 粉体作为制造原材料（Ti6Al4V 粉体，Arcam AB，Gothenburg，Sweden），采用电子束熔融技术（EBM）打印机（Arcam A2XX，Arcam AB，瑞典哥德堡），通过逐层打印的方式进行 3D 打印制造。通过后处理除支撑和表面多余未烧结的粉末。将消毒处理后的骨板植入到患者足部，并用拉力螺钉牢固固定融合部位。如图 10.35 所示，X 线检查显示，术后 3 个月个性化钢板与骨表面匹配良好。术后 36 个月 AOFAS 和 SF-36 评分分别为 64 分和 75 分，患者步态得到改善。

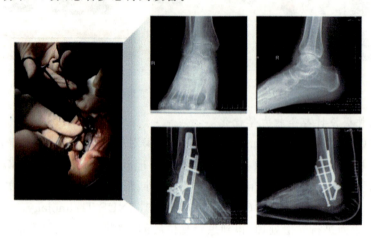

图 10.35　个性化钢板内固定植入手术

思　考　题

1. 内固定植入器械的原理是什么？
2. 加压接骨钢板与常规的接骨钢板相比具有什么特点？有什么样的生物力学作用？
3. 加压螺钉的作用是什么？
4. 应用于骨科植入医疗器械的可降解材料有哪些？
5. 可降解骨科植入医疗器械与传统骨科植入医疗器械相比具有什么生物力学优势？
6. 减小骨科植入医疗器械的应力遮挡效应有哪些方法？请举例说明。
7. 骨科植入医疗器械植入到人体后是否会发生断裂失效？请从生物力学角度说明引起失效的原因。
8. 骨科植入医疗器械的磨损和疲劳测试需要参考哪些国家/国际标准？
9. 骨科植入医疗器械中有哪些生物力学问题？
10. 请举例说明骨科植入医疗器械结构设计可以优化器械的哪些生物力学特性。

参　考　文　献

[1] XIE K, WANG L, GUO Y, et al. Effectiveness and safety of biodegradable Mg-Nd-Zn-Zr alloy screws for the treatment of medial malleolar fractures[J]. Journal of Orthopaedic Translation, 2021, 27: 96-100.

[2] LEE J W, HAN H S, HAN K J, et al. Long-term clinical study and multiscale

analysis of in vivo biodegradation mechanism of Mg alloy[J]. Proc. Nati. Acad. Sci. 2016, 113(3): 716-721.

[3] 樊瑜波. 植介入医疗器械的生物力学[J]. 医用生物力学, 2021, 36(S1): 2.

[4] GUO M, CHU Z, YAO J, et al. The effects of tensile stress on degradation of biodegradable PLGA membranes: A quantitative study[J]. Polymer Degradation and Stability, 2016, 124: 95-100.

[5] FAN Y B, LI P, ZENG L, et al. Effects of mechanical load on the degradation of poly(D,L-lactic acid) foam[J]. Polymer Degradation and Stability, 2008, 93(3): 677-683.

[6] LI P, FENG X L, JIA X L, et al. Influences of tensile load on in vitro degradation of an electrospun poly(L-lactide-co-glycolide) scaffold[J]. Acta Biomaterialia, 2010, 6(8): 2991-2996.

[7] JIN K X, LI H Q, LIANG M K, et al. Relationship between mechanical load and surface erosion degradation of a shape memory elastomer poly(glycerol-dodecanoate) for soft tissue implant[J]. Regenerative Biomaterials, 2023, 10: rbad050.

[8] WU Z B, WANG L Z, FAN Y B. Effect of static tensile stress on enzymatic degradation of poly(glycerol sebacate)[J]. Journal of Biomedical Materials Research Part A, 2023, 111(10): 1513-1524.

[9] GAO Y, WANG L, LI L, et al. Effect of stress on corrosion of high-purity magnesium in vitro and in vivo[J]. Acta Biomaterialia, 2019, 83: 477-486.

[10] YANG Y, TANG G, ZHAO Y, et al. Effect of cyclic loading on In vitro degradation of poly(L-lactide-co-glycolide) scaffolds[J]. Journal of Biomaterials Science, Polymer Edition, 2010, 21(1): 53-66.

[11] CHU Z, LI X, LI Y, et al. Effects of different fluid shear stress patterns on the in vitro degradation of poly(lactide-co-glycolide) acid membranes[J]. Journal of Biomedical Materials Research Part A, 2017, 105(1): 23-30.

[12] YAO Y, XIA J, WANG L Z, et al. Effect of mechanical stresses on degradation behavior of high-purity magnesium in bone environments[J]. Journal of Materials Science and Technology, 2024, 171: 252-261.

[13] GAO Y M, HUANG H W, JIANG X, et al. Effect of mechanical loading on osseointegration combined with degradation behavior of magnesium bone screw in vivo[J]. Applied Materials Today, 2023, 32: 101793.

[14] 张西正. 骨重建的力学生物学研[J], 医用生物力学, 2016, 31(4): 356-361.

[15] FROST H M. Bone "mass" and the "mechanostat": aproposal[J]. Anat Rec, 1987, 219(1): 1-9.

[16] KOLKEN H M A, JANBAZ S, LEEFLANG S M A, et al. Rationally designed meta-implants: a combination of auxetic and conventional meta-biomaterials[J]. Materials Horizons, 2018, 5(1): 28-35.

[17] HUANG H W, WANG L Z, FAN Y B. Metallic meta-biomaterials: A critical review of fatigue behaviors[J]. Journal of Science: Advanced Materials and Devices, 2023, 8(3): 100585.

[18] 张建林,赵俊华,叶军,等.人工髋关节假体材料磨损性能及其影响因素[J].中国组织工程研究与临床康复,2010,14(22):4082-4085.

[19] WAN Z, BOUTARY M, BORR L D.全髋关节置换中髋臼假体位置对磨损的影响[J].中华骨科杂志,2009,29(3):285-288.

[20] 翟豹,张家振,阿茹罕,等.髋关节假体体外磨损试验的应用及研究进展[J].生物骨科材料与临床研究,2021,18(1):7.

[21] 万超,郝智秀,温诗铸.骨科植入物的微动摩擦学研究现状及进展[J].摩擦学学报,2012,32(1):102-112.

[22] 邹其声,孙欣,魏波,等.拓扑优化技术在骨科植入物创新设计的应用进展[J].生物骨科材料与临床研究,2022,19(4):82-85+90.

[23] YAO Y, PARK J H, WANG L Z, et al. Design, fabrication and mechanical properties of a 3D re-entrant metastructure[J]. Composite Structures, 2023, 314: 116963.

[24] YAO Y, YUAN H, HUANG H W, et al. Biomechanical design and analysis of auxetic pedicle screw to resist loosening[J]. Computers in Biology and Medicine, 2021, 133: 104386.

[25] YAO Y, WANG L Z, LI J, et al. A novel auxetic structure based bone screw design: tensile mechanical characterization and pullout fixation strength evaluation[J]. Materials and Design, 2020, 108424.

[26] YAO Y, MO Z J, WU G, et al. A personalized 3D-printed plate for tibiotalocalcaneal arthrodesis: design, fabrication, biomechanical evaluation and postoperative assessment[J]. Computers in Biology and Medicine, 2021, 133: 104368.

第 11 章　运动生物力学

运动生物力学是应用力学原理和方法研究生物体机械运动的生物力学分支学科，旨在阐明生物体运动的基本规律。在人体的肌骨系统中，骨骼、关节和肌肉构成了肢体运动的基本要素，骨骼是人体主要的承载和传力结构，关节实现了骨和骨的连接和相对运动，肌肉的主、被动发力实现了骨骼和关节的运动和姿态维持。阐明骨骼、关节和肌肉组织的受力或发力与组织运动、变形之间的关系是运动生物力学的重要研究内容，进而在此基础上阐释上述三种组织之间的相互作用原理，了解人体作为复杂运动系统的协调控制机制。上述基本原理可应用于提高人体运动的能力，指导人们进行科学、健康、高效的运动。掌握上述原理也能解释人体运动损伤的基本规律，指导损伤防护装备的设计。人体组织和结构具有生物可塑性，不仅运动系统的组织结构关系到人体运动的个性化特征和效能，反过来，长期运动本身也能对运动系统的生理功能产生改变。运动生物力学致力于探索长期运动对运动相关生理系统的影响，并应用于指导运动损伤的康复。本章内容旨在介绍运动生物力学的基本概念和人体运动的定量测量和分析方法，为相关运动生物力学实验和理论学习提供基础。

11.1　人体动作与关节生物力学

11.1.1　运动生物力学典型参数

如表 11.1 所示，运动生物力学典型参数按照肌肉收缩、单关节运动、上下肢关节的多关节运动以及人体整体肌骨系统运动来逐级描述。

表 11.1　运动生物力学典型参数

研究对象	典型参数	定义	测量设备及方法
肌肉	肌肉刚度	表征肌肉抵抗收缩或外力使其初始形状变形的能力，单位为 N/m	肌张力测试仪、肌骨超声
	肌张力	反映肌肉紧张程度单位为频率 Hz	肌张力测试仪
	最大自主收缩	等长状态下肌肉最大自主等长收缩产生的力矩	等速测力计
肌肉电信号	均方根	表面肌电信号序列幅值平方加和的平均值	肌电采集系统
	肌电积分	某时间段内肌电信号幅值的积分	肌电采集系统
主动肌/拮抗肌	协同收缩指数	通常是指拮抗肌对主动肌的抵抗作用称为协同收缩，协同收缩指数由拮抗肌的肌电积分与二者积分总和的比值计算	肌电积分比值

续表 11.1

研究对象	典型参数	定义	测量设备及方法
单关节	关节角度和关节活动范围	关节在各个方向上的最大活动角度	电子测角仪
	关节力矩	关节在内力和外力作用下产生的扭转力矩，通常由力矩力臂和力的乘积计算	等速测力计
	关节应力	关节面由于外因而变形，在关节面内截面某点单位面积上的内力称为关节应力	运动捕捉系统、逆动力学法、有限元
	关节刚度	关节抵抗内外力而旋转的能力	等速测力计实验法，钟摆实验法
下肢三关节	下肢刚度	最大垂直地反力与腿垂直方向位移的比值	录像机、测力板
脊/腰椎多关节	脊柱刚度	脊柱和腰椎作为整体，在外力作用下发生屈、伸髋角度变化，外力变化值与角度变化值为脊柱刚度	角度-载荷个性化采集系统
人体质量-弹簧模型	垂直刚度	最大垂直地反力与质心位移的比值	录像机、测力板
人体质量-弹簧模型	地面反力	地面对足底支撑力（压力）	测力台、测力板、测力鞋垫

对于肌肉，肌肉刚度、肌张力、最大自主等长收缩是典型参数。肌肉刚度：表征肌肉抵抗收缩或外力使其初始形状变形的能力，通常由肌骨超声、肌肉弹性测试仪来测试，单位为 N/m[1]。肌张力：反映肌肉紧张程度，通常由肌肉弹性测试仪来测试，单位为频率 Hz[2]。最大自主收缩（Maximal Voluntary Contraction, MVC）：等长状态下肌肉最大自主等长收缩产生的力矩[3]。通常由等速测力计来测试，单位为 N·m。

肌肉电信号方面，均方根、肌电积分值和协同收缩是主要指标。均方根（RMS）：表面肌电信号序列幅值平方加和的平均值，表示表面肌电信号时域指标中肌电幅值的变化情况，即式（11.1）。肌电积分（IEMG）：某时间段内肌电信号幅值的积分，有效反映肌肉的活动水平，表示肌肉力的大小，是评价肌肉疲劳的重要指标，即式（11.2）。协同收缩指数（Co-contraction Index, CI）：拮抗肌对主动肌的抵抗作用称为协同收缩，协同收缩指数由拮抗肌的肌电积分与二者积分总和的比值计算，即式（11.3）。举例来说，在膝关节伸展过程中，股四头肌作为主动肌，而腘绳肌产生协同收缩。

$$\text{RMS} = \sqrt{\frac{1}{N}\sum_{i=1}^{N} x_i^2} \tag{11.1}$$

$$\text{IEMG} = \sum_{i=1}^{N} |x_i| \tag{11.2}$$

$$\text{CI} = \frac{\text{IEMG}_{拮抗肌}}{\text{IEMG}_{拮抗肌} + \text{IEMG}_{主动肌}} \tag{11.3}$$

对于单关节,关节角度、关节活动范围、关节力矩、关节应力和关节刚度是典型参数。关节活动范围(Range of Motion,ROM):关节在各个方向上的最大活动角度,通常指矢状面、额状面和冠状面。关节力矩:关节在内力和外力作用下产生的扭转力矩,通常由力矩力臂和力的乘积计算,单位为 N·m。关节应力:关节面由于外因而变形,在关节面内各部分之间产生相互作用的内力,以抵抗外因的作用并试图使关节面从变形后的位置恢复到变形前的位置。这种在截面某点单位面积上的内力称为关节应力,单位为 N/m^2。关节刚度:关节抵抗内外力而旋转的能力[4],等速测力计实验法中通过 $K=\Delta M/\Delta \theta$ 计算,ΔM 为关节力矩变化值,$\Delta \theta$ 为关节角度变化值,单位为 N·m/rad。

对于下肢和脊椎、腰椎多关节,下肢刚度和脊柱刚度是典型参数。下肢刚度:最大垂直地反力与腿垂直方向位移的比值,即式(11.4)。F_{max} 为最大垂直地反力,ΔL 为腿垂直方向位移,单位为 N/m。脊柱刚度:脊柱和腰椎作为整体,在外力作用下发生屈伸髋角度变化,外力变化值与角度变化值的比值为脊柱刚度,单位为 N·m/rad。

$$K_{leg}=F_{max}/\Delta L \tag{11.4}$$

对于人体肌骨系统,垂直刚度和地面反作用力(Ground Reaction Force,GRF)是典型参数。垂直刚度:最大垂直地反力与质心位移的比值[5]。F_{max} 为最大垂直地反力,Δy 为质心位移,单位为 N/m,即式(11.5)。

$$K_{vert}=F_{max}/\Delta y \tag{11.5}$$

例题 11.1

股四头肌最大自主等长收缩过程中,股四头肌的肌电积分值为 0.6,腘绳肌的肌电积分值为 0.4,求腘绳肌的协同收缩指数是多少?

答案:根据协同收缩指数定义,腘绳肌协同收缩指数为

$$CI=\frac{IEMG_{腘绳肌}}{IEMG_{腘绳肌}+IEMG_{股四头肌}}=\frac{0.4}{0.4+0.6}=40\%$$

11.1.2 步态与关节动力学

步态是人体在步行时的姿态,步行是人体从一处移动到另一处的最主要的方式之一,是最常见、最基本的运动,步行由多关节和肌肉神经协同控制,任何一个环节出现问题都可能会影响步态的表现。由于步态的复杂组成,我们可以尽早识别诊断问题,并积极进行治疗康复。由于步行是重复最多的运动之一,因此步态研究有着非常重要的地位,人类对步行的研究可以追溯到 1836 年,随着计算机科学和各种动态捕捉设备、测量工具的进步促进了步态分析研究的发展,人们利用获取到的步行时的运动学数据,分析关节和肢体运动状态,增加人类对人体自身的了解,对下肢疾病患者的康复训练、假肢患者的行走训练有重大意义,随着技术发展至今,步态分析的影响范围越来越广泛,只要有人类参与运动的地方就会有步态分析的用武之地。

1. 步态

1)步态周期:步行是一种周期性的行为,步态周期是从一侧足跟着地,到这一侧的足跟再次着地为止,作为一个步态周期。步态周期分为支撑期和摆动期两个阶段。

① 支撑期:支撑期又称为站立相,指一侧足跟着地至这一侧足趾离地的阶段,在这个阶段中,可以细分为足跟着地、全足放平、支撑中期、屈膝增加、足趾离地。在步态周期中,双侧腿依次进行支撑期的特征变化,一侧腿在支撑中期承受不断增加的质量的同时,屈膝增加,另一侧腿也开始足跟着地,此时开始双肢负重,称为双侧支撑期。双侧支撑期是步行的特征,跑步运

动时没有此特征。支撑期大约占步态周期的 60%。

② 摆动期：摆动期指从该侧足跟离地后加速摆动至摆动中期（平足摆动），膝和髋关节依次达到最大屈曲进入摆动后期，即减速摆动，最后至足跟再次着地为止的阶段。正常步态具有稳定性、周期性，是全身性的协同运动，并且具有一定的个体性差异。摆动期大约占步态周期的 40%。

2) 步长：指行走时左右足跟或足尖的纵向距离，同侧足跟或足尖在两次着地时打的距离可以称为步周长或者跨步长。

3) 步宽：指行走时左右两侧足内侧弓之间的距离。

4) 足偏离角度：指身体的前进线和脚的长轴之间的角度。

5) 步频：每分钟行走的步数。

6) 步速：给定时间内移动的距离，是将空间和时间结合起来的参数。单位一般为 m/s。步频和步速都与年龄和身体特征有关，步速这一参数可能更适合衡量行走能力，此外性别差异也会对步态参数造成影响。

7) 关节角度与时间的关系：在步态周期中，髋、膝、踝关节在矢状面上的屈伸活动有最显著的角度变化。在每个步态周期中，髋关节存在一个伸展峰值和一个屈曲最大值，一般伸展峰值存在于支撑期结束和摆动相开始的阶段；膝关节在步态周期中一般存在两个屈曲峰值，分别发生在支撑期和摆动期，此外在正常行走的整个步态周期中膝关节一般不存在完全伸直的情况，这有利于身体缓震，减少震荡对人体的损伤。踝关节在步态周期中存在跖屈和背屈的高峰，分别在离地摆动时发生最大跖屈和支撑中期发生最大背屈。

8) 质心位移：行走可以理解为损失和恢复身体平衡的过程。从身体前倾开始，为了防止跌倒，人体需要将任何一只脚向前移动到一个新的位置来实现短暂的平衡恢复。一旦步态开始，身体向前的动量就会将身体的质心带到新位置，此时又需要用另一只脚向前迈一步抵消失衡状态。然后通过两只脚交替重新定位来实现位置的变化。身体平衡从丧失到恢复的转化过渡就形成了身体向某一方向移动的行为。当维持住了身体的平衡态，步行的状态也随之停止。这只是通过质心的移动解释了步态的形成，但必须通过神经肌肉等能量消耗的参与实现步行的全过程。

2. 地面反作用力

在行走过程中，足底与地面接触会形成作用力，地面对足底的作用力称为地面反作用力，地面反作用力可以按垂直、前后和左右三维分析，在应用时主要观察力随时间的变化曲线。

垂直力是指垂直于支承面的力。在步行时的垂直地面反作用力中，一个步态周期内地面反作用力可以产生两次峰值力。在足跟着地的加载阶段和推离阶段，地面反作用力略大于体重。在支撑过程中，地面反作用力略小于体重。垂直加速度造成了这种波动。

在前后方向上，剪力与支撑面平行施加。在脚后跟接触地面时，地面反作用力是后向的（即脚部向地面施加的力是前向的）。此时，脚和地面之间需要有足够的摩擦力，以防止脚向前滑倒（所以踩到香蕉皮一类的东西容易滑倒）。随着步幅越长、行走速度越快，地面水平方向反作用力越大，为防止脚滑倒，对脚与地面之间摩擦力的要求也就越大。因此，步行所需的摩擦因数计算方法是合力剪力（它是前后方向和内外侧方向上的水平合力的矢量相加）除以垂直地面反作用力的比值。在脚离地前，脚向地面施加一个向后的力，地面反力是向前的，这样可以让身体向前前进。行走的速度越快，推进力越大。此时，脚与地面之间的摩擦力不足，往往会导致脚向后滑动，而没有推动身体向前。前后地面反作用力的峰值通常相当于体重的 20%

左右。

左右侧方向地面反作用力相对较小(即小于体重的5%),并且个体差异更大。与前后剪切力一样,这个剪切力的大小和方向主要取决于身体的重心和脚之间的关系。在步态周期初期5%左右,产生了一个小的、向外侧的地面反作用力,以阻止向内侧的加速度,这通常出现在脚跟接触地面时。然而,在站立阶段的其余部分,身体的重心在脚的内侧,导致脚向地面施加一个向外侧的力,因此地面反作用力是向内测的。这些地面反作用力在整个姿态开始时减缓了重心的横向运动。然后,这些地面反作用力使关节向对侧下肢内侧加速,此时下肢正向前摆动,准备下一次足部接触地面。虽然内侧-外侧地面反力的作用在正常步态中可能不容易感觉到,但在步子迈得很大的时候或从一边跳到另一边时,感觉还是很明显的。事实上,更大的内侧-外侧地面反力往往表现在较大的步宽上。

3. 关节动力学

关节动力学虽然无法直接观测到,但是理解步行时的能量消耗和肌肉变化可以更好的理解步态变化,这对疾病的诊断和病理研究有着重要的意义。在步行过程中,施加在脚下的地面反作用力在下肢关节上产生一个外部力矩。在足跟着地时,地面反力的作用线位于踝关节和膝关节后方,髋关节前方。因此,足跟接触时的地面反作用力产生踝关节跖屈、膝关节屈曲、髋关节屈曲。为了抵抗这种外部力,踝关节背屈肌、膝关节伸肌和髋关节伸肌的活动产生内部力矩会抵抗这些外部力矩。内部(肌肉)力矩大小的精确分析计算需要用到逆向动力学分析。

(1) 髋关节

在矢状面的支撑期初期,臀部肌肉组织产生臀部伸展力矩,用来承受身体的质量,控制躯干向前的动量,并伸展臀部。在支撑期后期,臀部肌肉产生屈曲扭矩开始减速髋关节伸展,然后髋关节在足趾离地前进行屈曲活动。髋关节屈曲扭矩是髋关节前方结构(包括关节囊)和髋关节屈肌活动所产生的被动力共同作用的结果。在摆动期初期,一个小的髋关节屈曲力矩,与髋屈肌的同心激活相对应,进一步帮助髋关节屈曲。在摆动期的后期(大约80%的步态周期),需要一个伸肌力矩来减缓髋关节屈曲的运动,然后开始髋关节伸展。在摆动前和初期时,产生动力使髋关节屈曲,在摆动期的后期会出现少量的能量波动,反映了髋关节角速度和扭矩的变化,首先是髋关节屈曲的减速,然后是髋关节伸展的启动。

(2) 膝关节

在足跟着地时,膝关节矢状面上先产生一个非常短的初始屈曲扭矩(步态周期的前4%)确保膝关节屈曲,减少震动对膝关节的冲击。在短暂的屈曲扭矩之后,着地至第一个地面反作用力峰值期间,膝关节需要一个伸展扭矩以停止屈曲并进行伸展的动作。这种伸肌力矩持续到达到步态周期的20%。在步态周期20%~50%内,尽管膝关节在大部分时间处于伸展状态,但膝关节仍存在内部屈曲扭矩。这可能是因为腘绳肌活动很少,内部屈曲扭矩很可能是被拉长的后膝关节结构(包括被膜)的被动张力引起的。在步态周期的40%~50%阶段,膝关节为摆动阶段做准备开始弯曲,这与内部力矩方向相同。在摆动期末期,膝关节内部产生一个屈曲力矩来减少膝关节伸展。

(3) 踝关节

在足跟着地时,踝关节矢状面上会立即产生一个小的背屈力矩,这个力矩用来控制施加在跟骨上的体重所产生的足底屈曲运动。背屈力矩贯穿整个步行姿势,最初控制胫骨在脚上移动,然后在推离时跖屈脚踝,一个非常小的背屈扭矩存在于摆动期过程中,以保持踝关节背屈防止脚趾触地[11-14]。

例题 11.2

在行走的整个过程中和支撑期膝关节几乎不伸直的主要作用是什么？

答案：减少震荡对身体的损伤。

11.2 运动生物力学测量方法

11.2.1 地反力测量

地反力，顾名思义，是地面对物体施加的反作用力。根据牛顿第三定律，每一个作用力都有一个大小相等但方向相反的反作用力。当我们站立时，虽然我们给地面施加了一个向下的力（地心引力作用），地面也给我们施加了一个大小相同但方向相反的力，使我们能够保持稳定地站立，这就是地反力。

在现代运动生物力学中，地反力的重要性非常高。第一，它关系到人运动时的稳定与平衡。在运动中，地反力为运动员提供了一个重要的支点[15]。它决定了我们是否可以稳定地站立、行走或执行其他动作。在进行技巧或高难度动作时，理解和掌握地反力的变化是至关重要的。第二，它能够反映一些病理性特征。例如，对于膝前痛患者来说，因为疼痛他们会被迫改变他们的运动方式，通过减少地面给患侧的地反力来减轻疼痛，因此，通过检测患者的地反力，可以一定程度上进行患者患病程度的诊断，并给患者的康复提供评价依据。第三，它关系到运动员的受伤风险。理解地反力不仅可以提高运动表现，还有助于预防受伤。许多运动伤害，如跑步造成的膝关节伤害，很大程度上与地反力管理不当有关。知道如何有效地分散和吸收地反力可以降低受伤的风险[16]。第四，理解地反力有助于运动器材的设计。在设计运动鞋或其他运动器材时，考虑地反力是必不可少的。合适的鞋底可以更有效地分散地反力，提供更好的支撑和缓冲，保护运动员免受冲击伤害[17]。

在现代运动生物力学的研究领域，三维测力平台已经成为一个不可或缺的工具。这种平台的主要功能是测量人体和其支撑面之间的互动力量，并提供有关人体和外部环境相互作用的关键信息。测力台的主要工作原理是基于其传感器的设计和结构，不同的传感器有其特定的工作原理。不过，测力台基本的功能都是检测人体或器械受到的外部力量。按照力传感元件的类型，测力台主要分为两种：应变式测力台和压电式测力台。其中，压电式测力台在运动测试中使用更为广泛。它特别适用于测量动态力，例如起跑的蹬地力、跳跃的起跳力以及摔跤中的冲击力。反观应变式测力台，虽然在测量动态过程如冲击力上的效果可能不如压电式，但它对静态过程，如射击或射箭时的身体稳定性测量，显示出更高的精确度。

例题 11.3

李先生是一名跑步爱好者，最近他发现每次跑步后，他的右脚踝关节总会感到疼痛。为了找出原因，他来到了一个运动生物力学实验室进行步态分析。在实验室中，研究人员让李先生在一个装有压力板的跑道上跑步，并使用摄像头记录下他的跑步姿势。通过分析压力板收集到的数据，研究人员发现，当李先生的右脚落地时，他的脚外侧的压力明显高于脚内侧，导致地反力分布不均匀。此外，通过摄像头捕捉到的影像数据显示，李先生在跑步时，右脚的脚掌外侧首先着地，然后才转移到脚掌内侧，这种着地方式使得右脚外侧受到了更大的冲击。

问题：1. 根据上述信息，你认为李先生的踝关节疼痛可能与哪些因素有关？2. 请为李先生推荐一种可以改善他跑步姿势的方法或工具。3. 如果李先生继续保持这种跑步姿势，他可能会面临哪些潜在的健康风险?

答案:1.李先生的踝关节疼痛可能与他不均匀的地反力分布和其外侧先着地的跑步方式有关。2.李先生可以考虑使用定制的运动鞋垫来调整和分散脚下的压力,或者参加跑步技巧培训课程,学习更健康的跑步姿势。3.如果李先生继续保持这种跑步姿势,他可能面临更严重的踝关节伤害,甚至可能导致关节炎或其他慢性损伤。

11.2.2 运动捕捉

运动捕捉,作为现代生物力学领域的一个核心技术,为我们提供了深入理解人体运动机制的窗口。从运动员的运动分析到临床医学的康复治疗,从电影特效到虚拟现实技术,运动捕捉已广泛应用于多个领域。本节将深入探讨有标记与无标记的光学运动捕捉系统,以及惯性传感器系统,帮助读者全面理解这些先进技术及其应用。

1. 有标记光学捕捉系统

有标记光学运动捕捉系统是现代生物力学和动画制作领域的先进技术之一。该技术基于一种看似简单但效果显著的原理:在被测物体的特定部位放置能反射或发射光的标记,通常是一些特制的小球,再使用多个高速摄像机从不同的角度捕捉这些标记的移动和位置[20]。通过这些数据,再结合三维重建技术,研究者可以将这些二维图像数据精确地转化为三维空间中的运动数据。

对于系统的构成,最为关键的组件当然是高速摄像机。这些摄像机必须具备高分辨率和快速的帧率,以确保捕捉到的运动数据精确且连贯。与此同时,为了提高精度,反射标记的设计和材料选择也至关重要。它们必须确保在各种环境条件下都能有效地反射或发射光,不被其他环境光源干扰。最后,为了转化、分析和解释这些数据,研究者还需要配备强大的数据处理和分析软件,通常这些软件都能生成详细的三维运动模型,方便后续的研究和分析。

如图 11.1 所示,有标记光学运动捕捉系统的优势在于其无与伦比的精确度。由于标记的设计和放置都是为了确保最高的测量精度,因此,这种系统能够提供详细、高分辨率的三维运动数据,满足生物力学研究和动画制作等领域的高要求。不仅如此,由于其操作原理相对简单,只需要摄像机和标记,使得系统的设置和维护都相对方便。

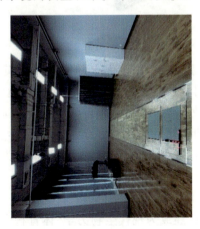

图 11.1 有标记光学运动捕捉系统的实验场地

然而,尽管有标记光学运动捕捉系统具有很多优势,但它也存在一些局限性。首先,这种系统可能会受到外部光源的干扰。在一些特定的应用环境中,如室外或光线复杂的室内环境,外部光源可能会对系统的测量精度产生干扰。此外,标记的滑动或脱落也是常见的问题。尤其是在测量人体运动时,由于皮肤的伸展和衣物的移动,标记可能无法始终保持在理想的位置,从而影响数据的准确性。因此,为了确保最佳的测量效果,这种系统的使用通常需要在特定、受控的环境中进行。

综上所述,有标记光学运动捕捉系统是一种强大而又可靠的工具,被广泛应用于生物力学研究、动画制作、游戏开发等多个领域。它原理简单,但通过高质量的组件和先进的数据处理技术,为用户提供了精确、详细的三维运动数据。同时,为了确保最佳的测量效果,用户也需要对其工作原理和可能的限制有深入的了解,并在适当的环境中进行操作。

2. 无标记光学捕捉系统

无标记光学运动捕捉系统是近年来快速发展的技术,它允许研究者捕获人体或其他对象的运动,而无须在研究对象上放置反光或发光标记。这种技术的关键优势在于其非侵入性,因为参与者或研究对象无须佩戴任何传感器或标记,这使得它特别适用于那些对标记有所抵触或在某些特定环境下不方便佩戴标记的研究对象[21]。

无标记光学运动捕捉系统通常依赖于高分辨率摄像机和先进的计算机算法来分析影像。摄像机捕捉到的是连续的图像序列,而算法则负责识别和追踪图像中的特定特征点。这些特征点可以是皮肤上的自然标记、关节或其他可识别的形状和纹理。通过从多个角度捕获这些特征点,系统可以在三维空间中准确地重建它们的位置和运动轨迹。

此外,深度摄像机,例如,Microsoft 的 Azure Kinect,如图 11.2 所示,已经为这一领域带来了创新。这些摄像机除了捕获 RGB 图像外,还可以测量场景中每个像素的深度,从而生成一个深度图。这大大简化了 3D 运动的捕捉,因为算法可以直接从深度图中提取三维信息,而无需从多个摄像机的 2D 图像中进行复杂的重建[22]。

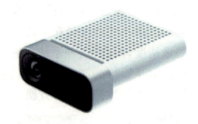

图 11.2 无标记光学运动捕捉系统 Azure Kinect

尽管无标记光学运动捕捉系统具有许多优点,但它也有一定的局限性。由于它依赖于图像分析,所以对于特征点不够明显、相互遮挡或在低对比度环境中的运动,该系统可能不如有标记系统捕捉的信息准确。此外,高速运动可能会导致模糊,从而影响系统的准确性。

总的来说,无标记光学运动捕捉系统为生物力学、体育科学、动画和许多其他领域提供了一个强大而灵活的工具。它不仅减少了实验的准备时间,而且为研究者提供了一个更自然的环境来观察和分析运动。

3. 惯性传感器运动捕捉系统

惯性传感器运动捕捉系统已经成为现代生物力学、体育科学和娱乐产业的重要工具。这种系统的核心是一组小型传感器,通常包括加速度计、陀螺仪和磁场计。这些传感器可以测量线性加速度、角速度和地磁场,从而为研究者提供关于物体位置、方向和运动状态的丰富信息。

惯性传感器运动捕捉系统的主要优点是轻便性和可移动性。与传统的、依赖于固定摄像机或其他外部设备的运动捕捉系统不同,惯性系统不受环境限制,可以在任何地方使用。这使得它们特别适用于外场测试,例如在体育场、户外环境或其他实验室外的场合。

为了进行运动捕捉,研究者首先需要在研究对象上安装传感器。例如,当研究人体运动时,传感器可以固定在关键的解剖部位,如手腕、肘部、膝盖和脚踝。一旦传感器就位,它们就会开始实时地采集数据,记录加速度、角速度和磁场信息。

虽然这些原始数据在某些应用中非常有用,但通常需要进一步处理才能得到有关研究对象运动状态的实际信息。例如,加速度数据可以通过积分得到速度和位置信息,而角速度数据可以用来计算物体的运动方向和角度。为了提高准确性,这些计算通常会结合来自不同传感器的数据,并使用复杂的滤波和校正算法来减少噪声干扰和误差。

尽管惯性传感器运动捕捉系统具有许多优点,但它们也有局限性。由于这些传感器是基于内部的测量机制,所以它们可能会受到累积误差的影响,特别是在长时间的测量中[23]。此外,它们可能对环境因素,如温度变化或磁场干扰敏感。因此,为了确保准确性,通常需要对系统进行定期的校准和维护。

总的来说,惯性传感器运动捕捉系统为研究者提供了一个灵活、便携且相对经济的工具来研究各种运动。无论是在实验室还是在野外,它们都能提供有价值的数据和见解。

运动捕捉技术,经历了从初步研究到广泛应用的飞跃,如今已成为电影、游戏、医疗等多个领域的核心工具。本章中,我们探索了从有标记到无标记的光学系统,再到灵活的惯性传感器系统,每种技术都为我们解锁了观察动态的新维度。尽管光学系统将高精确度视为黄金标准,但是惯性传感器则因其便携性打破了实验室的限制,拓宽了应用场景。未来,随着虚拟与增强现实技术的进步,运动捕捉将不仅仅是观察和记录,而是与虚拟世界的深度融合。这一技术不断地为我们打开新的研究和应用之门,展现出无尽的可能与新机遇。

例题11.4

在使用有标记光学运动捕捉系统对一个投球手的投掷动作进行分析时,为确保准确捕捉到手肘的运动,应如何放置标记?

答案:标记应放置在投球手的手肘关节上,确保其能够明显地表示出手肘的中心点。为了捕捉整个手臂的动作并减少皮肤移动对数据的影响,可以考虑在上臂、前臂以及手的其他关键部位如手腕也放置标记。确保在投掷动作过程中,这些标记不会被其他部位遮挡,并确保摄像头从不同的角度捕捉到这些标记,从而得到一个全面的三维运动捕捉数据。

11.2.3 肌电信号测量

表面肌电技术目前是运动生物力学领域的一个重要的研究手段,是一种常用的肌肉力测试方式,早在19世纪中期表面肌电技术就应用于科研和训练领域。其中,肌电测试分有损伤测量和无损伤测量两类,有损伤测量主要使用针电极,并运用于临床研究中;而无损伤的表面肌电技术采用表面电极主要应用于运动实践中。肌电技术的应用标志着研究者可以直接从人体表面获取神经肌肉系统活动时的生物电信号,表面肌电图广泛应用于临床步态分析。基于幅度、时间、频率的参数,通过表面肌电图可以研究肌纤维的传导速度来表征肌肉活动。特别是时间参数,即肌肉激活的开启/关闭时间,已经成为临床评估步态的标准。在我国,体育运动领域广泛使用表面肌电分析技术对运动员进行肌肉力量测试、疲劳评定和风险评估。

1. 表面肌电技术的原理

肌肉收缩时,神经系统会向肌肉发送电信号,这些电信号会产生微弱的电场,表面肌电就是利用电极将这些电信号捕捉并放大到足够的程度,以便研究肌肉的活动状态。肌肉在运动或收缩过程中会产生生物电,在皮肤表面通过两个测量电极测量生物电的电压值,经过放大器放大、记录后所得到的图形称为表面肌电图,它是一块肌肉的许多肌纤维的电压值叠加后的效果。

2. 表面肌电测试的优点

1) 操作方便简单,可以直接应用于运动训练检测且对受试者影响较小;
2) 表面肌电测试属于非侵入式检测,对测试者无任何伤害,易被测试者接受;
3) 肌电测试可同时测量多块肌肉在同一时间内的作用关系,可以判断运动中所测各块肌肉收缩时间的长短、收缩强度和各块肌肉参与活动的时间顺序。

3. 表面肌电信号的特征

表面肌电信号的振幅在本质上是随机的,可以用高斯分布函数来合理地表示。信号的振幅范围可为 0~10 mV(峰对峰)或 0~1.5 mV(均方根)。信号的可用能量限制在 0~500 Hz 频率范围内,主导能量在 50~150 Hz 范围内。可用的信号是能量远高于电噪声水平的信号。

4. 电极的位置和方向

电极应放置在测量肌肉的肌腹中部,一个运动点和肌腱止点之间或两个运动点之间,并沿着肌肉的纵向中线。电极的纵向轴应与肌肉纤维的长度平行排列。

参考电极(有时称为接地电极)是为电极中的前置放大器提供参考所必需的。为此,参考电极应放在尽可能远的地方和电中性组织上(如在骨性标志的上方)。通常这种安排是不方便的,因为检测电极和参考电极引线的分离需要电极和放大器之间有两根导线,必须使参考电极与皮肤有很好的电接触,因此,电极最好大一些(2 cm×2 cm)。如果尺寸较小,则材料必须具有高导电性,并应具有强大的黏附性能,以确保其与皮肤具有相当大的机械稳定性,导电凝胶特别适合这个用途。通常,电力线的干扰噪声可以通过适当地放置参考电极来降低和消除。在放置电极的过程中,可能遇到一些干扰因素,如电极片贴上后收不到信号、噪声多、受试者毛发旺盛等问题,测试者可以尝试更换电极贴、用酒精清洁皮肤、关掉附近的发射信号源,必要时也可以刮去受试者的毛发等方法排除干扰。

5. 表面肌电信号的应用

目前表面肌电信号有几种常用的应用:

1) 通过肌电信号的产生和消失确定肌肉的激活时间;
2) 估算肌肉产生的力和肌电的关系;
3) 通过对信号频谱的分析,获得肌肉疲劳速率的指标;
4) 通过不同动作诱发不同肌电信号特征进行人与环境控制信息的识别;
5) 测量肌肉诱发电位。

6. 表面肌电信号的指标

表面肌电信号的指标有很多,需要实验人员根据实验目的选择合适的指标对信号进行处理并评价。

1) 表面肌电信号的均方根(Root Mean Square,RMS),是将该信号序列幅值平方加和的平均值,表示表面肌电信号时域指标中肌电幅值的变化情况,这种方法得到了广泛的应用,在过去的几十年里,电子器件的进步使肌电信号的均方根计算方便而准确。均方根是信号功率的度量,具有明确的物理意义,肌电信号振幅的高低决定了均方根的大小,一定程度上和肌肉疲劳度成正相关。因此,对于大多数计算来说均方根是首选值。

2) 肌电积分(Integral Electromyogram，IEMG)，是将肌电信号按间隔积分，肌电积分值的大小是由运动时参与肌肉收缩时每个运动单位的放电大小和肌纤维数目的多少决定的。通常其值越大，疲劳程度越重，是评价肌肉疲劳的重要指标。

3) 平均功率频率(Mean Power Frequency，MPF)，指一段时间内肌电信号频率的平均值，可以评估肌肉收缩的力量和疲劳强度。在肌肉疲劳状态下，表面肌电信号的平均功率频率降低。

7. 信号标准化

信号的标准化有幅度标准化和时间标准化，一般幅度标准化较为常见，有以下两种方法。

1) 最大等长收缩法：目标肌肉做最大等长收缩后，将实验结果与最大等长收缩值相比。

2) 信号最大值归一化法。

8. 总结

肌电信号和肌肉力之间的关系尚存争议，肌肉激活程度与肌肉力之间存在着显著的差异，两者在生理和运动控制上具有不同的含义。肌肉激活程度是指肌肉中神经系统对肌纤维的激活水平，通常通过表达肌电信号(EMG)来进行评估。肌肉力是指肌肉能够产生的力量水平。尽管肌肉激活程度与肌肉力之间存在关联，但它们并不完全相同。肌肉激活程度仅反映神经系统对肌纤维的激活情况，而不考虑其他因素如肌纤维类型、长度-张力关系等。此外，即使肌肉激活程度相同，肌肉力也可能存在差异。这是因为肌肉力除了受到激活程度的影响外，还受到肌肉横截面积和肌纤维力的产生能力等因素的影响。

肌肉激活程度无法提供关于肌肉力大小的直接信息。相同的肌肉激活程度可能对应不同的肌肉力水平，取决于多种生理和环境因素的相互作用。例如，通过更快的神经激活率、更高的肌纤维收缩速度或者协同动作的参与，可以增加肌肉力而不改变肌肉激活程度。

因此，在研究肌肉功能时应当充分考虑肌肉激活程度和肌肉力之间的差异。仅仅依靠肌肉激活程度评估肌肉力可能会被误导。为了更全面地了解肌肉功能，我们需要综合考虑肌肉力、激活程度以及其他生理和运动控制因素的相互作用。这样才能更好地揭示肌肉在不同情况下的功能特性，为运动医学、康复治疗和运动训练等领域的实践提供更准确的指导[24-26]。

例题 11.5

表面肌电测试的优点有(　　)。

A. 操作方便简单

B. 对测试者无任何伤害，易于被测试者接受

C. 可同时测量多条肌肉在同一时间内的作用关系

D. 可以记录单个肌纤维的信号

答案：ABC

思 考 题

1. 协同收缩定义是什么？腘绳肌相对于股四头肌的协同收缩指数如何计算？
2. 关节刚度定义是什么？
3. 协同收缩过高有什么危害？
4. 关节被动刚度主要测算方法有哪几种？
5. 在冰上加速行走时容易向前摔倒的原因是(　　)。

A. 在看风景没看路

B. 在冰上摩擦因数较小,向前的地面反作用力过小

C. 在冰上摩擦因数较小,向后的地面反作用力过小

D. 在冰上摩擦因数较大,向前的地面反作用力过小

6. 步行时垂直地面反作用力会产生(　　)个峰值,他们依次是(　　)。

A. 推进力、加载力

B. 推进力、加载力

C. 加载力、推进力

D. 加载力、推进力、地面反作用力

7. 步态分析中的地反力观测：小王在步态分析实验中走在一个装有压力板的通道上,分析数据时,研究人员发现小王的左脚比右脚受到的地反力要大。请列举可能的原因,并给出可能的解决建议。

8. 跑鞋设计与地反力：一家运动鞋公司使用压力垫来测试新设计的跑鞋,测试结果显示,在跑步时,脚的前掌部分承受的地反力显著大于脚的后跟部分。基于这一观察,你认为这款鞋的设计是否适合长距离跑步？请给出你的理由。

9. 一名研究者正在使用有标记光学运动捕捉系统来研究跑者的步态。他注意到在某些时刻,数据出现了异常。为了确保获得的数据是准确的,他应该检查潜在的问题是(　　)。

A. 标记是否正确放置在关键关节上

B. 是否有外部光源干扰捕捉

C. 系统是否进行了适当的校准

D. 是否为跑者穿戴了合适的鞋子

10. 一家公司决定采用惯性传感器运动捕捉系统来开发一个新的虚拟现实游戏。为了确保玩家在游戏中的动作可以精确无误地被捕捉并转换为游戏中的动作,他们需要关注的关键因素是(　　)。

A. 传感器的放置位置

B. 数据的实时传输速度

C. 传感器的电池寿命

D. 游戏的图形设计

11. 在对肌电信号进行滤波处理时,常用的高通滤波频率为(　　)Hz。

A. 10~20

B. 50~60

C. 80~90

D. 450~500

12. 以下说法正确的是(　　)。

A. 可以通过表面肌电信号的产生和消失确定肌肉的激活时间

B. 表面肌电信号就是肌肉力

C. 肌电积分越大,疲劳程度越轻

D. 参考电极贴在目标肌肉肌腹的时候采集的信号可以用

答案:

1. 拮抗肌对主动肌的抵抗作用称为协同收缩。

2. 关节刚度是指关节抵抗内外力而旋转的能力。

3. 协同收缩过高可能会增加髌骨关节面压力,导致膝关节僵硬和内部关节腔压力增加,这可能是导致膝关节炎加剧的病理机制。

4. 膝关节被动刚度主要针对低速度的膝关节被动运动,已有测算方法主要包括:钟摆实验法和等速测力计实验法。

5. B。

6. C。

7. 步态分析中的地反力观测:小王左脚受到的地反力比右脚大的可能原因包括:a) 小王可能有腿部长度不一或肌肉力量不均的问题;b) 可能有潜在的脚部伤害或疾病;c) 小王可能在行走时有习惯性的不均衡重心分布。解决建议:a) 小王可以咨询物理治疗师或运动生物力学专家以获得个性化的评估和建议;b) 如果是由于脚部问题,可能需要考虑矫形鞋垫或专业的鞋子;c) 可以考虑进行步态训练以改善行走方式。

8. 跑鞋设计与地反力:这款鞋似乎更注重前掌的缓冲和支撑,而不是后跟。对于长距离跑步,很多跑者倾向于使用后跟着地的方式,因为它可以更好地分散冲击力。但随着前掌跑步方式(如裸足跑步)的流行,一些跑者可能会偏向于前掌着地。所以,这款鞋可能不适合那些主要使用后跟着地的跑者,但对于前掌或中足着地的跑者来说可能更合适。

9. A,B,和C都是需要考虑的潜在问题。虽然跑者穿戴的鞋子(选项D)可能会影响其跑步步态,但对于运动捕捉数据的准确性没有直接影响。

10. A和B是关乎确保玩家在虚拟现实游戏中的动作可以精确被捕捉的关键因素。而传感器的电池寿命(选项C)虽然对于长时间的游戏体验很重要,但与动作的准确捕捉关系不大。游戏的图形设计(选项D)对于游戏的视觉体验至关重要,但与运动捕捉的准确性无关。

11. A。

12. A。

参 考 文 献

[1] KERINS C M, MOORE S D, BUTTERFIELD T A, et al. Reliability of the myotonometer for assessment of posterior shoulder tightness [J]. International Journal of Sports Physical Therapy, 2013, 8(3): 248-255.

[2] GAVRONSKI G, VERAKSITŠ A, VASAR E, et al. Evaluation of viscoelastic parameters of the skeletal muscles in junior triathletes [J]. Physiological Measurement, 2007, 28(6): 625.

[3] ANWER S, ALGHADIR A. Effect of isometric quadriceps exercise on muscle strength, pain, and function in patients with knee osteoarthritis: a randomized controlled study [j]. Journal of Physical Therapy Science, 2014, 26(5): 745-748.

[4] BOHINC K, VANTUR N, TORKAR D, et al. Knee stiffness and viscosity: new implementation and perspectives in prosthesis development [J]. Bosnian Journal of Basic Medical Sciences, 2017, 17(2): 164-171.

[5] BRUGHELLI M, CRONIN J. A review of research on the mechanical stiffness in running and jumping: methodology and implications [J]. Scandinavian Journal of Medicine

& Science in Sports, 2008, 18(4): 417-426.

[6] WRIGHT V, JOHNS R J. Quantitative and qualitative analysis of joint stiffness in normal subjects and in patients with connective tissue diseases [J]. Amals of the Rheumatic Disease, 1961, 20: 36-46.

[7] VERA-RIVERA D A, GUZMAN-PINZON N P, RODRIGUEZ-NEIRA D F, et al. The principles of sports training as a methodology alternative in the cognitive development of the human being [J]. Journal of Physics:Conference Series,2019,1161(1):012007(5pp).

[8] BLACKBURN T, PIETROSIMONE B, GOODWIN J, et al. Quadriceps/Hamstrings co-activation during gait in individuals with anterior cruciate ligament reconstruction [J]. Osteoarthritis and Carblage, 2017, 25: S110-S111.

[9] AALBERSBERG S, KINGMA I, VAN DIEëN J H. Hamstrings co-activation in ACL-deficient subjects during isometric whole-leg extensions [J]. Knee Surgery, Sports Traumatology,Arthroscopy,2009, 17: 946-955.

[10] NAGAI K, YAMADA M, UEMURA K, et al. Differences in muscle coactivation during postural control between healthy older and young adults [J]. Archives of Gerontology and Geriatrics,2011, 53(3): 338-343.

[11] 钱竞光,宋雅伟,叶强,等. 步行动作的生物力学原理及其步态分析 [J]. 南京体育学院学报(自然科学版), 2006, (04): 1-7+39.

[12] 陈大跃,林良明,魏晋兵,等. 人体步行运动的关节力学研究 [J]. 中国生物医学工程学报, 1993, (01): 43-9+6.

[13] 戴克戎,汤荣光. 平地常速行走时的步态观察 [J]. 中国生物医学工程学报, 1982, (00): 15-21.

[14] MURRAY M P, DROUGHT A B, KORY R C. Walking patterns of normal men [J]. JBJS, 1964, 46(2): 335-360.

[15] WINTER D A. Biomechanics and motor control of human movement [M]. Hoboken:John Wiley & Sons, 2009.

[16] NIGG BM, WAKELING J M. Impact forces and muscle tuning: a new paradigm [J]. Exerase and sport Sciences Reviews, 2001, 29(1): 37-41.

[17] CAVANAGH P R, LAFORTUNE M A. Ground reaction forces in distance running [J]. Journd of Biomechanics,1980, 13(5): 397-406.

[18] CALDWELL G E, ROBERTSON D G E, WHITTLESEY S N. Forces and their measurement [J]. Research Methods in Biomechanics,2004: 73-102.

[19] RIZZONI G. Principles and applications of electrical engineering [M]. New York: McGraw-Hill Education, 2007.

[20] CAPPOZZO A, DELLA CROCE U, LEARDINI A, et al. Human movement analysis using stereophotogrammetry: Part 1: theoretical background [J]. Gait & Posture, 2005, 21(2): 186-196.

[21] CORAZZA S, MüNDERMANN L, GAMBARETTO E, et al. Markerless motion capture through visual hull, articulated icp and subject specific model generation [J]. International Joumal of Computer Vision, 2010, 87: 156-169.

[22] SHOTTON J, SHARP T, KIPMAN A, et al. Real-time human pose recognition in parts from single depth images [J]. Communications of the ACM, 2013, 56(1): 116-124.

[23] FAVRE J, AISSAOUI R, JOLLES B M, et al. Functional calibration procedure for 3D knee joint angle description using inertial sensors [J]. Journal of Biomechanics, 2009, 42(14): 2330-2335.

[24] PACINI PANEBIANCO G, FERRAZZOLI D, FRAZZITTA G, et al. A statistical approach for the assessment of muscle activation patterns during gait in parkinson's disease [J]. Electronics, 2020, 9(10): 1641.

[25] 王健. sEMG 信号分析及其应用研究进展 [J]. 体育科学, 2000, 20(04): 56-60.

[26] RONAGER J, CHRISTENSEN H, FUGLSANG-FREDERIKSEN A. Power spectrum analysis of the EMG pattern in normal and diseased muscles [J]. Journal of the Neurological Sciences, 1989, 94(1-3): 283-294.

第 12 章 创伤性脑损伤生物力学

随着现代社会的发展,头部冲击所导致的创伤性脑损伤逐渐的引起了人们的关注。交通事故、体育运动、军事行动和意外跌落均是造成创伤性脑损伤的重要原因。由于大脑是精密而柔软的组织,对力学载荷耐受度低,所以创伤性脑损伤是对人类健康最大的创伤损伤形式。同时,创伤性脑损伤还是所有神经损伤中发病率和患病率最高的疾病,全球每年约有 2 708 万人(中国约有 440 万人)因创伤性脑损伤导致残疾[1],每年对全球经济造成约 4 000 亿美元的经济损失[2],所以探索研究创伤性脑损伤的生物力学机理,并发展相应的防护手段十分重要。同时,由于创伤性脑损伤的症状具有滞后性和隐蔽性,根据创伤性脑损伤原理研发监测和诊断技术十分有必要。

12.1 创伤性脑损伤分类与机理

创伤性脑损伤是指碰撞冲击载荷所导致的大脑病变以及相应的临床症状,是脑组织的力学响应所引发的一系列生化、神经反应。

12.1.1 创伤性脑损伤的分类

创伤性脑损伤有三种主要的损伤形式,分别是穿透性创伤性脑损伤,如图 12.1(a)所示;惯性创伤性脑损伤,如图 12.1(b)所示;爆炸性创伤性脑损伤,如图 12.1(c)所示。

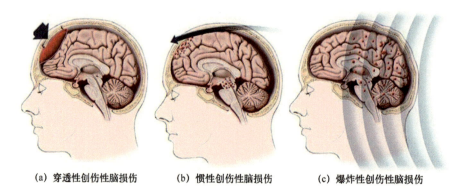

(a) 穿透性创伤性脑损伤　　(b) 惯性创伤性脑损伤　　(c) 爆炸性创伤性脑损伤

注:其中黑色箭头指导致损伤的力学载荷。[3]

图 12.1　创伤性脑损伤的三种主要类型

1. 穿透性创伤性脑损伤

穿透性创伤性脑损伤是指头部与锐利器物(如弹片等)发生碰撞,锐利器物直接导致颅骨骨折,使得硬膜有较大压缩或击穿,并可能直接造成神经组织损伤。穿透性脑损伤一般是十分严重的创伤性脑损伤,常见于枪伤或爆炸导致弹片直接击穿颅骨的情形,在日常环境中较少出现。近年来,随着头盔外壳材料的不断优化,在军事场景中子弹或弹片击穿头盔的概率下降,所以穿透性脑损伤虽然损伤严重,但并不常见。

2. 惯性创伤性脑损伤

惯性创伤性脑损伤是指头部在较高的加速度、减速度作用下的脑损伤。头部受到碰撞的瞬时,颅骨会具有较高的平动加速度和转动加速度>50g 和>20 krad/s²,在颅骨对大脑的约束以及大脑自身的惯性作用下,大脑内部会出现变形,而当变形超过一定阈值时便会导致损伤。由于人类颅骨较为坚硬,并在部分场景下有头盔(体育运动、军事行动)或气囊(交通事故)保护,故穿透性创伤性脑损伤不常见,而惯性创伤性脑损伤是目前最为普遍的创伤性脑损伤类型。在惯性创伤性脑损伤中,由于大脑变形是由于惯性导致的,所以脑部损伤一般不会只发生在碰撞处,而是会分布于整个大脑。故惯性创伤性脑损伤也被称为弥散性创伤性脑损伤。与穿透性脑损伤不同,惯性创伤性脑损伤可能会发生在大脑深处(远离边界),如胼胝体等对大脑功能十分重要的区域,导致伤者认知、行动能力受到较大影响。然而,由于惯性创伤性脑损伤并没有明显的外伤,故经常被漏诊、误诊,使得患者未得到及时的治疗,导致症状加重。头部的转动加速度受到脖颈处运动限制影响较大,一般损伤时间在 10～40 ms 之间,具体作用时间主要取决于是否佩戴头盔以及碰撞物坚硬程度。

3. 爆炸性创伤性脑损伤

爆炸性创伤性脑损伤是指爆炸后介质受到冲击压缩,从而冲击波超压经过头部时,会通过耳朵、鼻孔、眼睛等区域直接传递进入大脑,也可能会通过颅骨变形,经过脑膜、脑脊液传播至大脑,导致颅内压激增,从而引起脑组织变形或诱发细胞凋亡过程。此外,冲击波传递至大脑时还会引起颅内空化效应,即短时间内脑脊液和脑组织中迅速有气泡产生造成空化区域,而空化区域迅速扩张并坍塌,形成二次冲击,造成对脑组织的冲击。与惯性创伤性脑损伤一样,爆炸性创伤性脑损伤的受伤区域可能发生在深脑处,而也并没有明显外伤,故临床上也存在漏诊和误诊的问题。爆炸性创伤性脑损伤作用时间较短,一般作用时间小于 10 ms。

由于惯性创伤性脑损伤占创伤性脑损伤的绝大多数,故本章将着重对惯性创伤性脑损伤进行介绍。

12.1.2 创伤性脑损伤致病机理及症状

创伤性脑损伤实际上包括了多种颅脑损伤机制,并且其症状的出现相比损伤的发生具有滞后性,从而使得创伤性脑损伤致病具有隐蔽性,难以被及时诊断。根据脑损伤的严重程度,可以分为轻度脑损伤、中度脑损伤和重度脑损伤。临床上一般应用格拉斯哥昏迷指数(Glasgow Coma Scale,GCS,主要考察伤者睁眼反应、语言反应和肢体运动反应)判断脑损伤严重程度,评估得分小于 8 分为重度脑损伤,9～12 分为中度脑损伤,大于 13 分为轻度脑损伤。然而,由于格拉斯哥昏迷指数一方面仅根据医护人员主观打分进行判断,一方面无法建立起脑损伤严重程度与颅脑损伤病理生理之间的关系,所以其精度被广为诟病。为了改进临床的精度,研究者提出了同样是基于临床观察,但更为细致的 IMPACT 诊断(International Mission for Prognosis and Analysis of Clinical Trial,IMPACT)。

对于载荷较轻的创伤性脑损伤,大脑损伤的形式主要为神经损伤,即由于力学载荷的作用,导致一系列原发性和继发性的生理响应,多次的轻度损伤的积累或长时间的病理发展,最终导致严重的后果。目前学术界对轻度创伤性脑损伤的病理生理仍在进一步研究中,一般认为血脑屏障(Blood-Brain Barrier,BBB)失效是其中的重要环节,如图 12.2 所示。血脑屏障是血浆与脑细胞之间形成的半透膜,其可以使营养物质等对脑细胞有益的物质进入大脑,并阻挡有害物质,从而保护脑细胞所处的生物学环境。一般对脑癌患者治疗时,需要通过超声手段,人为地突破血脑屏障对癌变组织给药。然而,在创伤性脑损伤中,外力以及外力引起的细胞兴奋性毒性、大脑新陈代谢异常会导致伤者出现严重的血脑屏障失效,从而进一步导致颅内水肿,神经性炎症以及细胞兴奋异常,并引起大脑轴索损伤。反复损伤或经过一定时间积累,伤者还可能出现颅内血流异常,最终导致昏迷或死亡;或者出现星形胶质细胞和小胶质细胞,最终导致异常癫痫症状;或者出现神经网络结构和功能改变,最终导致认知障碍、情绪障碍。

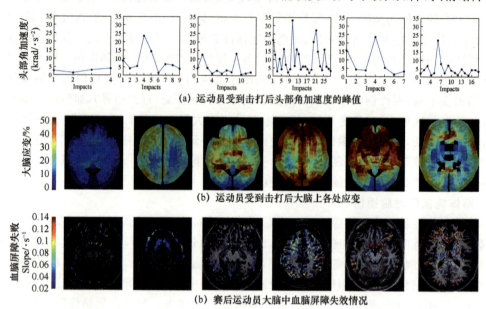

**图 12.2　混合式摔跤比赛中运动员受到击打后头部角加速度峰值、
大脑上各处应变以及赛后大脑中血脑屏障失效情况[4]**

创伤性脑损伤所导致的大脑异常并不一定能够复原,在长达数年的积累后,可能会演化成神经退行性疾病,即慢性创伤性脑病(Chronicle Traumatic Encephalopathy, CTE)。慢性创伤性脑病患者的大脑中会出现明显的磷酸化 Tau (Phosphorylated Tau)蛋白积累,其大脑尺寸也出现了严重萎缩,如图 12.3 所示。慢性创伤性脑病患者会出现阿尔兹海默症、帕金森症等症状,为其生活健康造成严重影响。由于缺少及时的诊断和治疗,创伤性脑损伤风险较高的人群,如军事人员、拳击搏击运动员、美式橄榄球运动员等,在其退伍、退役后,慢性创伤性脑病发病率明显高于其他人群。然而,慢性创伤性脑病患者在年轻时并没有出现症状,这使得对轻度创伤性脑损伤的伤者进行诊断十分困难,漏诊和误诊较多。

  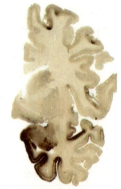

　(a) 健康脑组织　　　(b) 轻度慢性创伤性脑病脑组织　　(c) 重度慢性创伤性脑病脑组织[5]

注:其中大脑染色为对磷酸化 Tau 蛋白进行的染色。

图 12.3　美式橄榄球运动员去世后捐献的大脑组织切片

对于载荷较大的创伤性脑损伤,大脑损伤形式除了神经性损伤外,还将出现组织层面的损伤,即脑组织挫伤以及继发性损伤导致的颅内出血,并可能导致脑水肿(Edema)和颅内血肿(Hemotoma),引起颅内压不断升高,进一步导致细胞凋亡甚至出现脑疝(Brain Hernia),即由于颅内压升高将脑组织挤压至颅内空腔,极有可能导致伤者死亡。其中,脑水肿主要是由于血脑屏障失效以及大脑代谢异常导致,是可复原的损伤形式;而脑血肿主要是由于力学载荷撕裂血管导致的损伤,根据其发生位置不同分为硬脑膜外血肿(Extradural Hematoma),常见于穿透性创伤性脑损伤;硬脑膜下血肿(Subdural Hematoma),常见于惯性创伤性脑损伤;脑内血肿(Intracranial Hematoma),常与硬脑膜下血肿共同发生或出现在火器穿透性损伤中。与神经性脑损伤类似,组织性脑损伤也会随着时间的积累而更加严重,例如脑血肿一般会在损伤后 6 h 内出现,如图 12.4 所示,并且 CT 扫描显示脑血肿的区域会逐渐扩大。图 12.4(a)为伤者 1 在损伤后 2 h 内的 CT 扫描,图 12.4(b)为伤者 1 在第一次扫描后 6 h 进行的扫描,图 12.4(c)为伤者 2 在损伤后 2 h 内的 CT 扫描,图 12.4(d)为伤者 2 在第一次扫描后 5 h 进行的扫描。通过比较,可以清晰地看到图 12.4(b)、图 12.4(d)中有明显的新损伤区域。

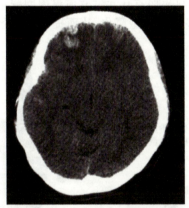
(a) 伤者1在损伤后2 h内的CT扫描

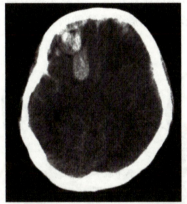
(b) 为其在第一次扫描后6 h进行的扫描

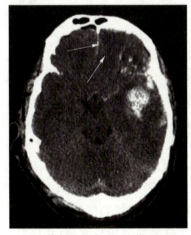
(c) 伤者2在损伤后2 h内的CT扫描

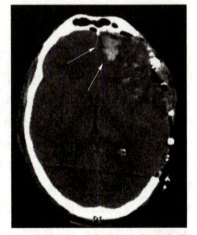
(d) 为其在第一次扫描后5 h进行的扫描[6]

图 12.4　创伤性脑损伤伤者受伤后的 CT 扫描

12.2 头部冲击动态响应

惯性创伤性脑损伤是人类社会最常见的脑损伤类型,而在惯性创伤性脑损伤中,大脑变形是由颅骨转动加速度与大脑惯性共同引起的,所以冲击力的大小并不是导致脑损伤的直接原因,而冲击力所导致的头部加速度变化才是脑损伤的直接原因。本节将讨论头部碰撞后,头部的平动和转动动态响应以及目前研究中对头部碰撞加速度的测量方法。

12.2.1 惯性创伤性脑损伤的脖颈动力学

当头部碰撞发生时,冲击力作用于头部,并在头部-颈部-躯干这一整体的多刚体模型作用下,产生颅骨转动加速度,最终造成脑损伤。所以,脖颈部的结构、肌肉和肌腱对颅骨转动加速度的响应至关重要。实验发现,脖颈系统对矢状面的冲击比对冠状面的冲击具有更高的柔性。精确的脖颈系统的冲击响应,可以通过 OpenSim 多刚体模型(见图 12.5(a))或有限元上半身模型(见图 12.5(b))计算获得。有限元模型均经过志愿者在安全载荷范围的验证实验和尸体实验验证。本节将介绍脖颈系统的两自由度的多刚体模型简化,从而提供对脖颈冲击相应的基本认识。

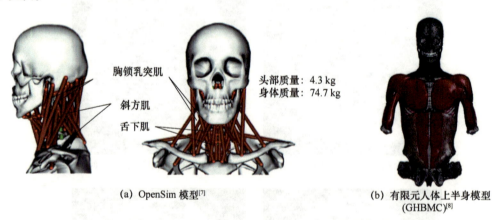

(a) OpenSim 模型[7]　　　　　　(b) 有限元人体上半身模型 (GHBMC)[8]

图 12.5　头部碰撞脖颈系统模型

以矢状面内的碰撞为例,头-颈-躯干被简化为如图 12.6 所示的铰接连杆机构。连杆机构底端为脊椎 C7 处(脖颈底端),C7 处在竖直方向固定,可以在水平方向自由移动,躯干的质量为 m_B,位移为 x,(坐标系如图 12.6(a)右下角所示,y 正向竖直向上,z 方向垂直于纸面向外)。连杆机构中,由下向上,第一根连杆下端为 C7,上端位于枕骨髁突(脖颈顶端,Occipital Condyles,记为 OC),其与竖直方向之间的夹角为 θ,代表脖颈,其长度为 L,质量为 m_N,其相对于 z 的转动惯量为 N_{zz};第二根连杆下端为 OC,上端位于头部的质心,其与第一根连根之间的夹角为 φ,代表头部,其长度为 h,质量为 H_N,其相对于 z 的转动惯量为 H_{zz};第三根连杆下端为头部的质心,上端外力 F 作用点,代表击打位置与头部的相对关系,并没有质量和转动惯量。三个连杆中,仅在 C7 和 OC 处可以转动,而第二根与第三根之间的头部质心并不能转动(因为其并不代表真实物体,仅体现外力作用点的相对位置)。

在该系统中,以 θ, φ 和 x 为变量,求解外力 F 作用下头部的转动角加速度。该系统的控制方程为

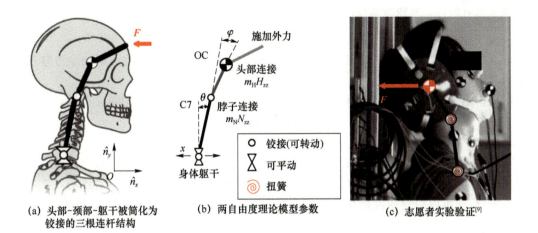

(a) 头部-颈部-躯干被简化为铰接的三根连杆结构 (b) 两自由度理论模型参数 (c) 志愿者实验验证[9]

图 12.6　矢状面脖颈系统两自由度理论模型简化

$$\boldsymbol{M}\begin{bmatrix}\ddot{\theta}\\\ddot{\varphi}\\\ddot{x}\end{bmatrix}+\boldsymbol{C}=\begin{bmatrix}\sum\boldsymbol{M}_{C7}\\\sum\boldsymbol{M}_{OC}\\F_x\end{bmatrix} \tag{12.1}$$

其中，M 为质量矩阵；有

$$\boldsymbol{M}=\begin{bmatrix}\boldsymbol{M}_1 & \boldsymbol{M}_2 & \boldsymbol{M}_3\end{bmatrix} \tag{12.2}$$

式(12.2)中每一项分别为

$$\boldsymbol{M}_1=\begin{bmatrix}H_{zz}+N_{zz}+m_H(h^2+L^2+2hL\cos(\varphi))+0.25m_NL^2\\H_{zz}+m_Hh^2+m_HhL\cos(\varphi)\\-m_H(L\cos(\varphi)+h\cos(\theta+\varphi))-0.5Lm_N\cos(\theta)\end{bmatrix} \tag{12.3}$$

$$\boldsymbol{M}_2=\begin{bmatrix}H_{zz}+m_Hh^2+m_HhL\cos(\varphi)\\H_{zz}+m_Hh^2\\-m_Hh\cos(\varphi+\theta)\end{bmatrix} \tag{12.4}$$

$$\boldsymbol{M}_3=\begin{bmatrix}-m_H(L\cos(\varphi)+h\cos(\varphi+\theta))-0.5Lm_N\cos(\theta)\\-m_Hh\cos(\varphi+\theta)\\m_H+m_B+m_N\end{bmatrix} \tag{12.5}$$

将式(12.3)～式(12.5)代入式(12.2)便可以得到头部-脖颈系统的质量矩阵，再代入式(12.1)左端第一项，便可以得到头部-脖颈系统的惯性项。式(12.1)中的矩阵 C 包括了科里奥利力和离心力，为

$$\boldsymbol{C}=\begin{bmatrix}m_HhL\sin(\varphi)(\dot{\theta}^2-(\dot{\varphi}+\dot{\theta})^2)\\m_HhL\sin(\varphi)\dot{\theta}^2\\m_Hh\sin(\dot{\varphi}-\dot{\theta})^2+0.5(m_N+2m_H)\dot{\theta}^2\sin(\theta)\end{bmatrix} \tag{12.6}$$

式(12.1)中的右端一项为外力作用项，有

$$\sum\boldsymbol{M}_{C7}=(r_{P-C7}\times F)\cdot n_z+\tau_{C7}+g_{C7} \tag{12.7}$$

式中，r_{P-C7} 为由外力作用点 C7 点的位置矢量；n_z 为 z 轴的正方向；τ_{C7} 为 C7 处躯干对脖颈的

作用于 θ 的力矩;g_{C7} 为脖颈系统的重力导致的作用于 C7 的力矩。

$$\sum M_{OC} = (r_{P-OC} \times F) \cdot n_z + \tau_{OC} + g_{OC} \tag{12.8}$$

式中,r_{P-OC} 为由外力作用点 OC 点的位置矢量;τ_{OC} 为 OC 处作用于 φ 的力矩;g_{OC} 为脖颈系统的重力导致的作用于 OC 的力矩。

对于作用于 OC 的力矩 τ_{OC} 和作用于 C7 的力矩 τ_{C7},采用弹性和阻尼单元假设,即

$$\begin{aligned}\tau_{OC} &= -k_{OC} \cdot \Delta\theta - \zeta_{OC} \cdot \theta \\ \tau_{C7} &= -k_{C7} \cdot \Delta\theta - \zeta_{C7} \cdot \theta\end{aligned} \tag{12.9}$$

将式(12.9)代入式(12.7)和式(12.8),并将其与式(12.6)一起代入式(12.1),便可以得到头部-脖颈系统的冲击响应控制方程,根据初始条件(即碰撞开始时的动作)对该动力学系统进行数值积分,便可以得到惯性创伤性脑损伤中导致大脑发生变形的头部转动加速度、速度的响应。

上述计算过程中,所涉及的参数因人而异,故不同人头部碰撞会有所差异。根据一般人体质量分布和尺寸进行估计,部分参数如表 12.1 所示。

表 12.1 头部-脖颈冲击系统中的参数和变量名称、参数符号、估计的参数值以及估计来源[9]

参数和变量名称	参数符号	估算数值(被试 1)	估算数值(被试 2)	估算来源
头部质量	m_H	4.0 kg	4.0 kg	估算
躯干质量	m_B	100 kg	100 kg	估算
脖颈质量	m_N	1.2 kg	1.2 kg	估算
C7 处扭簧转动刚度	k_{C7}	0.051 N·m/rad	1.197 N·m/rad	实验数据拟合
OC 处扭簧转动刚度	k_{OC}	1.941 N·m/rad	1.471 N·m/rad	实验数据拟合
C7 处转动阻尼	ζ_{C7}	0.001 N m s/rad	0.552 N m s/rad	实验数据拟合
OC 处转动阻尼	ζ_{OC}	1.140 N·s/m	0.555 N·s/m	实验数据拟合
脖颈长度(第一根连杆长度)	L	0.12 m	0.12 m	估算
脖颈顶端距离头部质量中心长度(第二根连杆长度)	h	0.06 m	0.06 m	估算
头部绕 z 轴关于其自身质心的转动惯量	H_{zz}	0.025 kg·m²	0.025 kg·m²	估算
脖颈绕 z 轴关于其自身质心的转动惯量	N_{zz}	0.003 kg·m²	0.003 kg·m²	估算
变量:身体在水平方向的位移	x	变量	变量	—
变量:脖颈系统的转角	θ	变量	变量	—
变量:头部相对于脖颈系统的转角	φ	变量	变量	—

在表 12.1 中,由于 k_{C7},k_{OC},ζ_{C7},ζ_{OC} 等参数为力学假设量,而难以通过实验手段直接测量,所以要通过如图 12.6(c)中的志愿者实验测量冲击力-冲击响应数据,并根据实验数据对头部-脖颈响应理论模型进行拟合,确定 k_{C7},k_{OC},ζ_{C7},ζ_{OC} 等力学参数。实验拟合数据如图 12.7 所示。由于脖颈冲击响应与肌肉的紧张程度有关,所以在进行参数拟合的实验时,将分别根据放松脖颈和紧张脖颈进行实验并拟合。

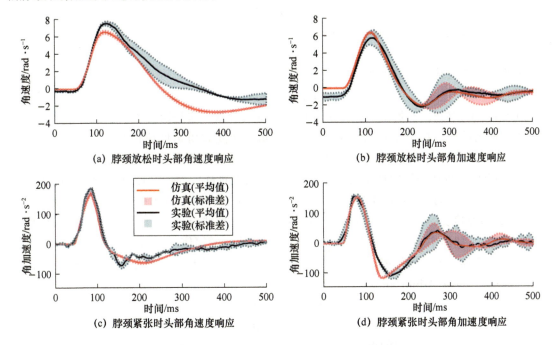

注:其中实线为 3 次试验的平均值,而透明区域为 3 次试验的均差。[9]

图 12.7 矢状面脖颈系统志愿者实验验证系统

例题 12.1 在头部-脖颈系统中,对于相同的撞击载荷,当伤者的头部、脖颈和身体质量等比增加时,头部加速度是如何变化的?

分析:当伤者头部、脖颈和身体质量等比增加时,相当于系统的质量矩阵 M 被等比放大。在式(12.1)中,第一项中的 M 被等比放大,故对应的加速度项将会被等比缩小。又由于该方程为线性方程,故加速度将按照质量矩阵的方法等比缩小。

答案:头部加速度将按照质量矩阵的放大系数等比缩小。

在头部撞击过程中,针对惯性创伤性脑损伤,核心问题是撞击力如何引起头部加速度,在怎样的条件下会产生更大的头部加速度,以及哪些因素(参数、位置等)会对头部加速度响应有较大的影响。为了研究这一问题,需要对上述动力学系统进行进一步的分析,直到得到作用力与头部加速度的关系。

为了得到撞击力与头部加速度之间的关系,可以应用式(12.1)的拉格朗日动力学方程中的广义坐标概念。撞击力所对应的广义坐标是撞击点的速度,故首先建立对撞击点的描述。在图 12.3(b)中,以头部质心为原点,定义撞击点距质心距离为 ρ,而撞击点关于第二连杆(代表头部)转角为 γ。在该坐标定义下,撞击点速度关于广义坐标 (θ,φ,x) 的雅克比矩阵为

$$J_v = \begin{bmatrix} -L\cos\theta - h\cos(\theta+\varphi) - \rho\cos(\theta+\varphi+\gamma) & -h\cos(\theta+\varphi) - \rho\cos(\theta+\varphi+\gamma) & 1 \\ -L\sin\theta - h\sin(\theta+\varphi) - \rho\sin(\theta+\varphi+\gamma) & -h\sin(\theta+\varphi) - \rho\sin(\theta+\varphi+\gamma) & 0 \end{bmatrix}$$

(12.10)

另一方面,头部转动角速度关于广义坐标(θ,φ,x)的雅克比矩阵为

$$J_\omega = [1 \quad 1 \quad 0] \tag{12.11}$$

根据动力学系统相关知识,撞击点的作用力与头部角速度之间的相关关系为

$$\Lambda_{v\omega} = J_v M^{-1} J_\omega^T \tag{12.12}$$

进一步,得到头部的角加速度为

$$\beta_{\text{head}} = F \cdot \Lambda_{v\omega}^T \tag{12.13}$$

而头部的线性加速度与撞击点之间作用力的相关关系为

$$\Lambda_v = J_v M^{-1} J_v^T \tag{12.14}$$

故得到头部的线性加速度为

$$\ddot{x}_{\text{head}} = F \cdot \Lambda_v \tag{12.15}$$

注意,这里式(12.13)所给出的角加速度为一维的参数。这是因为本节中仅讨论头部在矢状面中的冲击响应。在实际的三维情形中,头部角加速度和角速度应该是三维的向量(实际上,在基于张量分析的理论力学的描述中,角加速度和角速度都是反对称的二阶张量,但由于其自由度仅为 3,故在一般的理论力学中,可以被简化为向量)。而式(12.15)所给出的头部线性加速度为二维的向量,这是因为在矢状面中头部加速度有两个自由度。在实际的创伤性脑损伤中,头部加速度的方向和大小都对大脑变形和损伤形式有影响,但是在目前的理论模型中,仅考虑在矢状面中的头部转动角加速度和转动角速度的幅值。所以,这里可以定义冲击力对头部转动角加速度的转换率 FRA(Force-Rotational Admittance)和对头部加速度的转换率 FLA(Force-Linear Admittance)。

$$\text{FRA} = u \cdot \Lambda_{v\omega}^T \tag{12.16}$$

$$\text{FLA} = \|u \cdot \Lambda_v\| \tag{12.17}$$

其中 u 是撞击力的方向的单位矢量。这里 FRA 和 FLA 主要由撞击方向和碰撞时第一根连杆(代表脖颈)、第二根连杆(代表头部)和第三根连杆(表示撞击点)的相对位置所决定。FRA 和 FLA 越大,则表明相同的力将导致更大的头部加速度,也就意味着更大的创伤性脑损伤载荷和更严重的脑损伤。图 12.8 所示为不同姿态下的 *FRA*,可以看到,在相同的墙壁碰撞过程中,虽然姿态相似,但是撞击位置的差异,导致了碰撞点的不同,从而影响了碰撞对头部-脖颈系统所施加的力臂,最终导致了较大的头部转动加速度差异。

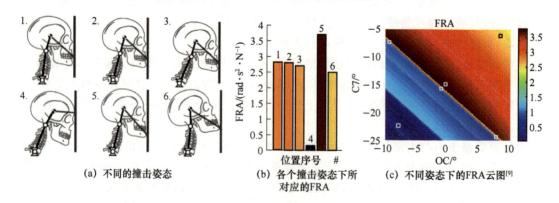

(a) 不同的撞击姿态　　(b) 各个撞击姿态所对应的FRA　　(c) 不同姿态下的FRA云图[9]

图 12.8 矢状面头部-脖颈不同姿态所对应的 FRA

更为有趣的是,对于啄木鸟啄击这一问题做类似的分析,可以得到啄木鸟不同啄击姿态下的 FRA 和 FLA,从而揭示了啄木鸟啄击姿态对其创伤性脑损伤抗性的作用和影响。从图 12.9 中

可以看到,啄木鸟啄击存在一些最佳的啄击姿态使得其头部加速度降低。

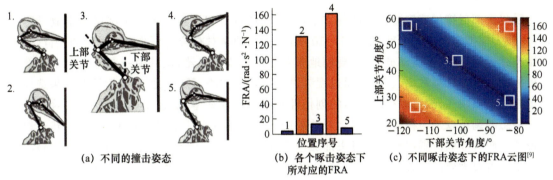

(a) 不同的撞击姿态　　(b) 各个啄击姿态下所对应的FRA　　(c) 不同啄击姿态下的FRA云图[9]

图 12.9　矢状面头部-脖颈不同姿态所对应的 FRA

小结:在惯性脑损伤中,头部碰撞产生的头部加速度是导致大脑变形、大脑损伤的直接原因,而头部-脖颈系统的冲击响应特性决定了在一定碰撞载荷下的头部加速度。对于相同的碰撞冲击力,当碰撞姿态不同时,头部的加速度会有显著差异,使得大脑损伤也有较大不同。

12.2.2　碰撞中头部加速度的测量方法

碰撞时头部的加速度是导致惯性创伤性脑损伤的根本原因,故通过对头部加速度进行测量,可以得到重建碰撞过程的全部信息。一般头部碰撞 10~40 ms,瞬时的头部线性加速度和瞬时转动加速度分别可达 80~100 g 和 10~30 krad/s²。颅骨被覆盖于人类的皮肤和肌肉等软组织之下,难以直接通过传感器对颅骨加速度进行测量。而皮肤和肌肉由于自身质地柔软,不能提供足够的测量界面连接刚度,故若仅将传感器佩戴、粘贴于头部皮肤上,将引入较大误差,故研究对头部加速度的精确测量方法始终是创伤性脑损伤领域的重要研究方向。本节将介绍头部加速度测量方法以及其优缺点。

1. 头部加速度测量原理

在惯性创伤性脑损伤中,由于人类颅骨的硬度和厚度,颅骨本身不会发生变形,所以在测量时一般认为人体颅骨是刚体,故其运动具有三个平动自由度和三个转动自由度。为了对其运动进行测量,采用陀螺仪对头部的转动角速度进行测量,再通过对角速度的数值微分,得到头部的转动角加速度。为了降低误差,一般在对角速度进行滤波后,再通过微分算法(如 5 点 Stencil 等)求得角加速度。为了保证角加速度的精度,陀螺仪需要有足够的带宽和采样率。研究表明,对于有头盔的头部碰撞,陀螺仪的最小带宽为 300 Hz,而对于无头盔的头部碰撞,由于缺少缓冲,头部加速度脉冲更短,故相应的陀螺仪的最小带宽为 500 Hz;除了陀螺仪外,还可以在不同的位置布置多个加速度计[10],通过理论力学中刚体上不同位置的线性加速度转化公式(12.18)反解求出旋转矩阵,并进一步求解角加速度。

$$a_2 = a_1 + \beta \times (r_2 - r_1) + \omega \times [\omega \times (r_2 - r_1)] \tag{12.18}$$

式中,a_1 和 a_2 分别为两点平动加速度向量;r_1 和 r_2 为这两点的位置矢量;β 为头部转动的角加速度;ω 为头部转动的角速度。

需要特别注意的是,这里各变量均为在全局参考系下(参考系不随头部转动)。而实际通过加速度计所测得的 a_1 和 a_2 为在随头部一同转动的局部参考系下的数值(实际上,通过陀螺仪测得的数据也是在随头部转动的参考系下测得的),故需要进一步通过旋转矩阵或四元数对其进行转化。由于这一求解过程较为复杂,本节不再赘述,请参阅理论力学和控制导航相关教材。

采集头部碰撞加速度数据有两种方案,一种是通过对有视频记录的头部碰撞事故进行重建,用假人模拟来测量加速度,如图 12.10 所示;另一种是对有较大头部碰撞风险的人群(如美式橄榄球运动员,拳击运动员等)大规模地布置可穿戴式传感器,从其中一部分发生了头部碰撞事故的人群中采集数据。其中,通过视频进行重建的方法,可以根据碰撞后诊断结果选择需要重建的碰撞视频,故可以得到较多的创伤性脑损伤碰撞样本,但在重建过程中,实验人员对假人姿态的调整以及与视频的比对会对结果造成较大影响,而且假人系统复杂,故重建过程效率较低。而可穿戴传感器是直接对头部加速度进行测量,故其受研究人员主观差异影响较小,但是由于需要大规模布置传感器,研究费用相对昂贵,得到的有效创伤性脑损伤碰撞样本量较小。

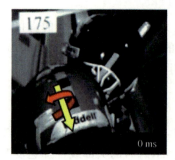
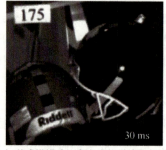
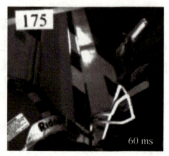

(a) 美式橄榄球比赛中头部碰撞视频图片

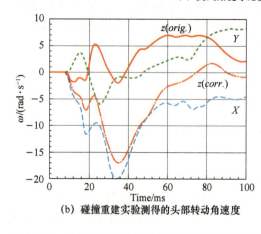

(b) 碰撞重建实验测得的头部转动角速度

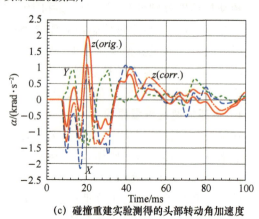

(c) 碰撞重建实验测得的头部转动角加速度

图 12.10　美式橄榄球比赛中的头部碰撞视频图片、碰撞重建实验测得的头部转动角速度和角加速度[11]

2. 可穿戴头部加速度测量设备

(1) 头部冲击遥测系统(Head Impact Telemetry System,HITS)

HITS 是由弗吉尼亚理工大学所研发的基于头盔的头部加速度测量系统,主要应用于橄榄球运动中[12],如图 12.11(a)所示。HITS 中包括 6 个位于不同位置的单轴加速度计,可以获得头部的平动加速度、转动加速度,碰撞位置以及碰撞方向等信息。HITS 集成于 Riddell 品牌的橄榄球头盔中,在美国橄榄球运动中应用广泛,有多个创伤性脑损伤头部加速度数据库是通过 HITS 采集的。然而 HITS 的测量精度主要取决于头盔的下颌带有多紧。在 HITS 实验室验证中,通过十分紧绷的下颌带将头盔牢固地固定在假人头部,可以得到较为理想的测量数据。然而,在实际应用中,运动员往往不会如此紧绷的使用下颌带,从而导致 HITS 采集到的头部加速度数据误差较大。

（2）头基能量分析诊断系统（Headborne Energy Analysis and Diagnostic System，HEADS）

HEADS由英国军工企业BAE研制，如图12.11（b）所示，主要装配于美军，用于监测军事行动中的爆炸和碰撞导致的创伤性脑损伤。HEADS可以采集碰撞时间、温度、冲击超压以及平动和转动的头部加速度。由于HEADS主要是针对军事用途，故基于该设备所采集到的头部加速度数据较少。

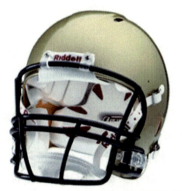
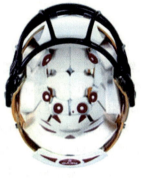

(a) 基于美式橄榄球头盔(Riddell头盔)的HITS

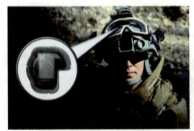
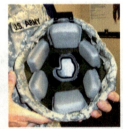

(b) 基于军用头盔的HEADS

图12.11 基于头盔的头部碰撞测量系统

（3）头盔测量模块（ShockBox，GForce Tracke，CUE）

图12.12所示的三种头部加速度测量模块均由体育运动公司所研发，可安装于头盔中，主要用于监测运动时的创伤性脑损伤风险。ShockBox中包括了4个单轴的加速度计，仅能对头部线性加速度进行测量并估计碰撞力，但无法测量头部转动加速度，并仅输出碰撞的加速度峰值；GForce Tracker中有三轴加速度计和三轴陀螺仪，可以对头部平动和转动加速度进行测量，同时还可以对碰撞位置和方向进行估计，并计算头部损伤判则（Head Injury Criteria，HIC）预测脑损伤风险；CUE同样由三轴加速度计和三轴陀螺仪组成，其既可以安装于头盔中，也可以安装于发带上。上述加速度测量模块与HITS类似，由于头盔与头部之间的相对运动，这些基于头盔的测量模块测量精度较低，例如GForce Tracker对头部角加速度测量的一致相关系数（Concordance Correlation Coefficient，CCC，计算如式（12.19）所示）仅为0.37。

$$CCC = \frac{2\rho}{\frac{S_x}{S_y} + \frac{S_y}{S_x} + \left(\frac{\bar{x} - \bar{y}}{\sqrt{S_x S_y}}\right)^2} \tag{12.19}$$

式中，ρ为皮尔森相关系数（Pearson Correlation Coefficient）；x和y分别为可穿戴传感器采集的测量信号和基准传感器采集的测量信号；S_x和S_y为测量值和基准值的标准差；$\bar{x}$和$\bar{y}$分别为测量值和基准值的平均值。CCC=1 时,意味着测量和基准两条时间曲线完全重合。

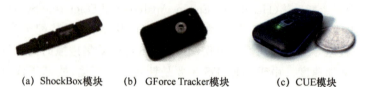

(a) ShockBox模块　　(b) GForce Tracker模块　　(c) CUE模块

图 12.12　集成在头盔上的头部碰撞加速度测量模块

(4) X‑Patch

X‑Patch 是长约 2 cm,宽约 1 cm 的传感器模块,如图 12.13 所示,由 X2 Biosystems 公司研发,其内部由三轴加速度计和三轴陀螺仪组成。X‑Patch 通过胶粘贴于耳后颞骨处,因为颞骨上的上皮组织和肌肉组织最薄,故其对测量引入的误差较小。X‑Patch 的优点是可以应用于无头盔的头部碰撞场景,如足球等,并且其佩戴舒适性较高。实验发现,X‑Patch 测量头部加速度的精度仅次于目前精度最高的牙套式传感器,其对平动和转动头部加速度曲线测量的一致相关系数分别为 0.86 和 0.63。为了提高 X‑Patch 的测量精度,研究者提出了多套 X‑Patch 测量的方法,其理论基础是 X‑Patch 对于头部界面法向测量准确(上皮和肌肉在法向的影响仅为压缩和拉伸,由于其较薄,故引入误差小);而对头部界面切向测量不准确(上皮和肌肉在切向的影响为剪切,会引入较大误差),最终基于各个传感器模块的位置,取法向计算精确的头部加速度。

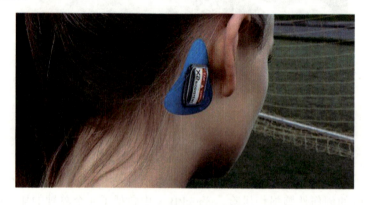

注:其中蓝色为粘贴胶布

图 12.13　粘贴于耳后颞骨处的 X‑Patch 测量模块

(5) SIM‑P, BrainBAND

图 12.14 所示的 SIM‑P 和 BrainBAND 是基于发带的头部碰撞传感器,其中 SIM‑P 由 Triax 公司研发,BrainBAND 由三星公司研发。其中 SIM‑P 采用了三轴加速度计和三轴陀螺仪进行数据测量,而 BrainBAND 的内部测量模块并未公布,但其仅输出平动加速度,并无转动加速度。在关于体育运动中头部碰撞的测量中,当运动员同时佩戴基于发带的传感器和其他形式的传感器时,发现基于发带的传感器误触发比例较高,而由于发带与头部之间的相对运动,其精度较低,以 SIM‑P 为例,其对头部平动和转动的测量一致相关系数仅分别为 0.48 和 0.35。

(6) Checklight, Impact Assessment System(冲击评估系统), PlayerMD

Checklight, Impact Assessment System, PlayerMD 均为基于头套的头部碰撞测量系统,

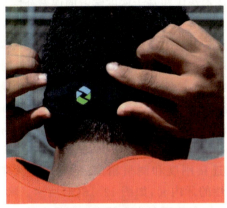 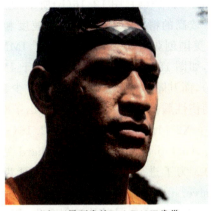

(a) Traix公司开发的SIM-P发带　　　　(b) 三星研发的BrainBAND发带

图 12.14　发带头部碰撞加速度测量装置

其中 Checklight 由锐步公司研发(见图 12.15(a)),Impact Assessment System 由 Linx 公司研发(见图 12.15(b)),PlayerMD 由 Archetype 公司(见图 12.15(c))研发。Checklight、Impact Assessment System 采用三轴加速度计和三轴陀螺仪进行数据测量,而 PlayerMD 采用了多自由度传感器阵列进行数据测量。由于头套与头部的接触面积比发带更大,故头套系统的精度相对发带有所改善,但仍低于基于头盔和牙套的测量设备。Checklight 和 Impact Assessment System 的输出结果是根据其内部算法得到的头部碰撞的严重程度和碰撞数量。

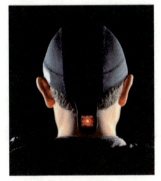 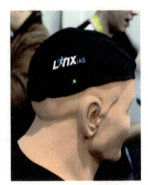 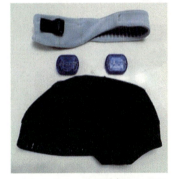

(a) 锐步公司开发的CheckLight　　(b) Linx公司研发的 Impact Assessment System　　(c) Archetype公司研发PlayerMD

图 12.15　头套头部碰撞加速度测量装置

(7) 斯坦福大学牙套(MiG)、冲击监测牙套(Impact Monitoring Mouthguard,IMM)、牙内套、向量牙套(Vector Mouthguard)、X2 牙套(X2 Mouthguard)、运动健康分析牙套(Sports & Wellbeing Analytics Mouthguard,SWA Mouthguard)

基于牙套的头部碰撞传感器发展十分迅速,已有多家机构和公司发布了相应产品。因为上牙与颅骨直接相连,所以上牙可以反映出颅骨的刚性运动,通过牙套上的传感器,可以避免上臂与肌肉等软组织引入的误差,从而准确地测量出颅骨的加速度。牙套需要定制,并在穿戴时对牙齿施加预应力,通过摩擦固定于上牙处。牙套式传感器均采用三轴加速度计和三轴陀螺仪进行数据测量。考虑到口腔内环境,牙套传感器均采用密封封装,通过无线充电以及信息传输。牙套式的头部碰撞传感器由斯坦福大学生物工程系 David Camarillo 课题组研发的[13-15]，如图 12.16(a)、图 12.16(b)所示，经过技术迭代和基于深度学习的误差补偿算法的计算，达到了较高的精度，对头部平动加速度和转动加速度的测量一致相关系数分别达到 0.97 和 0.92。美国创业公司 Prevent 推出了 IMM 也在相关领域，尤其是军事训练领域取得了较多的应用，如图 12.16(c)所示。然而由于 IMM 的传感器限制，其对头部碰撞测量时间较短（<60 ms），而其陀螺仪测量上限较低，在少数剧烈的头部碰撞中会出现测量饱和的情况。近期，其他创伤性脑损伤相关的企业也推出了对应的产品，如开发了 X-Patch 的 X2 Biosystems 公司研发了 X2 Mouthguard，如图 12.16(f)所示。定制牙套公司 OPRO 研发了 Sports & Wellbeing Analytics (SWA) Mouthguard 见图 12.16(g))以及 Vector Mouthguard 见如图 12.13(e))。为了进一步提高传感器与牙齿的连接刚度和测量精度，维克森林大学（Wake Forest University）研发了可以卡在上牙较为刚性的牙内套，如图 12.16(d)所示。除上述外，目前有多家医疗健康公司以及初创企业正在推出相应的牙套式头部碰撞测量产品。

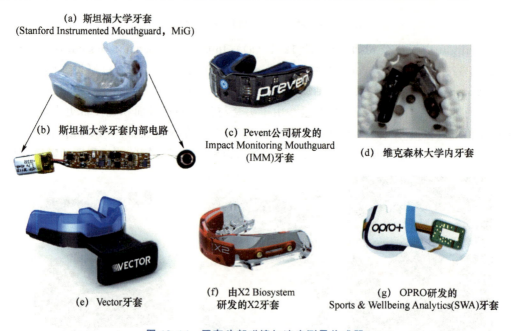

图 12.16 牙套头部碰撞加速度测量传感器

12.3 惯性创伤性脑损伤中的大脑变形响应

在惯性创伤性脑损伤中，冲击载荷并不会直接穿透颅骨传递至大脑造成损伤，而由于碰撞，头部快速转动，使大脑本身的惯性造成损伤。本节将对头部加速度导致大脑变形的过程进行力学分析，并提供目前用于计算大脑应变的人体头部有限元模型。

12.3.1 惯性载荷作用下大脑变形分析

本部分将对头部在快速运动过程中的大脑受力进行分析，进而给出导致大脑变形损伤的关键力学因素。由于是惯性力场所导致的大脑变形，故大脑应变并不集中于碰撞点，而是分布于整体大脑，如图 12.17 所示。

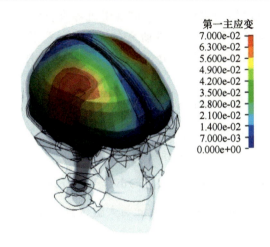

注：通过 KTH 头部有限元模型计算所得。
图 12.17　惯性创伤性脑损伤中的一阶主应分布

假设碰撞后头部的三维线性加速度为 a，角加速度为 β，角速度为 ω。首先建立坐标原点为大脑质心的坐标系。该坐标系将随颅骨一同平动并转动，为非惯性参考系，故惯性作用力场为

$$F(r)=\rho(r)a-\rho(r)\omega\times(\omega\times r)-\beta\times r-2\rho(r)\omega\times v_r(r) \tag{12.20}$$

式中，r 为在该参考系下的位置矢量；$F(r)$ 为该点处所受到的非惯性力矢量；$\rho(r)$ 为该点处大脑的密度；a 为头部的平动加速度；ω 为头部的转动角速度；β 为头部的转动角加速度；$v_r(r)$ 为该点处大脑组织在该参考系下的相对运动速度。

由于该坐标系与颅骨固结在一起，颅脑边界始终为静止，所以非惯性力是大脑在碰撞过程中所受到的唯一载荷。根据理论力学相关知识，式(12.20)中各项可以被区分为

线性加速力：

$$F_{\text{LinAcc}}(r)=\rho(r)a \tag{12.21}$$

惯性离心力：

$$F_{\text{AngVel}}(r)=-\rho(r)\omega\times(\omega\times r) \tag{12.22}$$

欧拉力：

$$F_{\text{AngAcc}}(r)=-\rho(r)\beta\times r \tag{12.23}$$

科里奥利力：

$$F_c(r)=2\rho(r)\omega\times v_r(r) \tag{12.24}$$

所以，式(12.20)也可以被写为

$$F(r)=F_{\text{LinAcc}}(r)+F_{\text{AngVel}}(r)+F_{\text{AngAcc}}(r)+F_c(r) \tag{12.25}$$

对于绝大多数的惯性脑损伤，大脑变形较小，所以 $v_r(r)$ 较小，科里奥利力的作用可以忽略，故式(12.25)可以被进一步简化为

$$F(r)=F_{\text{LinAcc}}(r)+F_{\text{AngVel}}(r)+F_{\text{AngAcc}}(r) \tag{12.26}$$

在式(12.26)中可以看到，不同非惯性力分别是不同的头部运动学参数所决定的。所以通过分析各非惯性力对大脑变形的贡献，便可以得到造成大脑惯性损伤的关键参数。尸体实验表明，在惯性脑损伤过程中，大脑整体是以准刚性的形式相对于颅骨转动的，即大脑内部变形较小。在大脑整体转动的过程中，由于颅脑边界是静止的，从而引入了对大脑整体转动的约

束,二者共同作用使得颅脑边界约束区域以及脑镰附近等有较强约束的区域出现大脑应变。所以,为了研究大脑的应变分布和大小,需要研究在颅脑参考系下大脑的整体转动趋势,故对式(12.21)、式(12.22)、式(12.23)进行积分,从而求得各项非惯性力作用在大脑上的转动力矩为

$$T = \iiint r \times F(r) \mathrm{d}v = T_{\text{LinAcc}} + T_{\text{AngVel}} + T_{\text{AngAcc}} \tag{12.27}$$

式中,T 为作用在大脑上的整体力矩;T_{LinAcc}、T_{AngVel}、T_{AngAcc} 为不同非惯性贡献的力矩。

我们逐一进行分析,由于线性加速力导致的力矩为

$$T_{\text{LinAcc}} = \iiint r \times F_{\text{LinAcc}}(r) \mathrm{d}v = \iiint \rho(r) r \times a \mathrm{d}v \tag{12.28}$$

由于参考系的原点为大脑的质量中心,且 a 与大脑位置无关,故可以提出到积分号之外,所以简化为

$$T_{\text{LinAcc}} = \left(\iiint \rho(r) r \mathrm{d}v\right) \times a = 0 \tag{12.29}$$

由离心力导致的力矩为

$$T_{\text{AngVel}} = \iiint r \times F_{\text{AngVel}}(r) \mathrm{d}v = \iiint \rho(r) (\omega \cdot r) \omega \times r \mathrm{d}v \tag{12.30}$$

由于人类大脑近似于对称的椭球体,且其积分中心为参考系原点,故式(12.30)中积分将相互抵消,得出

$$T_{\text{AngVel}} \approx 0 \tag{12.31}$$

由欧拉力所导致力矩为

$$T_{\text{AngAcc}} = \iiint r \times F_{\text{AngAcc}}(r) \mathrm{d}v = \iiint \rho(r) (r^2 \beta - (r \cdot \beta) r) \mathrm{d}v \tag{12.32}$$

经过上述分析可以看到,欧拉力是唯一非零的力矩,故在惯性创伤性脑损伤中,欧拉力是主导的损伤力矩,这意味着头部角加速度是直接导致大脑产生应变的运动学参数,所以,

$$T = T_{\text{AngAcc}} \tag{12.33}$$

若进一步采用大脑为质量均匀的球体的假设,那么式(12.33)可以被简化为,

$$T = \frac{8}{15} \rho_0 \pi r_0^5 \beta \tag{12.34}$$

式中,ρ_0 为大脑的密度;r_0 为大脑的半径。

可以看到,作用在大脑上的力矩与大脑半径5次方相关,这说明大脑尺寸对于作用在大脑上的惯性载荷十分重要。较大的大脑将导致更大的损伤载荷。

例题12.2 假设A的大脑体积为B的两倍,在相同头部加速度下,作用在大脑上的转动力矩比是多少?

分析:假设大脑为球体,可以根据体积差异得到大脑半径差异,再根据式(12.34)进一步求解得到大脑力矩差异。

答案:由于体积比为2,故大脑半径比为1.259 9,通过式(12.34)可以求得作用在大脑上的转动力矩比为3.174 5。

为了进一步求解大脑应变分布,则需要引入大脑组织材料的结构假设以及颅脑边界的具体载荷。然而,由于大脑组织响应高度非线性,常被简化为超弹性或黏弹性材料,且颅脑边界较为复杂,难以通过力学理论分析的方式对其进行求解。目前,学术界常采用高生物保真度的人类头部有限元模型求解大脑应变分布。关于人类头部有限元模型,我们将在下面的章节进

行介绍。

这里需要特别注意,虽然式(12.31)表明了离心力对大脑惯性损伤载荷没有贡献,但这并不意味着头部角速度与惯性创伤性脑损伤不具有相关性。这是因为头部角速度是头部角加速度的积分,而头部角加速度直接影响大脑应变,所以角速度虽然不会直接贡献非线性力场使大脑变形,但是其与大脑应变具有一定的相关性。事实上,由于大脑组织为由时间积累的黏弹性或超弹性材料,大脑应变峰值常与时间呈线性相关;同时当头部角加速度恒定时,其积分角速度也与时间相关,所以通过统计分析可以看到头部角速度与大脑应变具有较好的相关性。

此外,式(12.29)显示了头部线性加速度并不会导致大脑转动的载荷。然而,对于一般的碰撞来说,头部线性加速度与转动加速度常常具有一定相关性,从而使得头部线性加速度与惯性创伤性脑损伤也具有一定相关性,但是实际上线性加速度与惯性创伤性脑损伤并没有直接关系。在早期的创伤性脑损伤诊断准则中,常使用线性加速度作为主要的输入,而近年来,新模型中均直接采用了转动加速度作为输入。

小结:本节对大脑在头部运动转动中非惯性力作用在大脑上的载荷进行了分析,通过力学建模,证明了头部平动加速度、头部转动角速度与大脑应变和脑损伤并没有直接的关系,并对人体大脑采用球体几何假设,给出了大脑体积与作用在大脑上的惯性载荷之间的关系。

12.3.2　人体头部有限元计算模型

由于大脑复杂的几何形状与内部结构以及高度非线性的材料响应,在确定载荷下对大脑进行应变计算十分困难,所以在实际应用中多采用人体头部有限元模型进行计算。头部有限元模型的输入为碰撞导致的头部加速度,而计算结果为大脑上随时间变化的大脑应变、应变率分布。为了生物保真度,人体头部有限元模型都将以真实人体的核磁共振扫描作为基础,提取几何特征进行建模。根据模型的细致程度不同,采用不同尺寸的有限元网格对头部结构进行离散化。除几何特征外,人体头部有限元模型中的大脑材料假设和颅脑界面假设也是模型准确度的关键,接下来将分别进行介绍。

1. 人体头部有限元结构简化

人体头部结构十分复杂,从结构角度进行区分,有皮肤、颅骨、脑膜、脑镰等;从材料角度进行区分,大脑可分为白质、灰质、脑干、脑脊液等;而从功能角度进行区分,大脑也可以分成不同的脑区。对人体头部进行有限元建模,一般采取一定的结构简化,只选取头部与惯性创伤性脑损伤力学响应相关或易受损伤的区域进行建模。此外,根据模型的侧重点和用途的不同,也会对头部中的细微结构进行简化,以便在准确反映大脑冲击响应的基础上降低对模型的计算量。

以瑞典皇家理工大学 Svein Kleiven 实验室在 2007 年发布的 KTH 人体头部模型为例,如图 12.18 所示,其在头部模型中包括了颅骨(Skull)、脑脊液(Cerebrospinal Fluid,CSF)、面部骨(Facial Bone)、脖颈处骨(Neck Bone,模型中没有考虑脊椎的具体构型)、大脑(Cerebrum)、小脑(Cerebellum)、脊髓(Spinal Cord)等主要结构,同时也包括了以下细微结构。

1) 桥静脉(Bridging Vein):连接颅内静脉系统和头皮静脉系统的血管,位于脑表面,穿过硬脑膜并贯穿在蛛网膜下间隙中的蛛网膜下隆突上,与创伤性脑损伤中的蛛网膜出血关系密切。

2) 横窦(Transverse Sinuses):位于颅腔两侧,是颅内血液循环的重要通道之一。

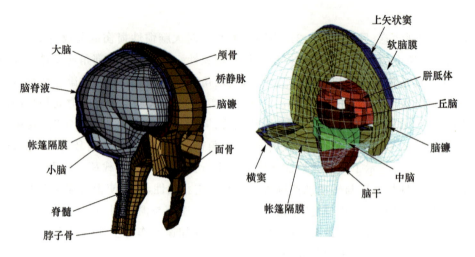

图 12.18　KTH 人体头部有限元模型结构图[16]

3）上矢状窦（Superior Sagittal Sinus）：位于颅腔顶部，也是脑静脉循环的重要通道之一。

4）脑镰（Falx），颅脑内纤维韧带状组织，由硬脑膜组成，分隔大脑左右半球（Falx Cerebri）以及大脑小脑（Falx Cerebelli），起到撑并限制大脑在颅内的相对运动的作用。

5）帐篷隔膜（Tentorium）：与脑镰类似，位于脑干和小脑之间，起到分隔和维持位置的作用。

6）硬脑膜（Dura Matter）、软脑膜（Pia Matter）：位于颅脑界面，维持脑组织形态并支撑大脑结构，保持大脑沟回结构的稳定性，其中软脑膜与蛛网膜之间有脑脊液。

而在大脑结构中，KTH 模型不仅包含白质（White Mater）、灰质（Gray Matter）、中脑（Midbrain）、脑干（Brainstem）等较大尺寸结构，也包含一些尺寸较小，但有重要功能的区域。

1）胼胝体（Corpus Callosum）：是连接两个大脑半球的神经纤维束，位于大脑的中央部位。它是人类大脑中最大的白质纤维束之一，由数十亿根神经纤维组成，是大脑左右半球沟通交流信息的主要通道，其损伤对于脑疾病有十分显著的影响。

2）丘脑（Thalamus）：位于脑室两侧，与胼胝体相邻，对大脑信息传递交流有重要作用，并起到调节控制生理过程的作用。

3）脑室（Ventricle）：位于大脑内部的空腔结构，空腔内部有脑脊液。

虽然 KTH 头部模型中已经引入了较多的大脑细微结构，但是仍做了较大程度的简化，例如在对颅脑界面进行建模，仅对脑脊液和硬脑膜进行了建模，而并没有对蛛网膜（Arachnoid Matter）进行建模，而图 12.18 中也可以看到，KTH 头部模型中的大脑表面是光滑的，并没有考虑大脑的沟回结构。这主要是由于引入沟回结构需要极为细致的有限元网格，并导致计算量显著增加。

近年来，随着计算能力的增长和有限元软件的发展，更多大脑的结构细节被引入人体头部有限元模型。例如，KTH 头部模型的更新版本——解剖特征细节头部模型（Anatomically Detailed And Personalized Head Model with Axons for Injury Prediction, ADAPT head model，如图 12.19 所示），便通过引用网格更小的有限元单元对大脑的沟回结构进行了建模；同时，ADAPT 头部模型中根据弥散张量成像结果，对白质中的轴索方向进行了建模，一方面使仿真得到的大脑应变与真实响应更加接近，另一方面也可以对轴索拉伸方向的应力应变进行分析,从而获得创伤性脑损伤中的力学载荷对于轴索拉伤的影响;此外,ADAPT头部模型还可以根据核磁共振扫描图像对有限元模型的几何结构进行调整,生成自定义有限元头部模型。在前期的研究中发现,大脑的尺寸与惯性损伤中大脑应变水平有显著的相关性,所以自定义有限元头部模型将提升在实际事故中对大脑应变等力学变量的计算精度。

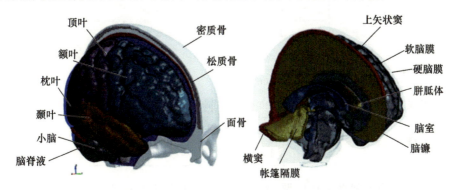

图12.19　ADAPT人体头部有限元模型结构图[17]

不同人体头部有限元模型所采用的假设和几何简化均有不同,例如,由日本汽车企业开发的整体人身安全THUMS(Total Human Model for Safety)模型,如图12.20所示。THUMS头部模型与KTH和ADAPT头部模型类似,包含了白质、灰质、脑干、小脑、颅骨等,但并没有对硬脑膜、软脑膜和蛛网膜进行分别建模,而是通过脑脊膜(Meninges)来整体代表其对力学响应的影响。此外,THUMS头部模型中引入了完整的脊椎几何和肌腱、肌肉模型,故可以用来计算碰撞导致头部加速度的过程,同时THUMS模型中还包括上皮组织,为碰撞接触提供了准确的边界条件,THUMS模型不仅可以以头部加速度作为输入,还可以直接对整体碰撞过程(碰撞导致加速度,加速度导致大脑应变)进行仿真模型。

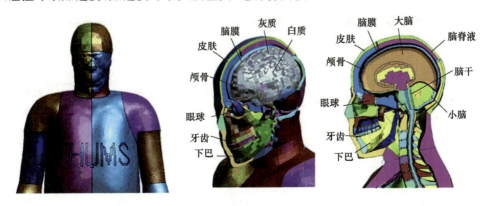

图12.20　THUMS人体有限元模型的上半身和头部结构图[18]

在实际使用时,应根据研究目的、应用场景以及计算量等因素选择合适的人体头部有限元模型进行仿真。

2. 大脑材料假设

大脑的材料假设是准确计算出大脑应变的关键。早期的头部模型均采用线弹性材料模型假设,除了大脑以外的头部结构材料参数如表12.2所示。

表 12.2 除了大脑以外头部组织的材料参数

头部结构	密度/kg·m⁻³	弹性模量/GPa	泊松比
颅骨	2 070	6.5	0.2
	35 200	6.9	0.3
	1 210	8.0	0.22
皮质骨	3 000	15	0.22
	2 100	6	0.25
脑膜	1130	0.031 5	0.45
脑镰	1 130	0.031 5	0.23
	1 130	0.031 5	0.45

注:材料模型均为线弹性本构模型,不同参数来自于不同研究[19]。

(1)线性黏弹性模型

在早期的研究中,大脑材料亦采用线弹性模型,但是由于大脑组织的力学响应与线弹性差别较大,这类模型的仿真精度较低。在线弹性模型基础上,研究大脑的体积变形与剪切变形结构,其中体积变形仍沿用线弹性描述,而对于剪切变形,则将黏弹性引入大脑本构,通过 Pony 级数的形式来描述大脑的切变模量随时间变化的特征,其剪切响应描述为

$$G(t) = G_\infty + \sum_{i=1}^{n} G_i e^{-\beta_i t} \tag{12.35}$$

式中,G_∞ 为长期的大脑切变模量;G_i 为各阶切变模量;β_i 为各阶的时间衰减系数。

当只取级数的第一阶时,线性黏弹性模型简化为 Kelvin-Maxwell 线性模型

$$G(t) = G_\infty + (G_0 - G_\infty) e^{-\beta t} \tag{12.36}$$

式中,G_∞ 为长期的大脑切变模量;而 G_0 为瞬时的大脑剪切模型;β 为时间衰减系数。

材料参数如表 12.3 所示。

表 12.3 大脑 Kelvin-Maxwell 线性模型材料参数

大脑结构	密度/kg·m³	体积模型/GPa	长期大脑切变模量/GPa	瞬时大脑切变模量/GPa	时间衰减系数/s⁻¹
灰质	1 060	2.19	2.0	10.0	80
	1 040	0.558	0.928	1.66	16.95
	1 040	2.19	6.4	34	400
	1 040	2.19	6.4	34	700
	1 040	2.278	0.233	0.407	125
白质	1 060	2.19	2.5	12.5	80
	1 040	0.558	0.928	1.66	16.95
	1 040	2.19	7.8	41	400
	1 040	2.19	7.8	41	700
	1 040	2.278	0.233	0.407	125

续表 12.3

大脑结构	密度/kg·m³	体积模型/GPa	长期大脑切变模量/GPa	瞬时大脑切变模量/GPa	时间衰减系数/s⁻¹
脑干	1 060	2.19	4.5	22.5	80
	1 040	0.558	0.928	1.66	16.95
	1 040	2.19	7.8	58	400
小脑	1 060	2.19	2.0	12.5	80
	1 040	0.558	0.928	1.66	16.95
	1 040	2.19	0.233	0.407	125

注:不同参数来自于不同研究[19]

(2) Mooney-Rivlin 超弹性材料模型

一般线性材料模型仅适用于变形较小的情形,当大脑变形较大的情形(>0.01),常采用 Mooney-Rivlin 超弹性材料模型进行描述,其应变能为

$$W(I_1,I_2,J)=C_{10}(I_1-3)+C_{01}(I_2-3)+W_H(J) \tag{12.37}$$

式中,I_1 和 I_2 为柯西-格林应变张量的第一、第二不变量;J 为相对体积;W_H 为体积变化所引入的应变能;C_{10} 和 C_{01} 为材料参数。

将应变能对各个应变分量求导,便可以得到相应的应力分量,具体的计算形式请参考相应弹性力学或连续介质力学内容。

(3) Ogden 超弹性材料模型

Ogden 超弹性模型是更为复杂的描述大脑组织黏弹性特性的材料模型,其应变能为

$$W(\lambda_1,\lambda_2,\lambda_3,J)=\sum_{i}^{3}\frac{\mu_i}{\alpha_i}(\lambda_1^{\alpha_i}+\lambda_2^{\alpha_i}+\lambda_3^{\alpha_i}-3)+0.5K(J-1)^2 \tag{12.38}$$

式中,$\lambda_1,\lambda_2,\lambda_3$ 分别为柯西-格林应变张量的三个特征值;α_i 和 μ_i 为 Odgen 模型的材料参数;K 为材料的体积模型。

与 Mooney-Rivlin 超弹性材料类似的,Ogden 也是通过应变能表达的材料模型。

(4) 各向异性材料模型

在大脑中,灰质多为各向同性材料,而大脑白质中轴索的存在,使得其力学响应为各向异性。为了描述大脑白质的力学响应,则将白质中导致各向异性的轴索与其他脑组织分开考虑有

$$W=W(I_1,I_2,I_3,I_4,I_5)=W_{iso}(I_1,I_2,I_3)+W_{aniso}(I_4,I_5) \tag{12.39}$$

式中,W_{iso} 为 Ogden 超弹性材料模型或 Mooney-Rivlin 超弹性材料模型各向同性所产生的应变能;W_{aniso} 为各向异性所产生的应变能;I_4,I_5 为描述有加强筋存在的情形下的准不变量。

3. 脑脊液建模假设

颅骨与大脑之间的边界充满了脑脊液(Cerebrospinal Fluid,CSF),脑脊液构成了二者之间的边界。根据 12.3.1 小节可知,大脑变形是大脑在非惯性力场作用下相对颅骨的转动与颅骨边界约束之间相互作用形成的,所以颅脑边界的假设对于准确计算大脑应变有十分重要的意义。由于脑脊液为液体,故其界面摩擦较小,最简单的建模方式为直接采用无摩擦颅脑边界,即局部大脑可以相对于颅骨自由滑动(整体滑动还是会被颅脑界面的几何特征所约束)。此外,也可以对脑脊液界面处进行进一步的精细化建模,以得到更为精确的计算结果。

(1) 脑脊液的线弹性模型以及线性黏弹性模型

除了采用无摩擦颅脑边界假设,还可以将脑脊液界面用网格表示,并在这些网格中采用大体积模型和泊松比,以及极小的切变模量,从而模拟自由滑动的边界以及脑脊液的存在。同样的,还可以采用上述的 Kelvin-Maxwell 线性黏弹性材料模型对脑脊液进行描述。类似地,脑脊液的切变模量将始终保持在较低的水平,从而模拟大脑相对颅骨的自由转动。以上这两种方式,并没有对脑脊液进行液体建模,而是通过改变固体模型中的切变模量实现近似液体的自由滑移特性进行模拟计算。

(2) 脑脊液的状态方程

对脑脊液进行液体的力学建模,则需要给出其压力的计算方法,一种常用的模型为 Mie-Gruneisen 状态方程

$$P = \frac{\rho_0 c_0^2 \eta}{(1-s\eta)^2}\left(1 - \frac{\Gamma_0 \eta}{2}\right) + \Gamma_0 \rho_0 E_m \qquad (12.40)$$

式中,ρ_0 为基准密度;$\eta = 1 - \rho/\rho_0$;ρ 为材料瞬时密度;Γ_0;c;s 为材料常数。

4. 典型人体头部有限元模型介绍

(1) Simulated Injury Monitor (SIM)

SIM 由美国高速公路安全管理局(National Highway Traffic Safety Administration)研发,如图 12.21(a)所示,共计 45 875 个有限元单元,主要包括大脑、小脑、脑干、脑室、脑脊液、蛛网膜、软脑膜、帐篷隔膜和血管。

(2) Wayne State University Brain Injury Model (WSUBIM)

WSUBIM 由维恩州立大学(Wayne State University)2001 年开发[20],如图 12.21(b)所示,共计 314 500 个有限元单元,对颅骨、头皮、硬脑膜、矢状裂大脑镰、小脑障、软脑膜、窦、脑脊液、大脑、小脑、脑干、脑室 和桥联静脉进行了建模。脑脊液采用固体单元进行建模,采用近不可压缩的弹性模型,大脑与硬脑膜之间接触为低摩擦滑动接触。

(3) KTH head model

KTH head model 由瑞典皇家理工(KTH)2007 年研发[16],如图 12.21(c)所示,共计 21 345 个有限元单元,对颅骨、面部骨骼、头皮、大脑、小脑、硬脑膜、脑镰和 11 对桥联静脉进行建模。脑脊液层采用壳单元进行建模,并采用了线弹性假设。硬脑膜与头皮的自由度绑定,而与脑脊液层处于滑动接触状态。KTH 模型引入了代表轴索的各向异性材料本构模型,是目前使用最为广泛的头部有限元模型之一。

(4) Global Human Body Models Consortium (GHBMC)

GHBMC 是全身人体模型,主要用于车辆安全研究,其中 GHBMC 头部模型由维恩州立大学研发[21],如图 12.21(d)所示,共计 270 552 个有限元单元,包括大脑、小脑、脑干、脑室、桥接静脉、脑脊液、颅骨、面骨、脑膜、硬脊膜和帐篷隔膜,并且与身体模型相连。模型中硬脑膜与蛛网膜之间存在 0.1 mm 左右的空隙,界面允许二者在低摩擦因数(0.1)的约束下进行滑动。GHBMC 是目前使用最广泛的头部有限元模型之一。

(5) Total Human Model for Safety (THUMS)

与 GHBMC 模型类似,THUMS 也是全身人体模型,并主要用于车辆安全研究[18,22]。THMUS 头部模型如图 12.21(e)所示,包括大脑、小脑、脑干、脑室、脑脊液、颅骨、面骨、硬脊膜、硬脊膜并且与身体模型相连接。模型中硬脑膜与蛛网膜之间通过代表脑脊液的线弹性模型连接。

(6) ADAPT

ADAPT 由瑞典皇家理工（KTH）2020 年研发，其在原有的 KTH 头部模型的基础上引入了大脑表面的沟回结构和根据个人的大脑几何特征调整的功能[17]，如图 12.21(f) 所示。ADAPT 头部模型的单元尺寸显著小于其他的头部模型，故其计算量较大，在现有的计算能力下主要用于对单独的创伤性脑损伤病例进行分析，而不用于大样本量的创伤性脑损伤数据库分析。

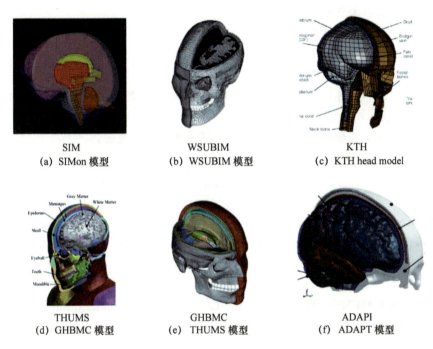

图 12.21　典型的人体头部有限元模型

5. 人体头部深度学习模型

人体头部有限元模型的计算量是限制其应用的原因之一。即使是使用单元数量较少，结构简单的有限元模型计算，仍需在高性能计算机上进行数小时的仿真才可以得到大脑应变等结果。这使得在临床上无法及时根据大脑应变对伤者进行诊断，也难以对大规模的头部碰撞数据进行分析。为了解决这一问题，研究者提出了人体头部深度学习模型[23-26]。深度学习模型以有限元模型的计算结果为目标进行训练学习，其输入为头部的加速度，输出为大脑应变或应变率的分布。为了将头部加速度的输入信息提供给全连接层，深度学习模型的第一步是对加速度-时间曲线提取特征，组成特征集，并输入全连接层对大脑应变预测计算。

目前人体头部深度学习模型可以达到与有限元模型相同的误差水平，并且几乎可实时完成计算。然而深度学习模型的精度受其训练数据集的影响较大。例如，基于交通事故头部碰撞所训练的模型，在体育运动中的计算精度较低。为了解决这一问题，研究者引入了转移学习、域自适应的方法，通过少量目标种类的数据对模型进行预先调整，从而提高其计算精度。同时，为了进一步减少深度学习对训练数据样本量的依赖，研究者对大脑单元进行主成分分析，发现大脑应变的第一阶主向量表征了大脑 80% 以上的方差。通过对大脑应变的前两阶主向量进行计算，可以在保持计算精度的情形下大幅降低模型对训练数据的需求。

思 考 题

1. 在体育运动中常见的创伤性脑损伤是什么？在战争环境中常见的创伤性脑损伤是什么？请简述损伤原因。
2. 创伤性脑损伤的大脑病理有哪些？重度脑损伤和轻度脑损伤的病理有哪些区别？
3. 创伤性脑损伤有哪些检测方法？
4. 根据表 12.1 中数据，计算 FRA。
5. 头部碰撞加速度测量的主要困难是什么？
6. 目前测量头部碰撞加速度的技术手段有几类？
7. 请验证式(12.34)，并计算当 $r_0=15\text{cm}$ 时，假设大脑密度与水一致，头部转动加速度与头部力矩之间的关系。
8. 请简述 ADAPT 头部模型相对于 KTH 头部模型有哪些改进。

参 考 文 献

[1] JAMES, S L, THEADOM A. ELLENBOGEN R G, et al. Global, regional, and national burden of traumatic brain injury and spinal cord injury, 1990-2016: a systematic analysis for the global burden of disease study 2016[J]. The Lancet Neurology, 2019, 18(1):56-87.

[2] MAAS A I, MENON D K, MANLEY G T, et al, Traumatic brain injury: progress and challenges in prevention, clinical care, and research[J]. The Lancet Neurology, 2022, 21(11):1004-1060.

[3] Physique, S. http://www.santephysique.com/blog/traumatic-brain-injury/.

[4] O'KEEFFE E, KELLY E, LIU Y, et al. Dynamic blood-brain barrier regulation in mild traumatic brain injury[J]. Journal of Neurotrauma, 2020, 37(2):347-356.

[5] Mez J, DANESHVAR D H, KIERNAN P T, et al. Clinicopathological evaluation of chronic traumatic encephalopathy in players of American football[J]. Jama, 2017, 318(4):360-370.

[6] KURLAND, D, HONGC, AARABI B et al. Hemorrhagic progression of a contusion after traumatic brain injury: a review[J]. Journal of neurotrauma, 2012, 29(1):19-31.

[7] KUO, C, SHEFFELS J, FANTON M et al. Passive cervical spine ligaments provide stability during head impacts[J]. Journal of the Royal Society Interface, 2019, 16(154):20190086.

[8] GAYZIK F S, MORENO O P, VAVALLE NA et al. Development of the global human body models consortium mid-sized male full body model[C]. Washington, DC, VSA: National Highway Traffic Safety Administration, 2011.

[9] Fanton M, KUO C, SGANGA I, et al. Dependency of head impact rotation on head-neck positioning and soft tissue forces[J]. IEEE Transactions on Biomedical Engineering, 2018, 66(4):988-999.

[10] RAHAMAN M M, FANG W, FAWII AL, et al. An accelerometer-only algorithm for determining the acceleration field of a rigid body, with application in studying the mechanics of mild traumatic brain injury[J]. Journal of the Mechanics and Physics of Solids, 2020, 143:104014.

[11] SANCHEZ, E J, GABLER LF, GOOD A B et al. A reanalysis of football impact reconstructions for head kinematics and finite element modeling[J]. Clinical biomechanics, 2019, 64:82-89.

[12] FUNK, J R, ROWSONS, DANIEL R W et al. Validation of concussion risk curves for collegiate football players derived from HITS data[J]. Annals of biomedical engineering, 2012, 40:79-89.

[13] CECCHI, N J, DOMELAG, LIU Y, et al. Identifying factors associated with head impact kinematics and brain strain in high school American football via instrumented mouthguards[J]. Annals of Biomedical Engineering, 2021, 49:2814-2826.

[14] LIU, Y, DOMEL AG, CECCHI NJ, et al. Time window of head impact kinematics measurement for calculation of brain strain and strain rate in American football[J]. Annals of biomedical engineering, 2021, 49(10):2791-2804.

[15] LIU Y, DOMELAG, YOUSEFSANI SA, et al. Validation and comparison of instrumented mouthguards for measuring head kinematics and assessing brain deformation in football impacts[J]. Annals of biomedical engineering, 2020, 48:2580-2598.

[16] KLEIVEN S, Predictors for traumatic brain injuries evaluated through accident reconstructions[J]. Stapp Car Crash Journal, 2007, 51(5):81.

[17] LI X, ZHOU Z, KLEIVEN S, An anatomically detailed and personalizable head injury model: Significance of brain and white matter tract morphological variability on strain[J]. Biomechanics modeling in mechanobiology, 2021, 20:403-431.

[18] LI KUI, WANG JIAWEN, LIU SHENGXIONG et al. Biomechanical behavior of brain injury caused by sticks using finite element model and Hybrid-Ⅲ testing[J]. Chinese Journal of Traumatology, 2015, 18(02):65-73.

[19] MADHUKAR A, OSTOJA-STARZEWSKI M. Finite element methods in human head impact simulations: a review [J]. Annals of Biomedical Engineering, 2019, 47: 1832-1854.

[20] RAUL J S, DECK C, WILLINGER R, et al. Finite-element models of the human head and their applications in forensic practice[J]. International journal of legal medicine, 2008, 122:359-366.

[21] SCHWARTZ D, GULEYUPCGLUB, KOYA B, et al. Development of a computationally efficient full human body finite element model[J]. Traffic injury prevention, 2015, 16(sup1):S49-S56.

[22] IWAMOTO, M, NAKAHIRA Y, KIMPARA H, Development and validation of the total human model for safety (THUMS) toward further understanding of occupant injury mechanisms in precrash and during crash[J]. Traffic injury prevention, 2015, 16(sup1): S36-S48.

[23] ZHAN X. LI Y, LIU Y, et al. Machine-learning-based head impact subtyping based on the spectral densities of the measurable head kinematics[J]. Journal of Sport and Health Science, 2023,12(5):619-629.

[24] ZHAN X, LI Y,LIU Y,et al. Piecewise multivariate linearity between kinematic features and cumulative strain damage measure (CSDM) aAcross different types of head impacts[J]. Annals of Biomedical Engineering, 2022, 50(11):1596-1607.

[25] ZHAN X,LI Y,LIUY, et al. Predictive factors of kinematics in traumatic brain injury from head impacts based on statistical interpretation[J]. Annals of biomedical engineering, 2021, 49:2901-2913.

[26] ZHAN X, LIU Y,RAYMOND SJ, et al. Rapid estimation of entire brain strain using deep learning models[J]. IEEE Transactions on Biomedical Engineering, 2021, 68(11):3424-3434.

[27] KIMPARA H. IWAMOTO M. Mild traumatic brain injury predictors based on angular accelerations during impacts[J]. Annals of biomedical engineering, 2012, 40:114-126.

第 13 章　细胞力学生物学

细胞是生命体最基本的结构和功能单位。微观上,细胞是由亚细胞组元(细胞膜、细胞壁、细胞核、细胞器等)和各种不同大小分子组成;宏观上,细胞与其他胞外基质成分构成了生命体的各种组织和器官。细胞生物学通过研究其生理过程、细胞结构、细胞与外环境的相互作用来阐明细胞功能,传统细胞生物学研究主要集中于生物化学范畴,病理过程被视为生物化学信号传递的中断,分子与细胞表面受体的结合能实现细胞外信号对细胞功能的调节,基本细胞进程如细胞分裂被认为由多个生物化学事件驱使。但是近些年来,科学的快速发展表明物理特性尤其是力学因素对一些基本细胞进程的正常运作至关重要,力学载荷可以作为胞外信号来调节细胞功能,力学刺激的大小、方向及分布均可影响细胞的生物学响应。生理学水平的力学刺激是组织器官结构发育与功能维持的必要条件之一,关系到生命体的生长、分化、自身稳定、生命延续等,提高或降低力学刺激既可诱导细胞增殖,亦可促进细胞死亡,从而引发机体一系列病理学变化,如危及人类健康的几种主要疾病,包括骨质疏松症和动脉硬化等,均与力学感知和(或)功能障碍有关。细胞力学生物学主要研究在不同力学环境下的细胞发育、生长、增殖、分化和凋亡,细胞对作用力的感受、传递、传导和响应机制及其与周围环境(细胞、基质、界面等)的相互作用,细胞主动力学行为及其生物学关联,细胞生物学图式的形成等生物学过程和规律。细胞力学生物学研究有助于揭示正常机体生长、发育和衰老的生物力学机理和自然规律,同时有助于发现外力在机体疾病发病机理中的作用,对于疾病诊断、治疗和新型药物、技术的研发都有重要的理论和实际意义。

细胞力学生物学研究的关键实验器材之一是体外细胞力学加载实验装置,本章选取了体外细胞剪切和牵张力学加载实验装置进行归纳。细胞力学生物学研究人体各类细胞,尤其是与人体骨骼系统、运动系统和血液循环系统等有关的细胞,因此本章综合讲述了骨组织细胞力学生物学,其中重点关注了骨组织细胞的力致钙响应,以及骨组织细胞对力学载荷的响应,总结了血管细胞力学生物学相关内容,其中主要归纳了剪切力对内皮细胞的影响,以及牵张力对平滑肌细胞的影响。另外,由于干细胞具有自我更新和多向分化的能力,尤其是具有强大的向骨组织细胞和血管细胞等方向分化的潜能,机械力学因素及力学信号转导在这些过程中起到重要的作用,因此本章最后还介绍了干细胞力学生物学,聚焦于力学微环境与干细胞的成骨细胞向分化和血管细胞向分化。

13.1　体外细胞力学加载实验装置

13.1.1　体外细胞剪切力学加载实验装置

本节总结了体外给细胞加载剪切力刺激的实验装置,主要包括平行平板流动腔系统、锥板流室装置、轨道摇床系统和微流控系统等[1]。

1. 平行平板流动腔系统

平行平板流动腔是比较常用的体外细胞剪切力学加载实验装置。在平行平板流动腔中,两板平行放置,提供用于流体流动的两端开口的通道。流室的上板通常是透明的,便于显微镜观察下板的细胞层。在压力驱动下,培养液流经细胞产生剪切力,包括用于定常流的重力压头和用于恒流或非定常流的主动泵。

流体加载于细胞的剪切力受流速、流体黏度和流室几何形状等因素影响,对于定常、充分发展的牛顿层流,壁面流体剪切力(Fluid Shear Stress,FSS)可表示为

$$\text{FSS} = \frac{6\mu Q}{wh^2} \tag{13.1}$$

式中,Q 为体积流量;μ 为流体黏度;w 为流道宽度;h 为流道高度。

式(13.1)的适用条件是,剪切力视为近似均匀,并且待研究的细胞培养区必须离流道入口足够远,以确保流动充分发展。对于定常流,通过式(13.2)可求出距入口的合理距离(L_e)。

$$L_e = ahRe \tag{13.2}$$

式中,Re 为雷诺数;h 为流道高度;a 为经验确定的常数,通常为 0.04。

平行平板方法已被应用于脉动、振荡和湍流等状态的流体[2]。如果非定常流满足式(13.3)和式(13.4)的条件,可以视为是"准稳定的"流体。

$$\frac{h}{\lambda_v} = h\sqrt{\frac{\rho \pi f}{\mu}} < 2 \tag{13.3}$$

$$f < \frac{4\mu}{\rho \pi h^2} \tag{13.4}$$

式中,λ_v 为震荡边界层厚度;f 为流量频率。

"准稳定的"非定常流的剪切力可通过式(13.1)求解。当不符合上述条件时,可以使用微型电子机械系统传感器直接测量壁面的传热,然后根据传热学原理计算剪切力。

平行平板流动腔系统优点很多。第一,设计简单且易于修改,以适应特定实验的需要。通过控制流室边界和入口长度等因素,使流体达到定常流状态。剪切力与流量呈线性关系,易于计算。第二,便于安装显微镜,可直接观察细胞和流动模式。第三,封闭式流动回路可实现液体再循环和连续介质采样。

但是平行平板流动腔也有局限性。如果进行长时间实验,需要在整个过程中确保适当的温度和酸碱度,这会消耗大量介质,且细胞污染率高。如果液体体积大,很难检测到代谢物,而减小流动腔会减少细胞数量。另外,平行平板流动腔中的流动是压力驱动的,这使得剪切力不能独立于静水压力,对于需要检测单独剪切力的研究来说,静水压力将是一个干扰因素。

2. 锥板流室装置

锥板流室装置由培养皿和放置在其中的旋转锥体组成,用于量化和分析细胞对于流体剪切的响应,这些响应随流动模式和参数(如锥角、角速度和锥尖与板之间的间隙高度)而变化。

锥板流室装置的一个显著优点是可以将具有精确和复杂波形的剪切力加载于细胞上。通过改变几何形状和速度,剪切力可以扩展到湍流范围。由于流动不是由压力驱动的,因此细胞的响应与静水压力无关。另外,锥板流室所需的流体介质体积相对较小,更容易检测细胞代谢物。

然而,由于介质处于开放环境中,蒸发会影响长期研究。不太容易直接观察锥板流室中培养的细胞,且不允许连续采样,因此更难获得实时的细胞形态学和生化分析等数据。另外,锥板流室的通量相对较低,研究人员可改进传统锥板流室以适应高通量研究,例如,设计出可以适用于标准96孔培养皿的锥板装置。

3. 轨道摇床系统

轨道摇床系统的原理是在摇床平台上的培养皿中培养细胞,平台的移动会诱导皿内流体产生圆周运动,该流体运动向培养皿上的细胞加载剪切力。

轨道摇床系统的优点是能够产生更大的扰动流面积和剪切力梯度,便于成像和生化分析。由于可以在一个平台上放置多个多孔板,因此提供了高吞吐量,同时所需液体体积小,可以使用小分子抑制剂并检测分泌产物。另外,锥板和平行平板流动腔使用较少超过 48 h,而轨道摇床提供了长期研究(10 天或更长)的可能性。而且皿内加载的剪切力范围易于改变,中心处的细胞可暴露在多向流动中,这是其他方法难以实现的。

与其他方法相比,轨道摇床系统的主要缺点是难以计算细胞受到的剪切力,虽然可以估计最大的剪切力值,但准确的结果需要由计算模拟得出。

4. 微流控系统

近年来,可以模拟体内真实机械条件下剪切力的微流控技术被广泛利用。顾名思义,微流控是一种精确控制和操控微尺度流体的技术,尤其特指亚微米结构的技术,又称芯片实验室或微流体芯片技术。利用微流控技术加载剪切力可以是被动或主动的,被动加载指入口流量保持不变,在同一区域产生恒定的剪切力;主动加载则是利用泵等外部设备,通过改变入口流量来动态调节剪切力。

微流控技术可以精确控制剪切力的类型、大小和加载时间,如 Feng 等[3]开发了一种拥有逐步增加宽度的流道,如图 13.1(a)所示,又如 Chen 等[4]设计了 Y 型微流控装置,如图 13.1(b)所示。同时,微流控可以重建复杂的几何图形,如 Li 等[5]设计了一个完整的微血管网络,可以研究包括不同剪切条件下的内皮细胞,如图 13.1(c)所示,更重要的是,从微流控技术衍生出了器官芯片技术,它是一种利用微加工和微流控技术模拟生理结构和功能的三维微流控细胞培养系统,细胞通常生长在微腔或多孔膜的表面,培养基通过 $10\sim 100~\mu m$ 大小的微通道连续灌注,流速可精确控制,并提供剪切力,这类模型一般由多种类型的细胞组成,如 Sobrino 等[6]提出的体外血管化微肿瘤平台如图 13.1(d)所示。微流控技术还可以结合现代显微镜技

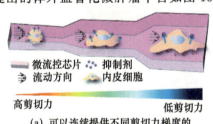

(a) 可以连续提供不同剪切力梯度的高通量微流控生物芯片示意图[3]

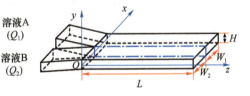

(b) Y 形微流控装置示意图[4]

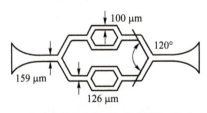

(c) 微流控微血管网络的原理图:显示了不同层次微通道的分叉角度和宽度[5]

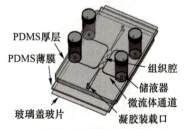

(d) 体外血管化微肿瘤平台示意图[6]

注:PDMS(Polydimethylsiloxan),聚二甲基硅氧烷。

图 13.1 微流控系统的改进策略[1]

术,实现细胞对剪切力反应的实时观察。另外,多学科技术的联合应用可以实现复杂的微流体系统,将微流控技术与声力光谱相结合,可以开发长期动态剪切力培养平台,研究人员结合微加工、生物力学数值分析和细胞生物学等,设计并成功制备了一种在体外模拟血管生成初始阶段微环境的三维血管芯片及其控制系统,具有自动、高效、高仿真、低消耗等特点,可对内皮细胞所受剪切力、跨内皮流、间质流及生长因子浓度梯度等进行精准调控[7]。

微流控的主要缺点是在微型设备中可以培养的细胞数量较少。对于聚二甲基硅氧烷微流控芯片中培养的可视化细胞,往往因为样品太少,无法使用传统的生化检测方法,如蛋白或核酸印迹、凝胶电泳、比色检测和磁性或荧光激活的细胞分选等。对于毛细血管,生化分析可以通过研究数百根毛细管束来收集足够的细胞数量来实现,然而,毛细管束中的细胞不能直接成像。研究人员正试图设计适应微流控收集较少细胞的生化技术,或通过将流式细胞术等技术与微流控设备一起使用,来解决这一问题。另外,与平行平板技术一样,微流控装置中的流动是由压力驱动的,如果目标是用多个刺激重建体内条件(即重建研究),微流控技术具有更现实的优势,然而,如果研究目的是单独的剪切力的影响(即结构性研究),压力可能是一个干扰变量。

13.1.2 体外细胞牵张力学加载实验装置

与剪切力一样,牵张力也是体内细胞所感受的典型力学刺激之一。体外细胞牵张力学加载实验装置通常使用弹性基底膜作为基底材料,可以直接拉伸膜,也可以通过气体、液体、真空等间接使弹性基底膜变形,从而拉伸附着在膜上的细胞。这里总结了主要的体外细胞牵张力学加载实验装置,可以分为单轴拉伸(见图13.2(a))、双轴拉伸(见图13.2(b))和等轴拉伸(见图13.2(c))等[8]。

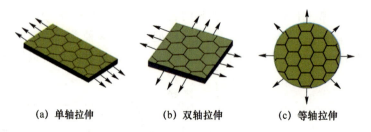

(a) 单轴拉伸 (b) 双轴拉伸 (c) 等轴拉伸

图 13.2 体外细胞拉伸装置示意图[8]

1. 单轴的纵向拉伸装置

纵向细胞拉伸装置一般是在矩形膜上培养细胞,可以对膜的两端加载拉力,也可以将膜的一端固定,对另一端加载拉力。纵向拉伸装置最容易制造和控制,而且所有变形都发生在平面内,因此很容易用显微镜观察细胞。理论上,纵向拉伸装置只在拉伸方向上对细胞产生力,但事实上,由于膜上的力分布不均匀以及泊松效应导致的不均匀横向收缩,会出现复杂的二维应变模式。另外,纵向拉伸装置一般通过步进电机和直流电机驱动细胞培养膜变形,电机驱动的优点是设备简单,易于设计,但缺点也非常明显,会导致培养箱内温度升高或增加污染风险。使用电磁驱动可以解决这个问题,如由电磁驱动的细胞拉伸装置,装置中安装了磁铁,产生的磁力使聚二甲基硅氧烷装置的前后壁变形,进一步传递到膜上,从而拉伸膜上的细胞。

2. 四点弯曲加载装置

四点弯曲加载装置的主要部件是加载板和致动器,在四点之间的加载板上培养细胞,当外力使加载板弯曲时,加载板上的细胞会受到拉伸。使用标准梁弯曲方程可以计算应变(ε)。

$$\varepsilon = \frac{td}{a}(L-1.33a) \tag{13.5}$$

式中,L 为两个外侧压力点之间的距离;a 为外侧和内侧压力点之间的距离;t 为加载板的厚度;d 为压力点移动的距离。

为了提高四点弯曲加载装置的精确度,研究人员使用计算机控制线性致动器组件来驱动装置,从而精确控制装置的垂直位移幅度和位移速率。四点弯曲加载装置的优点是可以对细胞加载均匀地拉伸,但是,如果培养板的弯曲度太大,就会对细胞产生剪切,这将对细胞加载多重机械力。

3. 双轴细胞拉伸装置

当膜的另一侧也被单独的制动器夹紧和拉伸时,就会形成与另一条轴线成 90°的第二条拉伸轴线,这种拉伸就是双轴拉伸。双轴拉伸装置通常需要 2~4 个电机来拉伸矩形或特殊设计的十字形膜,当所有电机都能独立控制时,细胞就能暴露在复杂、动态和空间变化的应变场中。Tremblay 等[9]巧妙地利用低压进行细胞拉伸,该装置由 4 个低压通道、2 个流体通道和 1 层膜组成,该膜在 2 个流体通道之间形成用于细胞生长的表面,顶部的流体通道用来种细胞,而底部的流体通道用来补偿在种细胞时产生的压力,当力加载到低压通道时,就会使细胞周围的垂直壁发生变形,从而拉伸细胞。

4. 等轴细胞拉伸装置

等轴细胞拉伸装置可以将液体或气体注入基底膜和基座之间的封闭室从而使基底膜变形,并调整封闭室中的液量或气体量来改变弹性基底膜的变形,进而调节附着在膜上的细胞所受力的大小。Wang 等[10]设计了一种由三层聚二甲基硅氧烷(顶部穿孔层、中间薄膜和底部图案层)组成的拉伸装置,当向中间膜和底层之间的空腔注入一定体积的水时,膜会从原来的平面变成球形帽状,细胞受到轴对称和不均匀应变的作用。Costa 等[11]设计了一种特殊的介电弹性体致动器,在电激励下致动器变形,致动器和膜之间的液体被挤压,从而使膜变形。虽然这些装置可以为培养板提供精确应变,但细胞受到的应变并不等同于培养板上的应变,而且会受到细胞形态和培养时间的影响。

等轴细胞拉伸装置还可以使用真空来驱动膜变形。1985 年,Banes 等设计了柔性圆形细胞培养板,并将这些培养板连接到真空管上,当真空作用于培养孔时,会对基底产生向下的拉伸,从而使基底变形。1987 年,利用真空产生的负压使基底膜变形的装置实现了商业化,并被命名为 Flexcell 加载系统,该系统可产生非均匀、各向异性的应变,且膜中心和边缘的力不同。后来,Flexcell 公司推出了 FX-5000,在弹性膜中心下方固定圆形表面的加载柱,利用真空拉伸弹性膜的外围环形部分,中心圆柱形平台上的基底膜保持在一个平面上,从而产生均匀的等轴应变。FX-5000 有以下优点:其一,计算机系统可以精确调节拉伸的加载周期、大小、频率、持续时间等;其二,系统可以连续运行并保持波形稳定;其三,设备操作简单,只需调整参数和培养细胞即可。然而,此装置下,只有膜的中心区域会产生等轴应变,外围区域则会产生不同的应变,由于成像区域在拉伸方向是均匀的,因此这种异质性对显微分析来说问题不大,但在实验结束后如果对细胞进行免疫印迹等生化分析,这种不均匀性就影响分析结果。在膜的中心区域培养所有细胞可以解决这一问题,但同时会减少培养细胞的面积。

产生等轴拉伸的方法还可以使用电机驱动的圆柱形支柱使基底膜向上变形,使细胞受到拉伸作用。研究者将培养细胞膜置于培养孔壁下方,将直径相同的圆形压头插入培养孔壁的圆形槽中,使细胞受到拉伸作用,但是由于压头与膜之间存在摩擦力,会造成一定的损伤。为了改善这一问题,可以使用有化学惰性的硅渗透润滑脂,将膜与压头之间的摩擦力降至最低,但是大多数润滑剂都会与聚二甲基硅氧烷膜发生反应,而且由于聚二甲基硅氧烷的多孔性,这会导致润滑剂渗透到细胞,污染培养环境,另外还需要提供一个加湿环境,以减少润滑剂的蒸发。也可以使用硬塑料制成的凹槽柱子,每根柱子的顶部都在中心倾斜以减少弹性膜与柱子之间的接触面积,并在每根柱子周围添加润滑剂以减少摩擦。Rezaee 等[12]设计制造了一种装置,可以在二氧化碳培养室中产生应变,柱子固定在膜下面,通过上下移动膜拉伸培养细胞。上述装置的设计和使用都非常简单,制造成本也很低,而且都能产生等轴拉伸。

总之,体外细胞力学加载实验装置是细胞力学生物学研究的重要组成部分,合适的体外细胞力学加载实验装置将大大提高实验的成功率和结果的可重复性。在选择体外细胞力学加载实验装置时,研究人员需要考虑以下方面:加载力的类型和大小、培养的细胞数量、成像要求、培养室的密封性和成本因素等。具体地说,装置必须能够产生所需的力学类型和参数,同时,细胞培养室的类型取决于实验中的分析方法,如免疫印迹或聚合酶链式反应,以及是否需要回收细胞和代谢物或连续采样等。另外,成像也很重要,如果需要观察单层细胞,应该选择合适的细胞培养室材料。整个设备的大小应考虑模拟环境的条件、要培养的细胞数量和成本等。

13.2 骨组织细胞力学生物学

13.2.1 骨组织细胞的基本性质

1. 骨内的主要细胞成分

骨内的主要细胞包括成骨细胞(Osteoblasts)、破骨细胞(Osteoclasts)和骨细胞(Osteocytes),它们紧密相连,互相合作,维持骨组织的正常结构和功能。

成骨细胞主要由内外骨膜和骨髓中基质内的间充质细胞分化而来,其分化过程受一系列转录因子的调控,其中 Runt 相关转录因子 2(Runt-Related Transcription Factor 2,Runx2)又叫核心结合因子 α1(Core Binding Factor Alpha 1,cbfa1),是决定其成骨分化方向的关键转录因子之一。成骨细胞在分化的不同阶段表达不同的表型蛋白,能特异性分泌多种生物活性物质,调节并影响骨的形成和重建过程。成骨细胞在类骨质表面排列成行,当基质沉积和矿化并行时,细胞变薄,其中一些嵌在骨基质中成为骨细胞,其他的成骨细胞或者消失,或者在新形成的骨表面成为衬细胞,此外,成骨细胞还参与矿化。

破骨细胞是骨吸收的主要功能细胞,在骨发育、生长、修复、重建中具有重要的作用。破骨细胞起源于血系单核-巨噬细胞系统,是一种特殊的终末分化细胞,由单核前体细胞通过多种方式融合形成巨大的多核细胞,主要功能是吸收矿化的骨、牙本质和钙化的软骨。

骨细胞是骨组织中的主要细胞,是骨形成停止后包埋于骨基质中的细胞,被认为是成骨细胞谱系中最为成熟的终极分化细胞。骨组织不断地进行着重建,骨重建过程包括骨的分解吸收与新骨的形成。破骨细胞负责骨分解与吸收,而成骨细胞负责新骨形成。破骨细胞贴附在旧骨区域,分泌酸性物质溶解矿物质,分泌蛋白酶消化骨基质,形成骨吸收陷窝;其后,成骨细胞行至被吸收部位,分泌骨基质,骨基质矿化而形成新骨。骨陷窝通过小管相互连通,小管内含骨细胞的胞质突起,骨细胞能通过小管和循环系统互相连通,输送氧气、营养和废物。破骨与成骨过程的平衡是维持正常骨量的关键。

2. 骨内细胞的力学微环境

由于骨具有复杂的微观结构,因此骨内的细胞也会受到多种形式的力学作用。当人们运动时,来自肌肉的收缩力以及重力会使骨发生变形,骨基质的变形会引起附着于其上的细胞产生相应的应变。另外,骨变形时骨内的孔隙体积会发生变化,造成不同位置处液体的压力差,进而驱动液体发生流动,从而在细胞表面引起剪切力。当然,这些液体中的压力也会直接作用于细胞使其产生相应的应变。

目前已有大量研究证实,载荷作用下骨内孔隙结构中的液体会发生流动,所产生的流体剪切力是使骨组织细胞产生生物学响应的主要因素[13]。骨组织流体剪切力变化范围较大,且不同物种或不同骨组织均存在差异,目前尚无有效的流体剪切力测定技术,利用数学模型复合实验能够较好地推测骨组织流体剪切力的范围,骨细胞突起富含肌动蛋白骨架,通过纤维状的横向元件与骨小管基质连接,对流体剪切力刺激具有一定的放大作用,因此流体剪切力微环境是骨细胞重要的力学微环境。

当人们从事各种活动,例如,站立、散步、跑步等,肌肉的收缩力、重力以及地面或与其他物体接触面上的反作用力等都会作用于骨,并引起骨基质发生不同程度的变形。通常人体运动所产生的力学载荷是周期性变化的,从而不可避免地会在骨组织细胞周围产生动态力学刺激,进而使细胞产生动态的变形。如图13.3所示,骨组织细胞中的多种细胞结构有助于感知剪切力和基质应变,包括连接蛋白、离子通道、初级纤毛、糖萼、细胞骨架和整合素等[14]。

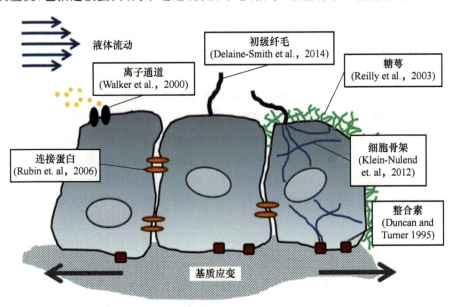

图 13.3 骨细胞中的多种细胞结构有助于感知剪切力和基质应变[14]

13.2.2 骨组织细胞的力致钙响应

受到力学刺激后,在较短时间(10 s~1 min)内,骨组织细胞内钙离子浓度的迅速升高是最早发生的生物学响应之一,这种现象通常称为骨组织细胞的力致钙响应。骨组织细胞的力致钙响应可以影响矿化过程中的钙沉积现象,即在胶原纤维上形成羟基磷酸钙结晶,但钙沉积效应通常发生于较长的时间尺度(10天至数月)[15]。

胞质内钙离子浓度的升高主要来自于细胞外钙离子的内流和细胞内钙库如内质网的释

放。胞外钙的内流可能是骨组织细胞力致钙响应的触发源,没有胞外钙的内流,胞内钙池的钙也不能释放,胞外钙内流是三磷酸腺苷释放的必要条件,进而可以影响细胞间的钙传递[16]。胞外钙离子进入细胞主要通过细胞膜离子通道,如力敏感选择性阳离子通道或电压敏感钙离子通道。研究表明,力学刺激可以增加成骨细胞的力敏感选择性阳离子通道的开放概率,破骨细胞的力敏感选择性阳离子通道是瞬时感受器电位离子通道香草素受体 4(Transient Receptor Potential Vanilloid 4,TRPV4),可以调节钙离子内流并最终调控破骨细胞分化和骨重建。研究表明,力学刺激作用于骨组织细胞后,胞内的三磷酸腺苷会经由激活的间隙流出到胞外溶液中,与细胞膜上的 P2 受体结合,激活 G 蛋白耦联受体以及磷脂酶 C,产生三磷酸肌醇,与内质网上的相应受体结合促使钙离子释放进入胞浆中,当胞浆中钙离子浓度升高到一定程度后,钙离子将回到胞内钙池中直到下一次钙释放。

关于骨组织细胞的力致钙响应仍有许多问题尚未解决,如对于力学加载条件的严格控制,包括力的方向、大小、频率等,以反映真实的生理状态。另外,不同骨组织细胞钙响应、传递的时空特性及其特定的细胞生物学行为之间的联系,还有细胞的短时钙响应与骨组织的长期重建行为之间的关联,这些都是需要迫切解决的问题[15]。

13.2.3 骨组织细胞对力学载荷的响应

1. 剪切力对骨组织细胞的影响

研究表明,骨组织细胞会在剪切力作用下发生明显的生物学效应[17]。首先,流体剪切力(0.5~2 Pa)已被广泛报道会影响体外成骨细胞,包括生化因子和基因表达的变化,具体来说,流动剪切力能迅速增加细胞内钙、三磷酸肌醇、一氧化氮、前列腺素 E2、三磷酸腺苷水平,也可以调节骨桥蛋白、环氧化酶-2、c-FOS 以及与基质代谢相关的基因如 I 型胶原的表达[14]。如对成骨细胞加载 12 dyn/cm^2 的流体剪切力,发现细胞表达环氧化酶-2 活性增强,环磷酸腺苷反应元件结合蛋白和核转录因子-κB 含量增加。在 RNA 干扰实验阶段,研究者制备了针对细胞外调节蛋白激酶 5(Extracellular Regulated Protein Kinases5,ERK5)的小干扰 RNA,将其转染导入细胞并使用相同的剪切力干预,发现转染细胞在 ERK5 表达被抑制的情况下不能通过剪切力刺激上调环氧化酶-2、环磷酸腺苷反应元件结合蛋白及核转录因子-κB 水平。通过 ERK5 负性调节 Kruppel 样因子 4 的表达,可以促进成骨细胞增殖,ERK5 可能在力学信号传导中起着重要作用。

流体剪切力还可以影响骨细胞。研究表明 10^{-4} N/cm^2 的流体剪切力作用于骨细胞 10 s 后,体积未出现显著性变化,微丝和微管网络均表现出类似的剪切应变特点。Xu 等[18]研究发现,对骨细胞加载最大剪切力为 10^{-4} N/cm^2、振荡频率为 1 Hz 的振荡性流体 2 h,能够显著提高整合素及其相关分子的基因表达水平,说明整合素相关信号通路在骨细胞的生物力学信号感知和转导中起重要作用,另外,流体刺激会上调骨细胞力学敏感性钙通道多囊蛋白 2 的表达水平,增加一氧化氮和前列腺素 2 的分泌。

除了对成骨细胞和骨细胞的作用,研究者们还探究了流体剪切力对抑制破骨的影响。给小鼠骨髓基质细胞加载 1 Hz 振荡剪切力(±1 Pa),结果显示剪切力对细胞的影响与作用时间和剂量有关,能够抑制核转录因子-κB 受体活化因子配体表达,提高破骨细胞抑制因子水平,减少破骨细胞形成,抑制骨降解。

2. 牵张力对骨组织细胞的影响

牵张力对成骨细胞的影响。通过加入成骨因子地塞米松和 β-甘油磷酸酯进行胚胎成骨细胞培养,干预细胞的分化程度,建立出 7 天、14 天、21 天三种培养时间下的成骨细胞,对之加载的牵张应变为 0.5 Hz、0.4%、0.9%、2.5%,持续 72 h,其中在无成骨因子作用下培养 14 天后的成骨细胞中,各力值组对细胞的增殖改变均无明显影响,然而对有成骨因子联合培养的细胞,力学刺激下的增殖率在各力值组均明显提高,显示不同分化状态的成骨细胞对力学刺激的敏感性确实不同,只有处于特定分化阶段的成骨细胞才对周期性张应变刺激有所反馈。对成骨细胞加载 10% 单轴静态应变,发现成骨细胞增殖增强,碱性磷酸酶(Alkaline Phosphatase,ALP)、Runx2、骨钙素、I 型胶原、缺氧诱导因子-1α、血管内皮生长因子(Vascular Endothelial Growth Factor,VEGF)mRNA 水平显著升高,牵张力诱导了成骨细胞成骨。对成骨样细胞加载 12% 应变的周期性牵张力 1 h、4 h、8 h、12 h 和 24 h,通过调节肌动蛋白结合蛋白 mRNA 和蛋白的表达,增加了 ALP、Runx2、骨钙素和 I 型胶原的表达。

牵张力对骨细胞的影响。研究者对基质胶包被的新生大鼠骨细胞给予周期性拉伸刺激,结果发现骨细胞增殖明显下降,骨细胞内环磷酸腺苷、胰岛素生长因子和骨钙蛋白水平上升。研究认为牵张力刺激可能激活整合素/细胞骨架/Src/细胞外调节蛋白激酶信号通路,减少骨细胞凋亡。周期性机械拉伸可能通过抗凋亡作用促进骨细胞样细胞的网络发育,通过上调 LC3B 和 ATG7 的表达改变骨细胞样细胞的大小和形状。

牵张力对破骨细胞的影响。对破骨细胞加载 0%、5%、10%、15% 应变的周期性循环拉伸,每天 1 h,连续 3 天,结果表明周期性牵张力可能通过调节凋亡相关因子表达、抑制半胱氨酸蛋白酶 3 活性、下调细胞色素 C 的表达来抑制破骨细胞的凋亡。

13.3　血管细胞力学生物学

13.3.1　血管细胞的基本性质

1. 血管壁的主要细胞成分

血管壁的主要细胞成分是内皮细胞(Endothelial Cells,ECs)和平滑肌细胞(Vascular Smooth Muscle Cells,VSMCs),这两种细胞在血管结构和功能中均发挥十分重要的作用。

内皮细胞衬于整个血管系统的内腔表面,为血流提供光滑的界面,从而维持血液的正常流动状态。内皮细胞除了作为渗透屏障外,还分泌多种活性物质以调节血管张力、血液流动性与黏附性,调节凝血和纤溶间的平衡,调控血管壁损伤修复,参与炎症及免疫反应等。

平滑肌细胞是血管中膜的主要构成成分。从出生到成年,平滑肌细胞要经历由合成型到收缩型、由增殖活跃到生长静息等一系列变化,动态参与构建血管壁。平滑肌细胞通过细胞内肌丝中的肌动蛋白和肌球蛋白间的相互作用,产生收缩和舒张反应,从而改变血管口径,调节血管阻力,以满足各段血管的功能需要。平滑肌细胞还具有内分泌功能,可以分泌多种生物活性物质,调节血管生理功能。

血管内皮细胞和平滑肌细胞的功能不仅受神经递质、激素和代谢产物等的调节,也受血流动力学因素的调节。内皮细胞和平滑肌细胞的功能障碍与血栓形成、动脉粥样硬化、高血压等疾病的发生、发展均有密切关系。

2. 血管内细胞的力学微环境

在体环境中,血管所处的血流动力学环境比较复杂。如图 13.4 所示,血管壁的所有成分,包括内皮细胞、平滑肌细胞和细胞外基质等均处于力学微环境之中，包括由于血压产生的正压力（垂直作用于血管壁）、周向牵张力（血管相应的变形为周期性张应变）和由于血液流动产生的平行于血管壁的剪切力[19]。在循环系统中，血液充盈和流动产生的剪切力和牵张力影响着血管系统的形态以及病理改变。血管内皮细胞和平滑肌细胞具备力学信号感受器和力学信号转导功能，能够把机械力信号转换成生化信号，并对基因表达和细胞功能进行调控。

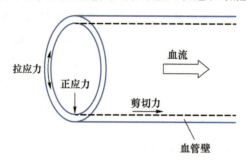

注：剪切力，即由于血流作用在血管壁上的切向力；正应力，即压力垂直作用于血管壁上的力；拉应力，即由于血管壁拉伸而周向作用在血管壁上的力[19]。

图 13.4　血管壁所承受的血流动力学受力示意

13.3.2　剪切力对内皮细胞的影响

1. 利用平行平板流动腔系统进行内皮细胞研究

平行平板流动腔用于多种类型内皮细胞的剪切力加载，如人脐静脉内皮细胞和人、猪或牛主动脉内皮细胞，还有大鼠或小鼠内皮细胞。平行平板流动腔还用来研究诱导性多能干细胞来源的内皮细胞在体外剪切力下的行为。研究表明，剪切力可以影响内皮细胞的朝向和形态，以及基因的表达，进而改变其性能，如使用平行平板流动腔和腹主动脉缩窄模型，研究者们证明了内皮细胞在不同的剪切力下具有不同的形态，特别是细胞排列。

细胞的基因和蛋白表达可通过生化技术（反转录聚合酶链式反应、酶联免疫吸附测定、蛋白质印迹法等）进行检测。有研究表明，剪切力导致较多基因表达发生较大的变化，涵盖细胞骨架、细胞黏附、细胞间连接、细胞增殖、一氧化氮合成、信号转导和炎症相关行为等。在剪切力下，蛋白激酶 Cα 下调 p120 连环蛋白和钙黏蛋白-5，这是介导内皮细胞损伤的重要信号。把培养人主动脉内皮细胞的载玻片嵌入平行板流动室底部的凹槽中，结果发现氧化型低密度脂蛋白可以削弱高梯度剪切力诱导的内皮细胞活性，也可加剧低梯度剪切力诱导的内皮细胞功能紊乱。在暴露于单向剪切力或振荡剪切力的内皮细胞中，糖基化唾液酸和 Nrf2 抗氧化剂信号协同抗动脉粥样硬化，B 族 I 型清道夫受体在介导剪切力诱导内皮细胞内皮型一氧化氮合酶激活的信号通路中具有重要意义。研究还表明，基质硬度通过调节整合素 αv 和 β3 的表达，以及在不同的细胞外基质涂层剪切条件下改变小鼠微血管内皮细胞和晶状体上皮细胞的细胞排列，在调节组织特异性内皮细胞对剪切力的反应中发挥重要作用。

2. 利用锥板流室装置进行内皮细胞研究

利用锥板流室装置对内皮细胞的研究发现，细胞对剪切力的机械响应包括细胞形状、朝向、密度、生长速率、通透性、黏附等。剪切力也会对细胞关键蛋白与基因的表达产生影响。荧光分析、反转录聚合酶链式反应、酶联免疫吸附测定、蛋白质印迹法和核酸印迹法等多种方法都可以用于锥板系统的生化分析。与封闭的平行平板流动腔相比，锥板中的细胞单层可以用原子力显微镜来观测。

一些研究人员对装置进行了特殊的改造以满足不同的需求。如优化锥体的形状，从而在标准六孔细胞培养板表面实现恒定的剪切力。然而，在实践中，由于电机转速和旋转方向可控，锥板装置通常用于在内皮细胞上加载单向振荡、扰动和往复流动[20]。如使用实时控制的锥板系统加载10种不同波形的剪切力，研究体外静脉内皮细胞对剪切力的响应。又如采用旋转锥形圆盘剪切系统对内皮细胞分别加载3种不同梯度的剪切力作用24 h，结果表明流体剪切力可以改变内皮细胞微小核糖核酸-21和微小核糖核酸-199a的表达。

3. 利用轨道摇床系统进行内皮细胞研究

轨道摇床系统用来研究内皮细胞对剪切力的各种反应，包括细胞形态、大小、增殖、排列和黏附。生化反应包括内皮型一氧化氮合酶的活性、内皮-间充质转化、特定基因和蛋白的表达以及信号通路的调节等。也有研究使用扫描离子电导显微镜来测量不同剪切力水平下内皮细胞的形态变化和功能变化。

研究发现，扰动流会使内皮细胞从动脉粥样硬化保护表型重定向为致动脉粥样硬化表型，包括内皮-间充质转化和潜在的免疫细胞样型。使用轨道激振器将细胞附着在培养皿的特定区域，证明当暴露于特定的剪切模式时，内皮细胞会释放抗炎介质。利用轨道摇床系统和平行平板流动腔模拟低剪切力和扰动流，研究人脐静脉内皮细胞在体外吞噬红细胞衍生的胞外囊泡，结果表明剪切力诱导的氧化应激起到了促进作用。

4. 利用微流控系统进行内皮细胞研究

近年来，越来越多的结合内皮细胞培养的微流控系统被设计用于研究内皮细胞对剪切力的响应，包括形态学、增殖和凋亡、代谢和细胞间通信等细胞行为[21]。研究对象包括多种类型的内皮细胞，如人脐静脉内皮细胞、人肺动脉内皮细胞、牛肺动脉内皮细胞、牛主动脉内皮细胞和大鼠脂肪垫内皮细胞等，几乎涵盖各个血管部位的内皮细胞。值得注意的是，也有研究报道了剪切力对诱导性多能干细胞衍生内皮细胞的影响。

剪切力的种类、大小、暴露时间和流向都可能对细胞形态有显著影响。例如，在持续灌注（0.47 dyn/cm^2）下，猪主动脉瓣内皮细胞拉长并平行于血流方向排列，而在定常流（8.9 dyn/cm^2）或主动脉脉动流（平均5.9 dyn/cm^2）下，则垂直于流向排列。研究发现单向血流对人脐静脉内皮细胞形态的影响大于双向血流或静态培养。长时间暴露于生理剪切力后，内皮细胞对剪切力的反应减少，细胞发生肌动蛋白细胞骨架重组导致表型改变。

剪切力可以影响内皮细胞的增殖和凋亡。有研究认为，与静态条件相比，剪切力存在时内皮细胞的增殖和凋亡率显著降低，也有研究发现，在高血糖状态下，生理脉动剪切力诱导内皮细胞凋亡，且凋亡率随剪切力增加而上升。利用微流控流动剖面发生器发现剪切力正负比值对于血管内皮细胞适应血流和转分化至关重要。

剪切力可以影响内皮细胞蛋白质的代谢。例如，暴露于主动脉脉动流的猪主动脉瓣内皮细胞比灌注和定常流表达更多的α平滑肌肌动蛋白[22]，定常流比脉动流下的人脐静脉内皮细胞产生更多的内皮型一氧化氮合酶和肌动蛋白应力纤维。剪切力还可以影响活性氧的产生，血流的脉动性是内皮细胞中活性氧产生的决定因素，且其含量随受力时间的增加而增加。Chen等[4]设计了Y型微流控装置，研究结果表明剪切力与三磷酸腺苷协同可能比单独的剪切力刺激发挥更重要的作用。另一方面，剪切力也可以影响细胞摄取，当剪切力量级为

1.8 dyn/cm² 时，内皮细胞对纳米颗粒的吸收最大。利用微流控装置设计的功能化纳米颗粒，在病理性剪切力下能够靶向炎性内皮细胞。

暴露于剪切力的内皮细胞与不同类型细胞之间的通信也可以使用微流体系统进行研究，共培养模型可能是这方面研究的理想平台。建立具有三维圆柱形通道的肿瘤微血管模型，在剪切力条件下，肿瘤细胞与内皮细胞共培养，可显著上调促血管生成基因。另外，Meki 等[23]开发了一种人主动脉内皮细胞和平滑肌细胞的微流控共培养模型，该模型可以模拟生理压力、流量、剪切力和周期性拉伸。

13.3.3 牵张力对平滑肌细胞的影响

1. 牵张力对平滑肌细胞增殖的影响

与静态相比，≤10%拉伸程度的周期性牵张可以抑制动脉平滑肌细胞增殖，较大的拉伸应变如 13%、15%、20%的周期性牵张可显著增加动脉平滑肌细胞增殖，过度拉伸会导致动脉平滑肌细胞肥大、增殖和迁移，容易诱发动脉粥样硬化，可能与血管重构等病理过程有关[24]。研究表明 10%拉伸应变的牵张仅对静脉平滑肌细胞增殖有促进作用，对动脉平滑肌细胞处于一个相对静息的状态。正是由于牵张应变下动、静脉平滑肌细胞的不同响应，在冠状动脉旁路手术中，选择动脉移植的成功率较静脉移植高的多，不但可以降低静脉移植带来的疾病风险，而且也减小了因血流灌注后平滑肌细胞受到张应变刺激发生增殖引起血管壁狭窄的概率。

2. 牵张力对平滑肌细胞凋亡的影响

与静态对照相比，对动脉平滑肌细胞加载 10%拉伸应变的周期性牵张，1 h 就可以增加细胞凋亡。在较高的如 15%或者 20%拉伸应变的周期性牵张作用下，与低应变拉伸的结果相似，明显增加了动脉平滑肌细胞凋亡[25]。微阵列分析结果表明，与静态对照组相比，暴露于较高应变拉伸下的主动脉平滑肌细胞有 91 个差异表达基因，其中 29 个与细胞死亡有关，诱导型一氧化氮氧化合酶在平滑肌细胞中的表达可保护它们免受拉伸依赖性而避免细胞死亡[25]。总的来说，对人、猪、大鼠或小鼠平滑肌细胞的研究得出结论，机械拉伸可以增加细胞凋亡水平，可能与拉伸应变、持续时间、细胞外基质涂层和平滑肌细胞来源无关[24]。

3. 牵张力对平滑肌细胞迁移的影响

有几项研究检测了牵张力对平滑肌细胞迁移的影响，但结果并不一致[24]。对融合单层人平滑肌细胞进行划痕，然后进行 10%、1 Hz 的拉伸，12 h 后测量间隙闭合面积，结果发现迁移减少。另一项研究观察到 10%、1 Hz、24 h 的拉伸增加了大鼠平滑肌细胞的迁移能力。这些研究结果的差异可能是由于所用平滑肌细胞的类型、来源、拉伸条件（持续时间和波形）以及评估迁移能力的方式不同。较高的如 15%或者 20%拉伸程度的周期性牵张力明显促进了平滑肌细胞迁移。

4. 牵张力对平滑肌细胞基因表达的影响

尽管研究结果并不一致，但大多数研究结果表明，较低的拉伸水平使平滑肌细胞保持收缩状态，而较高的拉伸水平，特别是大于 15%拉伸程度的牵张力可以调节平滑肌细胞的基因表达[24]。对小鼠主动脉平滑肌细胞进行 15%拉伸 3 h 后，白细胞介素 6 表达水平升高，对大鼠主动脉平滑肌细胞进行 15%拉伸 4 h 后，与炎症有关的基因明显上调。

13.4 干细胞力学生物学

13.4.1 干细胞概述

1. 干细胞的概念

干细胞(Stem Cells)一词最初出现在19世纪的生物学文献中,1896年Wilson第一次应用这个名词来专门描述存在于寄生虫生殖系的祖细胞,当时认为干细胞只是能产生子代细胞的一种较原始的细胞。随着研究的深入和实验工具的发展,人们对干细胞的认识也逐渐深入。1983年Schofied指出,干细胞是保持组织正常形态、功能,并维持正常细胞数量的具有自身复制能力的多向分化潜能细胞。

2. 干细胞的特征

各种干细胞在形态上有一些共性,细胞较小,通常呈圆形或椭圆形,核质比较大;细胞核染色质分布较弥散,核仁较明显;细胞质内除含有游离核糖体外,其他细胞器均少且小;不同种类的干细胞生化特征有所差异,但都具有比较高的端粒酶活性,这与其增殖能力密切相关。干细胞具有在生物个体生命中的自我更新并维持其自身数目恒定的特征,即自稳定性,干细胞能增殖分裂,由于细胞质中调节分子蛋白不均匀分配,使干细胞分裂产生的子细胞有两种途径:或保持亲代特征,仍作为干细胞保留下来;或不可逆地走向分化终端,成为功能专一的分化细胞。干细胞本身不是终末分化细胞,即干细胞不是处于分化途径的终端,具有多向分化潜能。干细胞的自我更新和多向分化潜能可以维持相当长的时间,对损伤和疾病具有反应能力。干细胞是自我复制还是分化成为功能细胞,主要由细胞本身的状态和微环境因素所决定。干细胞本身的状态,包括调节细胞周期的周期素和周期素依赖激酶、基因转录因子、影响细胞不对称分裂的细胞质因子;微环境因素,包括干细胞与周围细胞,干细胞与细胞外基质以及干细胞与可溶性因子的相互作用。

3. 干细胞的分类

干细胞按其分化潜能的大小可分五种类型,一是全能干细胞,是未分化的细胞,存在于发育早期,一个受精卵和前两次分裂的细胞是全能细胞,它们可以分化为胚胎和胚胎外组织,从而形成胚胎和胎盘;二是多能干细胞,能够分化为由外胚层、内胚层和中胚层产生的细胞,最初来源于囊胚的内细胞群,通过体细胞重编程生成了诱导性多能干细胞;三是多功能细胞,存在于大多数组织中,并从单一胚层分化为细胞,如间充质干细胞(Mesenchymal Stem Cells,MSCs)可以来源于多种组织,包括骨髓、脂肪组织、骨骼、脐带血、外周血等,可以分化为中胚层细胞,或者转分化为其他胚层细胞;四是寡能干细胞,能够自我更新并在特定组织内形成两个或更多的谱系,如造血干细胞可以分化为髓系和淋巴系细胞;五是单能干细胞,这类干细胞只能自我更新并分化为一种特定的细胞类型,形成单一的细胞系[26]。

按照发育的不同阶段,干细胞可分为胚胎干细胞、成体干细胞、组织常驻干细胞和诱导性多能干细胞,人体发育起始于卵子的受精,一般在受精后4~5天,受精卵经过几个循环的细胞分裂之后,这些全能细胞开始特异化,形成一个中空环形的细胞群结构,称之为囊胚,囊胚由外层细胞和位于中空球形内的细胞族所构成,胚胎干细胞是从内细胞群分离得到的、能在体外培养的一种高度未分化的细胞。成体干细胞在胎儿、儿童和成人组织中广泛存在,在特定条件下,成体干细胞或者产生新的干细胞,或者按一定的程序分化,形成新的功能细胞,从而使组织和器官保持生长和衰退的动态平衡,典型例子是 MSCs。成人某些组织和器官在损伤后的更新和修复能力依赖于组织驻留的干细胞,这些干细胞产生组织特异性的、终末分化的细胞。诱导性多能干细胞是由基因重编程为类胚胎干细胞状态的成年体细胞产生的[26]。

4. 干细胞的微环境

干细胞的微环境是指干细胞增殖、自我更新并分化为组织细胞时周围的所有微环境,包括干细胞与其邻近细胞之间的连接、特定的细胞外基质和分泌因子,以及周围的物理化学环境等。干细胞的微环境对干细胞的生长和分化有重要影响,越来越多的研究表明,干细胞的微环境非常复杂,不仅有本质上的生物化学线索,还有同样重要的生物物理线索,尤其是力学因素[27]。MSCs 是具有自我更新和多向分化潜能的干细胞,它来源方便、易于分离、培养、扩增和纯化,多次传代扩增后仍具有干细胞特性,具有强大的向成骨细胞、脂肪细胞、肌细胞、软骨细胞、内皮细胞、神经细胞等多种细胞方向分化的潜能。另外,MSCs 的低免疫原性及其自身所固有的一定程度的免疫抑制功能大大地增加了它们的临床应用范围,从而为各种组织的修复和重建提供良好的细胞来源。

研究表明,力学因素尤其是剪切力和牵张力等以及相应的力学信号转导对于 MSCs 生物学行为起了非常重要的作用[28]。如对 MSCs 加载 10 dyn/cm² 的剪切力,以及 1 Hz 牵张频率、10% 的周期性牵张,作用 24 h,荧光染色后在激光共聚焦显微镜下观察细胞微丝的变化,结果对照组细胞微丝稀疏、发散、无规律;剪切组微丝沿流动腔方向排列;牵张组微丝的排列方向与拉伸方向垂直(见图 13.5),也就是说力学因素可以影响 MSCs 的骨架[29]。后文将重点关注剪切力和牵张力对 MSCs 向成骨细胞和血管细胞方向分化的影响。

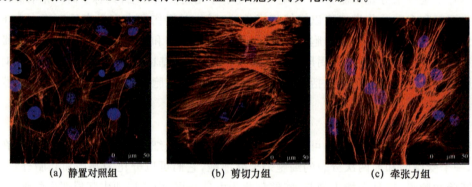

(a) 静置对照组　　　　(b) 剪切力组　　　　(c) 牵张力组

注:从左至右为培养基流动方向或牵张方向,标尺:50 μm。

图 13.5 剪切力或牵张力对 MSCs 微丝骨架的影响[29]

13.4.2 力学微环境与干细胞的成骨细胞向分化

1. 剪切力对干细胞向成骨细胞方向分化的影响

骨组织在载荷状态下会产生组织间隙内液体的流动,细胞持续地暴露于液体流动形成的剪切力中,适当大小的剪切力可以促进 MSCs 向成骨细胞方向分化。这里利用平行平板流动腔对 MSCs 加载 5 dyn/cm²、10 dyn/cm²、15 dyn/cm² 和 20 dyn/cm² 的定常层流剪切力,实时荧光定量反转录聚合酶链式反应检测 cbfa1、ALP 和 Ⅰ 型胶原 α1 链(alpha 1 chain of type Ⅰ collagen,COL1A1)的 mRNA 的表达,结果发现对 MSCs 加载剪切力后,细胞中这些成骨细胞相关因子的 mRNA 的表达均呈上调趋势,其中 5 dyn/cm² 的效果最好。为进一步验证剪切力对 MSCs 成骨向分化的影响,利用分光光度法检测细胞裂解液内 ALP 浓度,结果显示加载剪切力作用后,细胞裂解液中的 ALP 蛋白浓度较对照组相比均呈现显著性的增加,并且 5 dyn/cm^2 较 10 dyn/cm^2、15 dyn/cm^2 和 20 dyn/cm^2 的力学加载有显著性差异。上述结果表明较低的剪切力更有利于 MSCs 向成骨细胞方向分化,随着剪切力的增大,其对 MSCs 的成骨诱导效果降低。有研究对 MSCs 加载了 0.36~2.7 dyn/cm^2 大小的剪切力,在剪切力加载 21 天后,细胞的骨钙素表达较静置组明显上调,同样说明了暴露于低幅度的剪切力能更好地促进 MSCs 向成骨细胞方向分化。有研究表明,向 MSCs 每天加载 6 h 脉冲流动剪切力,持续 7 天后即使较小的剪切力(0.06 dyn/cm^2)也能显著促进 MSCs 的增殖以及向骨分化。间歇性的流体剪切力可能比连续性的流体剪切力更能促进细胞的成骨分化,ERK1/2 在该过程中具有关键作用。在三维环境下,剪切力也可以影响 MSCs 向成骨细胞方向的分化,如将 MSCs 培养在包被了明胶的三维多孔聚氨酯支架上,并以 2.5 mL/min 的流速注入培养基,实现三维培养条件下剪切力对 MSCs 的调控,结果表明培养基流动产生的剪切力不仅可以提高 MSCs 的增殖,同时还促进了其成骨分化。

机体细胞在复杂的微环境中生长,生理功能各异,因此,组织工程细胞培养应尽量在体外充分模拟体内生理状态,为细胞提供最适合增殖和分化的微环境,使细胞在体外培养中保持正常的形态,具有活跃的生物学功能。研究显示,力学和生物材料联合作用可以促进 MSCs 向成骨细胞方向分化,也能够显著增强 MSCs 向软骨细胞方向的分化。当培养基含有骨形态发生蛋白 2 时,剪切力促进 MSCs 向成骨细胞方向分化,而当培养基含有转化生长因子 β3 时,剪切力促进 MSCs 向软骨细胞方向分化。也有研究表明,剪切力可刺激人 MSCs 在无化学因子的诱导下表达向成骨细胞分化的表型,在不存在生物化学因素的条件下,对 MSCs 加载适当的剪切力,可以诱导 MSCs 向成骨细胞方向分化。研究者将 MSCs 培养在成骨诱导培养液中,在第 2 天和第 4 天加载剪切力,第 6 天检测时显示 ALP 的活性增高;在第 6、8、10、12 天加载剪切力,第 20 天检测时,显示骨桥蛋白和骨涎蛋白的表达升高,从而证实了剪切力与成骨向诱导培养液的联合可以显著促进 MSCs 向成骨细胞方向分化。

2. 牵张力对干细胞向成骨细胞方向分化的影响

与剪切力类似,牵张力也被发现可以作为外界的力学信号调节 MSCs 的成骨分化。研究表明不管是对 MSCs 加载静态的牵张力还是一定频率的动态牵张力都能够促进 MSCs 成骨分化,例如,在胶原基质上培养 MSCs 时加载 3%~5% 的牵张应变后,显著提高了 MSCs 成骨基因的表达和矿化的程度,同时还相应地减弱了 MSCs 的软骨、脂肪和神经的分化。利用实验室研制的多模态组织工程反应器对 MSCs 加载不同大小和频率的周期性单轴牵张应变,RT-PCR 检测成骨细胞相关因子 cbfa1、ALP 和 COLIA1 的 mRNA 的表达,结果表明 5% 应变、0.5 Hz 频率的牵张可以很好地促进 MSCs 表达成骨细胞相关因子。对 MSCs 加载 10% 的循环牵张应变后,MSCs 成骨向特异性标志物的表达明显升高。给成骨介质中培养的 MSCs 加载 3% 应变、0.25 Hz 的牵张,发现基质矿化增加了 2~3 倍,MSCs 呈现出更加成熟的成骨细胞表型,表明牵张应变可以促进 MSCs 向成骨细胞方向分化。将 3% 应变、0.1 Hz 频率的牵张作用于 MSCs 后,磷酸化黏着斑激酶和 ALP 活性增强,cbfa1 上调,基质矿化度增加。3% 应变、0.5 Hz 频率的牵张可以使 MSCs 向成骨细胞方向分化,而 10% 应变、0.5 Hz 频率的牵张可以使 MSCs 向肌细胞方向分化。对细胞加载不同大小的牵张应变,1% 和 5% 的牵张应变增加 ALP 的活性和 cbfa1 的表达,与此相反,10% 和 15% 的牵张应变作用下 ALP 活性下降。以上这些结果表明,较小的牵张力更有利于 MSCs 向成骨细胞方向分化。

13.4.3 力学微环境与干细胞的成血管细胞向分化

1. 剪切力对干细胞向内皮细胞方向分化的影响

剪切力可以促进 MSCs 向内皮细胞分化,同时下调其干细胞特性。一项早期研究使用平行平板流动腔系统对小鼠胚胎 MSCs 加载 15 dyn/cm² 的剪切力,结果发现,剪切力作用 12 h 后,内皮细胞表面标记蛋白 von Willebrand 因子(von Willebrand Factor,vWF)、血管内皮钙黏蛋白(Vascular Endothelial cadherin,VE-cadherin)及血小板内皮细胞黏附分子(Platelet Endothelial Cell Adhesion Molecule-1,PECAM-1/CD31)表达量上调,体外实验结果显示乙酰化低密度脂蛋白摄取增强,基质小管形成增加,研究还发现,相对于静态培养对照组,加载剪切力后血管平滑肌细胞标志物基因表达下调。为了明确剪切力的有效范围,将人 MSCs 置于稳定的 2 dyn/cm² 和 20 dyn/cm² 的剪切力下培养 2 天,然后静置培养 5 天,研究发现 20 dyn/cm² 剪切力可以诱导细胞高表达 vWF、VE-cadherin 和 CD31。人 MSCs 暴露于 2.5 dyn/cm² 或 10 dyn/cm² 剪切力下 1 天,CD31、vWF 和血管内皮生长受体 2(Vascular Endothelial Growth Factor Receptor 2,VEGFR2)表达量增加,在低剪切力下,CD31 表达显著,而 vWF 和 VEGFR2 的表达量仅略高于 10 dyn/cm² 条件。还有研究将犬骨髓 MSCs 接种到生物材料支架上,加载 1~15 dyn/cm² 的剪切力,结果发现,与对照组相比,剪切力能显著增加骨髓 MSCs 内皮细胞标志性基因及蛋白的表达。另外,通过对大鼠骨髓 MSCs 加载 10~25 dyn/cm² 的剪切力,持续时间为 12~48 h,在剪切力水平≤15 dyn/cm² 的条件下,CD31、VEGFR-2 和组织类型纤溶酶原激活物(tissue-Type Plasminogen Activator,t-PA)表达显著增加,而更高和/或更久剪切力处理反而抑制大鼠骨髓 MSCs 内皮向的分化[30]。我们实验室自主研制了近生理脉动流细胞力学实验系统,利用该实验系统对 MSCs 加载平均 15 dyn/cm² 的近生理脉动流剪切力,结果表明,高水平的近生理脉动流剪切力可以更好地诱导 MSCs 表达内皮细胞相关基因和蛋白,细胞具有了摄取乙酰化低密度脂蛋白的能力,说明 MSCs 和内皮细胞一样对流体流型十分敏感,不仅能感受流体机械刺激,而且能区分刺激的不同形式。

有研究把 MSCs 暴露于循环张力、循环静水压和层流剪切力中,结果表明暴露于层流剪切力的 MSCs 细胞大小均显著增加,细胞皱缩更加明显,且内皮细胞相关基因的表达明显高于平滑肌细胞,同时,剪切力联合其他力学刺激可以更有效地促进 MSCs 向内皮细胞分化。有研究将骨髓 MSCs 播种在柔性有机硅材料上,利用由蠕动泵组装的循环流型生物反应器加载 40~120 mmHg 的脉动压力、5%的拉伸应变和 10 dyn/cm² 的剪切力 24 h,实验结果发现,在不存在化学刺激的条件下,组合的机械刺激可以促进 MSCs 向内皮细胞方向分化[31]。还有一项研究表明,对 MSCs 依次加载 2.5 dyn/cm² 的剪切力 1 天、3%周向循环拉伸 3 天、5%周向循环拉伸 4 天后,其内皮细胞标志性蛋白水平,包括胎儿肝脏激酶 1(fetal liver kinase-1,FLk-1)、vWF、VE-cadherin 和 E-选择素的表达显著增加[32]。

另外,生化和机械刺激联合诱导能更有效地模拟血管微环境,从而促进 MSCs 体外分化成内皮细胞。采用流体剪切力作为机械诱导因子,血小板裂解液和雌二醇作为化学诱导因子,结果表明,10 dyn/cm² 剪切力联合 5%血小板裂解液可以诱导 MSCs 向 CD34 阳性细胞分化,是 MSCs 向内皮细胞分化的开始。另外,研究表明,与单独刺激相比,剪切力和 VEGF 联合刺激更能导致 MSCs 向内皮细胞定向分化[30]。另外有研究表明,在常氧和缺氧条件下,12 dyn/cm² 的剪切力和生化因子联合作用都可以促进 MSCs 向内皮细胞分化成熟。

2. 牵张力对干细胞向平滑肌细胞方向分化的影响

适当的牵张应变还可以促进 MSCs 向平滑肌细胞方向分化。给 MSCs 加载 10% 应变、1 Hz 的牵张，7 天后，发现细胞血管平滑肌标志物 α-肌动蛋白以及 h1-钙结合蛋白表达增强。也有研究同样表明，10% 应变、1 Hz 的牵张能够促进脂肪来源的 MSCs 向平滑肌细胞方向分化。牵张可能是通过成纤维生长因子受体和血管内皮生长因子受体促进 MSCs 向平滑肌细胞分化。

思 考 题

1. 请挑选一个常用的体外细胞力学加载实验装置进行具体描述。
2. 请设计一个关于成骨细胞、骨细胞或者破骨细胞的力学生物学的创新实验项目，包含目的、意义、研究现状、研究内容、技术路线、可行性分析、预期结果等。
3. 请设计一个关于内皮细胞或者平滑肌细胞的力学生物学的创新实验项目，包含目的、意义、研究现状、研究内容、技术路线、可行性分析、预期结果等。
4. 目前常用于间充质干细胞研究的力学因素包括哪些？请选取其中一种，简述目前研究认为该力学因素对间充质干细胞向某一方向分化的主要影响。

参 考 文 献

[1] MENG F, CHENG H, QIAN J, et al. In vitro fluidic systems: applying shear stress on endothelial cells[J]. Medicine in Novel Technology and Devices, 2022, 15: 100143.

[2] CHIEN S. Mechanotransduction and endothelial cell homeostasis: the wisdom of the cell[J]. Am J Physiol Heart Circ Physiol, 2007, 292(3): H1209-H1224.

[3] FENG S, MAO S, ZHANG Q, et al. Online analysis of drug toxicity to cells with shear stress on an integrated microfluidic chip[J]. ACS Sens, 2019, 4(2): 521-527.

[4] CHEN ZZ, GAO ZM, ZENG DP, et al. A Y-shaped microfluidic device to study the combined effect of wall shear stress and ATP signals on intracellular calcium dynamics in vascular endothelial cells[J]. Micromachines (Basel), 2016, 7(11): 213.

[5] LI X, XU S, HE P, et al. In vitro recapitulation of functional microvessels for the study of endothelial shear response, nitric oxide and [Ca^{2+}]i[J]. PLoS One, 2015, 10(5): e0126797.

[6] SOBRINO A, PHAN DT, DATTA R, et al. 3D microtumors in vitro supported by perfused vascular networks[J]. Sci Rep, 2016, 6: 31589.

[7] ZHAO P, LIU X, ZHANG X, et al. Flow shear stress controls the initiation of neovascularization via heparan sulfate proteoglycans within a biomimetic microfluidic model[J]. Lab Chip, 2021, 21(2): 421-434.

[8] ZHAO J, MENG F, QIAN J, et al. In vitro cell stretching devices and their applications: from cardiomyogenic differentiation to tissue engineering[J]. Medicine in Novel Technology and Devices, 2023, 18: 100220.

[9] TREMBLAY D, CHAGNON-LESSARD S, MIRZAEI M, et al. A microscale anisotropic biaxial cell stretching device for applications in mechanobiology[J]. Biotechnol Lett, 2014, 36(3): 657-665.

[10] WANG J, FAN B, WEI Y, et al. A simple multi-well stretching device to induce inflammatory responses of vascular endothelial cells[J]. Lab Chip, 2016, 16(2): 360-367.

[11] COSTA J, GHILARDI M, MAMONE V, et al. Bioreactor with electrically deformable curved membranes for mechanical stimulation of cell cultures[J]. Front Bioeng Biotechnol, 2020, 8: 22.

[12] REZAEE N, TAFAZZOLI-SHADPOUR M, HAGHIGHIPOUR N. Effect of equiaxial cyclic strain on cardiomyogenic induction in mesenchymal stem cells[J]. Prog Biomater, 2018, 7(4): 279-288.

[13] 陈泽彬, 霍波. 骨内液体流动生物力学的研究进展[J]. 生物医学工程学杂志, 2017, 34(2): 308-313.

[14] WITTKOWSKE C, REILLY GC, LACROIX D, et al. In vitro bone cell models: impact of fluid shear stress on bone formation[J]. Front Bioeng Biotechnol, 2016, 4: 87.

[15] 霍波, 康英永, 胡漫, 等. 成骨细胞力致钙响应和钙传递的研究进展[J]. 医用生物力学, 2011, 26(4): 382-388.

[16] HUO B, LU XL, HUNG CT, et al. Fluid flow induced calcium response in bone cell network[J]. Cell Mol Bioeng, 2008, 1(1): 58-66.

[17] ROSA N, SIMOES R, MAGALHãES FD, et al. From mechanical stimulus to bone formation: a review[J]. Med Eng Phys, 2015, 37(8): 719-728.

[18] XU H, GUAN Y, WU J, et al. Polycystin 2 is involved in the nitric oxide production in responding to oscillating fluid shear in MLO-Y4 cells[J]. J Biomech, 2014, 47(2): 387-391.

[19] HSIEH HJ, LIU CA, HUANG B, et al. Shear-induced endothelial mechanotransduction: the interplay between reactive oxygen species (ROS) and nitric oxide (NO) and the pathophysiological implications[J]. J Biomed Sci, 2014, 21(1): 3.

[20] HOSSEINI V, MALLONE A, NASROLLAHI F, et al. Healthy and diseased in vitro models of vascular systems[J]. Lab Chip, 2021, 21(4): 641-659.

[21] SU H, LI K, LIU X, et al. Microfluidic chips for the endothelial biomechanics and mechanobiology of the vascular system[J]. Biocell, 2021, 45(4): 797-811.

[22] LEE J, ESTLACK Z, SOMAWEERA H, et al. A microfluidic cardiac flow profile generator for studying the effect of shear stress on valvular endothelial cells[J]. Lab Chip, 2018, 18(19): 2946-2954.

[23] MEKI M, EL-BAZ A, SETHU P, et al. Effects of pulsatility on arterial endothelial and smooth muscle cells[J]. Cells, Tissues, Organs, 2023, 212(3): 272-284.

[24] JENSEN LF, BENTZON JF, ALBARRáN-JUáREZ J. The phenotypic responses of vascular smooth muscle cells exposed to mechanical cues[J]. Cells, 2021, 10(9): 2209.

[25] ZHAO J, NAKAHIRA K, KIMURA A, et al. Upregulation of iNOS protects cyclic mechanical stretch-induced cell death in rat aorta smooth muscle cells[J]. Int J Mol

Sci, 2020, 21(22): 8660.

[26] KOLIOS G, MOODLEY Y. Introduction to stem cells and regenerative medicine. respiration[J]. 2013, 85(1): 3-10.

[27] HICKS MR, PYLE AD. The emergence of the stem cell niche[J]. Trends Cell Biol, 2023, 33(2): 112-123.

[28] HU D, DONG Z, LI B, et al. Mechanical force directs proliferation and differentiation of stem cells[J]. Tissue Eng Part B Rev, 2023, 29(2): 141-150.

[29] HUANG Y, ZHENG L, GONG X, et al. Effect of cyclic strain on cardiomyogenic differentiation of rat bone marrow derived mesenchymal stem cells[J]. PLoS One, 2012, 7(4): e34960.

[30] BAI K, HUANG Y, JIA X, et al. Endothelium oriented differentiation of bone marrow mesenchymal stem cells under chemical and mechanical stimulations[J]. J Biomech, 2010, 43(6): 1176-1181.

[31] O'CEARBHAILL ED, PUNCHARD MA, MURPHY M, et al. Response of mesenchymal stem cells to the biomechanical environment of the endothelium on a flexible tubular silicone substrate[J]. Biomaterials, 2008, 29(11): 1610-1619.

[32] KIM DH, HEO SJ, KANG YG, et al. Shear stress and circumferential stretch by pulsatile flow direct vascular endothelial lineage commitment of mesenchymal stem cells in engineered blood vessels[J]. J Mater Sci Mater Med, 2016, 27(3): 60.